Neurocritical Care Pharmacotherapy
A Clinician's Manual

神经重症监护药物治疗手册

原　著　［美］埃尔科·F.M. 威迪克斯（Eelco F.M. Wijdicks）
萨拉·L. 克拉克（Sarah L. Clark）

主　审　江　文

主　译　杨　方　姜文瑞

图书在版编目（CIP）数据

神经重症监护药物治疗手册 /（美）埃尔科・F.M. 威迪克斯（Eelco F. M. Wijdicks），（美）萨拉・L. 克拉克（Sarah L. Clark）著；杨方，姜文瑞主译．—西安：世界图书出版西安有限公司，2024.3

书名原文：Neurocritical Care Pharmacotherapy：A Clinician's Manual

ISBN 978-7-5232-1126-7

Ⅰ．①神… Ⅱ．①埃… ②萨… ③杨… ④姜… Ⅲ．①神经系统疾病—险症—监护（医学）—药物疗法—手册 Ⅳ．① R741.059.7-62

中国国家版本馆 CIP 数据核字（2024）第 048235 号

书　　名	**神经重症监护药物治疗手册** SHENJING ZHONGZHENG JIANHU YAOWU ZHILIAO SHOUCE
原　　著	[美] 埃尔科・F.M. 威迪克斯（Eelco F. M. Wijdicks） 萨拉・L. 克拉克（Sarah L. Clark）
主　　译	杨　方　姜文瑞
责任编辑	马元怡
装帧设计	新纪元文化传播
出版发行	**世界图书出版西安有限公司**
地　　址	西安市雁塔区曲江新区汇新路 355 号
邮　　编	710061
电　　话	029-87214941　029-87233647（市场营销部） 029-87234767（总编室）
网　　址	http://www.wpcxa.com
邮　　箱	xast@wpcxa.com
经　　销	新华书店
印　　刷	西安雁展印务有限公司
开　　本	889mm × 1194mm　1/32
印　　张	12
字　　数	330 千字
版次印次	2024 年 3 月第 1 版　2024 年 3 月第 1 次印刷
版权登记	25-2024-011
国际书号	ISBN 978-7-5232-1126-7
定　　价	118.00 元

医学投稿　xastyx@163.com ‖ 029-87279745　029-87285296

☆如有印装错误，请寄回本公司更换☆

译者名单
Translators

主　译

杨　方　空军军医大学西京医院神经内科

姜文瑞　空军军医大学西京医院呼吸与危重症医学科

译　者（按姓氏笔画排序）

马　晨　空军军医大学西京医院神经内科

关　月　空军军医大学西京医院药剂科

刘丽娟　空军军医大学西京医院神经内科

陈　蓉　空军军医大学西京医院神经内科

原著作者
Contributors

Eelco F. M. Wijdicks, MD, PHD, FACP, FNCS, FANA
Professor of Neurology, College of Medicine
Chair, Division of Critical Care Neurology
Consultant, Neurosciences Intensive Care Unit
Saint Marys Hospital
Mayo Clinic, Rochester, Minnesota

Sarah L. Clark, PHARMD, RPH, BCPS
Assistant Professor of Pharmacy, College of Medicine
Neurosciences Clinical Pharmacist
Senior Manager of Pharmacy, Clinical Practice
Saint Marys Hospital
Mayo Clinic, Rochester, Minnesota

译者序

Foreword

第一次知道本书是在2019年，我正在甘肃酒泉基层部队医院代职。那时，白天我是一名忙碌的基层军医，除了完成常规临床工作，还要参加卫勤培训、体能训练及日常考核；到了夜晚，我变成安静的写作者，为西京神经重症团队的第一部著作《神经重症管理工作手册——INCNS临床实践》（第1版）做最后阶段的编校工作。勘校“神经重症发展历程”的章节内容时，我回顾核实了神经重症医学历史与发展的相关文献资料。一面感慨于神经重症医学从开创到发展，逐步走向成熟的不易；一面了解到一位活跃在国际神经重症领域及神经科学史学术舞台上的领军人物——Eelco F. M. Wijdicks博士。

早年间，Wijdicks博士在荷兰的莱顿大学（University of Leiden）医学院取得医学博士学位，在伊拉斯姆斯大学（Erasmus University）医院接受内科住院医师及神经科住院医师培训，随后作为访问学者在哈佛大学麻省总医院神经重症监护室工作。1992年Wijdicks博士在美国明尼苏达州罗切斯特市的梅奥诊所建立了神经重症医学专业，随后担任梅奥诊所圣玛丽校区医学院神经病学教授、神经重症监护室主任。30余年来，他致力于神经重症医学研究和实践，并在意识障碍评估领域造诣颇深，创立了全球通用的全面无反应性量表（Full Outline of Unresponsiveness Scale, FOUR）。他还在医学史（特别是神经科学史）以及神经病学与电影艺术的交叉领域进行了深入的探索和研究。这位才华横溢且高产的神经病学家累计发表了超过1000篇研究论文、实践指南、主题评论、书籍章节，独立撰写或合编、参编神经重症医学专业书籍25本。这本名为*Neurocritical Care Pharmacotherapy: A Clinician's Manual*的小册子就是其中之一。

为患者开具处方是临床医生的核心技能之一，掌握这项技能的前提是深入了解药物的特征，知晓其在人体内的作用规律以及人体与药物间的相互作用过程。几乎每位临床医生都是从医学本科阶段的《临床药理学》课程开始，系统学习和积累药物治疗的相关知识。进入繁忙的临床工作之后，用大块时间阅读药理学著作的机会少之又少。我们需要经年累月的时间，通过各类型专业培训、药物说明书研读、多学科讨论和在临床实践中摸爬滚打，方使这项技能日趋熟练。但即便如此，在面对一些复杂疑难的状况时，比如，有的患者需要使用多种可能产生相互作用的药物，有的患者出现了意料之外的不良反应等，我们也会觉得心有余而力不足。临床药师与临床医生的密切协作可以解决大部分临床用药的问题，但有时来自药师的专业观点和意见对于临床医生而言更偏重于理论且面面俱到，不足以贴近某一个具体的用药场景。

随着在神经重症领域工作时间越久，面对过的棘手问题也越多。虽然自觉处方能力有所增强，但总觉得不够全面和体系化。在这种状态下，当我拿到这本由临床医生主导编写的英文版书籍，有种“如获至宝”的喜悦感。本书以神经专科治疗为区块，强调与临床密切相关的处方信息，有助于读者快速掌握临床实践要点。由于美国与中国人口学特征各异、部分上市药物种类不同，药物剂型、配伍习惯存在少许差异，本书并不完全符合我国的医疗习惯。起初，我只将它用作个人案头读物，并在空闲时将部分章节翻译出来，作为临床工作、带教、科室培训的内部材料。直到2022年底，COVID-19疫情防控进入新阶段，短时间内重症患者激增。彼时，罹患神经系统重症疾病的患者复杂性更高、合并症更多，使得处方难度进一步上了台阶。为了能够提升自身的专业能力，并帮助更多的同行共同进步，我萌生了将这本书翻译并出版的念头，这个想法很快得到了来自多学科同道的支持与关注。

本书的翻译是团队密切协作的成果。回顾紧迫的翻译过程，感谢各位来自西京医院神经内科、呼吸与危重症医学科、药剂科的译者们反复推敲、辛勤工作，保质保量地完成翻译工作。随后，由姜文瑞老师与我共同对初译稿进行两轮次前后梳理、勘误和校对。最后，特别感谢江文教授在百忙之中对本书的最终审定。

与每一次仔细研读相伴而来的，是一点一滴地深刻体会和一层一层地攀升理解。值此书付梓之时，希望本书为忙碌于神经科、神经重症、重症、急诊等专业领域的临床医生带来药物治疗相关的新观念与方法，有助于各位在当下以及未来的临床药物治疗实践之路。本书翻译如有疏漏或不妥之处，敬祈读者指正。

杨方

2024 年 1 月 28 日 于灯下

感谢 Barbara, Coen, Kathryn, Marilou 和 Rob

——Eelco F. M. Wijdicks

感谢 Byron, Noah, Audrey, Austin

——Sarah L. Clark

前言
Preface

如何正确有效地开具神经治疗处方是临床医生治疗神经系统急危重症患者最重要的核心能力之一。当患者因神经系统危重症疾病入院，他们医嘱单上的药物种类往往很多，其中多数是神经科专科治疗，少部分是疾病相关并发症的非神经科特异性治疗或预防措施。由于神经重症疾病的特殊性，患者接受的治疗药物在其他重症监护病房（intensive care units，ICU）并不常用，如抗癫痫药、抗纤溶药、溶栓药、渗透脱水剂、神经兴奋剂或急性免疫治疗药物（丙种球蛋白）。这些药物与非神经科特异性治疗药物一起应用，可能产生复杂的相互作用，因此临床医生必须认识神经重症患者生理病理特征及药物特征，以便优化给药方案。

在神经重症监护室（neurosciences intensive care unit，NICU）查房中，常常会有大量药物治疗方案相关的问题，因此神经重症医生应与接受过重症监护治疗培训的药师密切协商。药师是NICU、急诊科等多学科治疗团队的重要成员，他们擅长处理与药物相关的问题，并为患者提供重要的临床药物监测信息。

现今，信息化监测工具和网络化的数据使得几乎所有药物的副作用都掌握在临床医生的指尖上。本书不同之处在于，它并非仅提供药物潜在并发症的拉单列表。本书重点列出了与临床密切相关的、临床医生想要咨询和了解的副作用；并帮助他们理解这些药物实际使用时需要关注的适应证、监测要点、即刻及持续的药理学作用。更重要的是，帮助医生更好地充分掌握最常见的处方药物。

这本书想要解答的问题包括：对于神经重症患者，这些药物如何起作用，机体会有什么反应？临床实践中如何更好地应用、管理和监测？如何有效地联用药物？书中对每一类常用的神经专科治疗都进行了详尽讲解，使临床医生认识药物相关的重点问题并有效应用。本书不仅给出了常用神经重症药物的监测工具和处方信息，还给出了药物配制信息及其他可能影响临床用药的重要信息。本书也纳入了系统复苏及“脑复苏”液体管理的相关内容。

本书采用了特别的内容架构，增强可读性并突出重点，信息量虽然有所缩减，但逻辑性得以更好地呈现。书中使用了要点、快速浏览框和图表等形式取代大段文字。笔者反复修订内容，尽量避免药学书籍中常见的大量首字母缩略词。希望本书可以帮助读者了解临床药物的类型、剂量、药效及可能的并发症，以及如果药物无效该怎么办。当然，对于神经重症患者最佳的用药顺序尚无定论，因此本书并不能提供贯序性药物使用的所有答案（如果这种药物不起作用，那就试试另一种）。

我们基于以上基本原则编写这本手册，希望将含金量更高的知识信息传递给临床医生和药师们，令读者耳目一新，并避免呈现与临床相关性不大的内容。

书中的常用药物图表包含四类必要信息：患者用药规程（给药方法及给药时间），起始剂量，药物半衰期（作用时间），药物清除（主要由哪个器官代谢）。

本书汇集了所有编者的共同努力。编写过程让我们有机会批判性审视彼此的专长（包括一些被误解的传统观点），通力协作最终达成共识。与一些大部头著作相比，我们在这本小册子上投入了更多的时间和精力。在此衷心感谢在烦琐的写作、编辑过程中给予我们坚定支持的伴侣和孩子们，也感谢写作时伏在我们脚边、给予我们内心慰藉的忠诚的狗。

我们还要感谢许多人。感谢 Lea Dacy 细心编辑了本书，并在此过程提出了一些建设性意见；感谢几位经验丰富的临床药师，他们对内容进行了严格的审查并提供了宝贵意见，他们是 Jan Anderson、

Jeffrey Armon、Erin Barreto、Caitlin Brown、Gabriel Golfus、Megan Leloux、Scott Nei、Whitney Bergquist、Andrea Nei、Erin Nystrom、Narith Ou、Christina Rivera；感谢Jim Rownd巧妙地创作了封面插图。我们还要感谢出版了美国医学书籍《神经病学和临床神经科学》的牛津大学出版社副编辑主任Craig Panner对本书的建议；感谢Newgen知识工坊私人有限公司的工作人员Devasena Vedamurthi为本书的顺利出版所付出的一切。

我们希望这部篇幅不长但内容丰富的手册可以满足临床医生、药师在神经重症患者管理中的工作需求，并为他们提供必要的帮助，也希望本书对您有用。

Eelco F.M. Wijdicks

Sarah L. Clark

药物图表内容说明

给药：患者用药规程，从医生开具处方到药物可以使用的估计时间。

F：即刻使用。在 NICU 内此类药物随时可用（“标准备药”）。为以下两类情况：①无须药剂师审查，因审查导致的延迟可能对患者有害；②经药剂师审查后对所有监护单元通用。

D：快速（＜15min）使用。此类药物需要药剂师审查，可能需紧急使用但很少或无须药物配制。监护单元可能没有常规备药。

P：待备（＞30min）使用。主要为需要计算个体化用药剂量并进行配制的药物，包括有严格发配流程的管制药品。

起始剂量：初始单次给药剂量——口服、静脉注射或静脉滴注。

$t_{1/2}$：半衰期，时间以小时或分钟为单位（有些以周为单位）。

清除：经肝脏、经肾脏清除，或者同时经肝脏及肾脏清除。

郑重声明

目 录
Contents

第 8 章　抗纤溶和溶栓药物

第 9 章　抗血小板药物

第 10 章　免疫抑制和免疫治疗

第 11 章　中枢神经系统的抗微生物治疗

第 15 章　纠正电解质紊乱的药物

第 16 章　药物过量的救治

第 17 章　用于并发症预防的药物

第 18 章　戒断综合征的药物治疗

第 19 章　脑损伤相关症状的治疗

第 20 章　用于神经康复的药物

第1章

给药、监测及药物相互作用

药物对大脑的治疗、抢救和保护作用毋庸置疑，且随着研究的深入，临床上用药的选择和注意事项也不断增多。NICU 患者可能需要在短期内接受大量 / 多种药物，包括相对固定的长期医嘱和因病情变化而开具的临时医嘱。

当药物被注射或吸收并活化后，会产生明显的生理变化。这种变化被概念化为“药代动力学”和“药效动力学”。药代动力学研究药物的体内过程，即吸收、分布、代谢、清除，即机体对药物的作用。药效动力学研究药物对机体产生的影响，即药物对机体的作用[1]。

危重症疾病状态可能极大地影响药物应用。对于神经重症患者而言，更突出的问题是：给药途径相对困难（如部分患者存在吞咽障碍）、吸收障碍（如应用巴比妥类药物引起的肠梗阻）和药物相互作用复杂（如新型抗癫痫药物相关的复杂相互作用）。此外，急性颅脑损伤可能导致机体对药物的反应发生改变。这些改变可能是神经特异性的（如血脑屏障的破坏，或自主神经功能异常导致机体对药物反应过度）；更普遍的影响是急性应激所致交感反应影响了药物的吸收（如胃瘫等）。

药物的生物利用度

临床医生需要理解临床用药的经典给药途径和相关影响因素。决定药物药代动力学和药效动力学的主要因素见框表 1.1，大多被药师关注。但如果出现药物相互作用或发生药物异常的代谢状态需要进一步解释时，则要引起临床关注。

框表 1.1　药代动力学参数
· 曲线下面积（AUC）：血药浓度随时间变化的积分值，反映用药后机体对药物的暴露情况 · 生物利用度：药物进入血液循环的比率 · 清除率：药物从体内排出的速率 · 首过效应：药物在进入体循环之前被代谢灭活的效应，指药物在肠道和肝脏的代谢 · 代谢半衰期：血液中药物浓度降低 50% 所需的时间 · 稳态：给药的速率与清除的速率达到平衡，药物达到完全治疗效果的时间，通常在 4~5 个半衰期后实现 · 治疗窗：治疗浓度的范围，即最小有效浓度和出现不良反应浓度之间的范围

口服药物吸收、分布、代谢和清除过程的影响因素见图 1.1。静脉制剂的生物利用度可达 100%。对于零级动力学（zero-order kinetics）药物（药物在体内以恒定的速率清除）来说，连续用药 5 个半衰期时，其平均血浆浓度达到稳态。假设没有器官衰竭，单次给药后经过 5 个半衰期，药物血浆浓度降至 0。甲状腺功能减退或低体温可导致患者代谢减低，高龄、病态肥胖、慢性肝病等也可导致代谢减慢。肾脏替代治疗（renal replacement therapy，RRT）会影响许多抗生素、抗癫痫药物（第 6 章）和心血管药物的清除速率。

肠内给药因为安全、方便且经济，是常用首选给药途径。但口服药物的吸收受药物溶解度、胃肠动力、肠道灌注状态和肠内营养等因素的影响[2]。急性脑损伤常致吞咽困难、不能口服药物。通过鼻胃管进行鼻饲给药，可能影响一些药物的吸收（如苯妥英或卡马西平混悬液、尼莫地平、卡比多巴 / 左旋多巴、一些抗生素等）。在某些情况下肠内给药困难（如不能配合的躁动患者、顽固性呕吐的患者）时，静脉成为首选给药途径。但遗憾的是，一些神经系统药物缺少静脉剂型。

当临床需要药物立即达到治疗浓度（如抗生素、抗血小板药物、抗凝剂、抗癫痫药物等）时，建议给予负荷剂量（静脉或口服）。这种给药方法适用于半衰期长的药物，特别是当血药浓度达到稳态的等

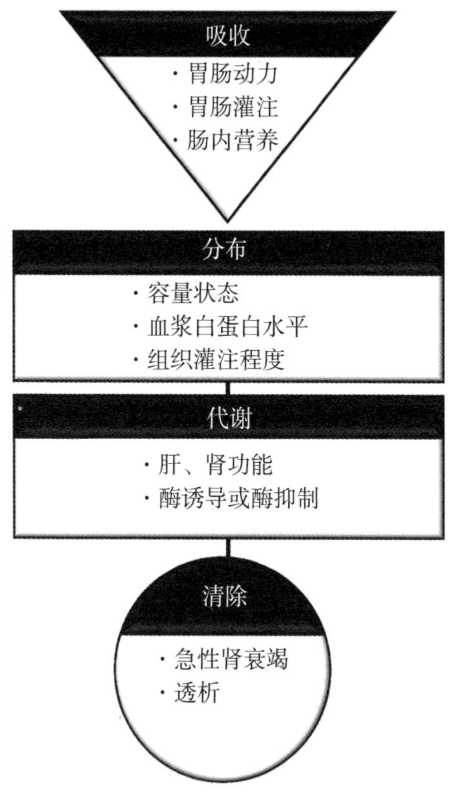

图 1.1 **药物代谢过 程及相关影响因素**

待过程可能对病情产生不良影响时。对于半衰期短的药物（如丙泊酚），给药后可迅速达到稳态治疗浓度，无须给予负荷剂量。

药物进入体内后，遵循“二室模型”分布：① 血管及快速灌注组织，② 其他组织。由于脂溶性药物（如巴比妥类）更易分布于脂肪组织中，因此肥胖患者易出现药物蓄积。肥胖患者常有药代动力学改变，故给药剂量应进行相应调整。通常情况下，用患者真实体重来估算镇静剂、抗凝剂及抗生素的给药剂量，但对超重患者推荐用理想体重估算阿昔洛韦、静脉注射用丙种球蛋白等药物的给药剂量。若用药后出现不良反应（如毒性反应）或疗效欠佳（如剂量不足）时，应进一步调整剂量。

脑毛细血管内皮细胞间的紧密连接限制了很多药物透过血脑屏障

（blood-brain barrier，BBB）进入脑脊液循环[3]。急性脑损伤后，细胞间紧密连接被破坏，使得药物更容易进入中枢神经系统。例如治疗脑膜炎的抗生素，生理条件下分子量太大不能透过 BBB[4]。其他影响药物穿透 BBB 的因素包括：药物分子量（如＜ 400~500 D）、药物游离度和药物分子结构上的最小氢键。渗透性在药物分布中也起着一定作用：亲脂性强的药物更易透过 BBB，其透过率亦与脑血流量有关。

一般来说，药物的分布依赖于机体容量情况、药物蛋白结合率（酸性药物与白蛋白、碱性药物与糖蛋白 α）和组织灌注。心、脑、肾脏灌注丰富，给药后血药浓度最高。多数急性神经重症患者的容量状态相对稳定，除非频繁应用渗透性利尿剂或多发伤经复苏治疗后。肝功能、肾功能、酶的诱导或抑制均可能影响药物代谢，但在没有系统性并发症的情况下药物分布通常是稳定的。某些药物的肝脏清除率对肝血流变化不敏感（如苯妥英）。但影响药物肝脏清除最重要的因素是靶向体温管理，低温可降低多种药物的代谢清除，包括咪达唑仑、芬太尼、苯巴比妥、苯妥英和神经肌肉阻滞剂等。诱导性低温可导致药代动力学变化，体温每降低 1℃，药物清除率下降 10%——该因素常被临床医生低估。

一旦药物在组织和血浆中的分布达到稳态，非结合或“自由”的药物结合于受体。这意味着结合（白蛋白）的药物是无活性的，因此减少结合的部分会增加药物在体内的可用性。当体内白蛋白水平不明，同时高蛋白结合率药物（如丙戊酸、苯妥英、华法林等）之间存在药物相互作用时，监测游离药物浓度非常重要。在高龄、营养不良及慢性重症疾病患者中，低蛋白血症常见。此时药物与血浆蛋白结合减少，游离型药物浓度增加。

神经重症患者有急性肾衰竭或接受肾脏替代治疗时，药物清除率发生变化。急性肾损伤可致肾小球滤过率下降，多继发于脓毒症、持续低血压和应用血管活性药物等情况。这些问题均可影响抗生素（如 β- 内酰胺类、碳青霉烯类）的清除[1]。此外，一些抗生素（如万古霉素、氨基糖苷类、β- 内酰胺类）的应用也可能引起急性肾损伤。

肾小球滤过率（glomerular filtration rate，GFR）计算公式如下：

男性：$C_RCL\ (mL/min) = \dfrac{(140-\text{年龄}) \times \text{体重}(kg)}{72 \times Scn\ (mg/dL)}$

女性：上述结果 ×0.85

注：Scr，血清肌酐，单位换算 1mg/dL=88.41μmol/L

临床用药时可通过下述公式调整药物剂量：

$\dfrac{\text{实测 GFR}}{\text{正常 GFR}} \times 100 = \text{剂量调整}(\%)$

给药途径

确定合适的给药途径（口服、直肠、静脉或骨髓腔）非常关键，基本原则如下。

口服给药

· 给药时机：给药时机不佳可导致药物治疗浓度不足、疗效欠佳。因多种药物吸收要求低胃液 pH，抑酸剂会显著降低吸收。高蛋白饮食时，卡比多巴 / 左旋多巴吸收减低；卡马西平混悬液与尼莫地平同服，影响吸收。上述情况下，药物应避免同服、间隔用药。

· 通过喂养管路给药：苯妥英等药物易与肠内营养液结合，管路需频繁冲洗。喂养管路堵塞后可用碳酸溶液、碳酸饮料冲洗疏通。

· 缓释制剂给药：缓释制剂碾碎后给药可能导致药效不佳或不良反应。将碾碎的药物与肠内营养液同服可能影响药物吸收；去除药物的 pH 保护涂层会导致药物浓度降低；碾碎药片服用可能导致血药浓度过高。

· 口腔崩解片：舌下黏膜吸收迅速，生物利用度高。该剂型适用于药物依从性差或吞咽困难患者。

· 液体制剂（代替片剂 / 胶囊，便于给药）：许多液体制剂含有山梨醇，高剂量山梨醇可能引起腹泻、乳酸酸中毒及电解质紊乱。

· 片剂尺寸：吞咽障碍患者服用较大药片可能增加服用难度和误吸风险[5-6]。

静脉给药

· 静脉给药是需要药物快速起效时的首选给药途径。

· 是胃肠道吸收能力不足时的首选给药途径。

· 用药不当时，该途径给药发生给药错误和不良反应的风险更高。

· 使用内置警报的“智能泵”有助于避免给药错误。

· 严格高危药品的管理（上锁管理，使用前双重核查等）有助于避免给药错误。

· 丙二醇是常用的药物溶剂，用于劳拉西泮、地西泮、苯巴比妥、苯妥英及巴比妥类药品中。丙二醇蓄积可能导致低血压、代谢性酸中毒、神经毒性和急性肾衰竭。

· 给药时，应注意药品包装或管路中的微粒或结晶。

外周静脉与中心静脉导管的比较

· 导管兼容性和稀释兼容性：如无明确的配伍或材料信息，需请临床药师协助。

· 根据药物浓度选择中心或外周静脉的给药途径及给药速度（如氯化钾常规按 10mEq/h 输注；当可用中心静脉且可行心电监护时，可以提高至 20mEq/h）。

· 根据药物渗透压选择中心或周围静脉给药（如 3% 的高渗盐水仅在急救时可以考虑外周静脉输注）。

· 识别高风险血管活性药物（如去甲肾上腺素经外周静脉输注应不超过 24h，肾上腺素经外周静脉输注应不超过 12h）。

管路（选择与更换）

· 0.2μm 管路过滤器（如浓度≥ 20% 甘露醇，肠外营养液）

· 1.2μm 管路过滤器（如脂肪乳）

· 通气管路（如硝酸甘油、丙泊酚、tPA、氨甲环酸、对乙酰氨基酚）

· 专用管路（如丙泊酚、脂肪乳、氯维地平、静脉用丙种球蛋白）

· 无过滤器管路（如丙泊酚、静脉用丙种球蛋白、两性霉素脂质体、两性霉素 B 脂质体复合物、两性霉素 B、硝酸甘油）

· 每 12 小时更换一次管路：丙泊酚、氯维地平

- 每 24 小时更换一次管路：脂肪乳
- 每 24~96 小时或按医院规定进行更换

直肠给药

- 起效迅速，较口服给药生物利用度更高
- 较口服给药不良反应更少
- 可用于呕吐及胃肠道激惹的患者
- 可用于口服或注射途径不易实施的患者（如癫痫发作）

骨间给药

- 床旁胫骨钻孔
- 用于液体或碳酸氢盐的急救给药
- 与静脉给药途径等效
- 在静脉通路未建立前，作为液体复苏的暂时替代手段

其他给药方式

- 鼻内给药（癫痫持续状态患者给予咪达唑仑）
- 脑室内给药（脑室出血时给予 tPA，脑室炎时给予抗生素）
- 动脉内给药（症状性脑血管痉挛时给予维拉帕米）

药物相互作用

理解药物相互作用的产生，并能预防和识别是非常重要的。对于重症患者，药物相互作用往往是多种药物共同的结果，而非仅在两种药物间发生。由药物相互作用导致的常见并发症包括电解质紊乱、低血压、高血压、镇静及心律失常。在电子化数据库和相关药物警告的辅助下，临床药师常能早期发现这些问题并预防相关不良反应的发生。

药物相互作用可能由药代动力学的相互作用而引发（药物 A 影响了药物 B 的吸收），或药效动力学的相互作用而引发（药物 A 与药物 B 产生协同作用）。其他的重要因素包括：① 相似的毒性作用（如两种肾毒性药物），② 药效的叠加作用（如类似作用机制的药物），

③病史不清且病情不稳定患者的多重药物给药。表1.1列举了一些可延长镇静镇痛剂清除时间的常见药物。

表1.1　延长镇静镇痛剂清除时间的常见药物

药物	相互作用的药物
咪达唑仑	地尔硫䓬、红霉素、氟康唑、维拉帕米、康尼伐普坦
劳拉西泮	丙戊酸
丙泊酚	利多卡因、丙戊酸
吗啡	西咪替丁、阿奇霉素、伊曲康唑、糖蛋白抑制剂
芬太尼	CYP3A4抑制剂
地西泮	西咪替丁、红霉素、氟西汀、CYP3A4抑制剂

多种药物可抑制苯二氮䓬类药物的代谢，增加其临床疗效。钙离子拮抗剂和细胞色素P450酶抑制剂（如红霉素、氟康唑）均可延长镇静时间；而细胞色素P450酶诱导剂（如苯妥英、卡马西平）可促进咪达唑仑的代谢，导致镇静不足；巴比妥类（如苯巴比妥）与咪达唑仑同时给药，增加呼吸抑制风险。

抗癫痫药物常发生药物间相互作用，因其多作用于细胞色素P450酶代谢途径，蛋白结合率高、安全治疗窗窄。当华法林与细胞色素P450酶诱导剂同服，可降低国际标准化比值（International Normalized Ratio，INR），故需更高的华法林剂量以达到治疗目标；而与细胞色素P450酶抑制剂（丙戊酸）同服，则可升高INR。多种经典抗癫痫药物的诱导作用还可以降低糖皮质激素或三环类抗抑郁剂的疗效。新型第二、三代抗癫痫药物与其他药物之间的相互作用明显减少，故能够更好地预测治疗反应。与华法林相比，新型口服抗凝剂（如达比加群、阿哌沙班、利伐沙班、依度沙班）与抗癫痫药物的相互作用更少，但相关数据有限。图1.2展示了药物相互作用的预期后果与监测建议。

用药错误

用药错误包括未经确认的药物依从性的问题[7-8]。这可能发生在

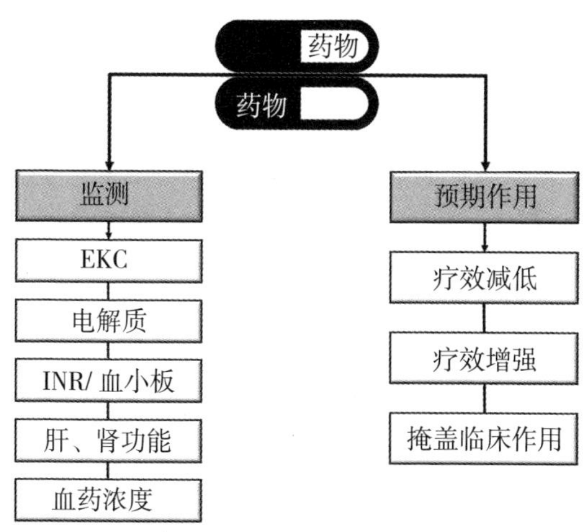

图 1.2 **药物相互作用的预期后果与监测建议**

所有级别的医疗机构中。医疗资源不足（如接诊患者数量多，病情复杂）是一类主要的原因。对药品不熟悉是另一类常见的错误，特别是当不同的剂量 / 剂型用于不同的适应证时。在高龄及器官衰竭患者中，常见的错误是未调整药物剂量。一些“外观类似”或“名称类似”的药品（如异丙嗪、氯丙嗪）常被无意中错用，导致更多潜在风险[9–12]。因此，临床药师与医疗团队共同审核药物、评估病情是至关重要的措施，可以有效预防此类问题的发生。另外，需要注意静脉泵注药物的剂量单位，多数药物为 mg/(kg · h) 或 μg/(kg · min)，但右美托咪定为 μg/(kg · h)。

据报道，美国每年有 45 万例用药错误，7000 例因此而死亡，其中 25% 被认为是可以预防的。重症科医生、临床药师和护士在工作中应注意药物应用的“五个正确”（5R 原则）：正确的剂量、正确的患者、正确的时间、正确的途径和正确的药物。确保安全的步骤包括：开具合理的处方，高危药品警示，药品条形码管理，电子医嘱录入，药师进行早期药物核查，智能泵给药，医护团队保持警惕。参考资源：http://www.ismp.org/。

药物基因组学

表 1.2 总结了根据遗传标记进行有效给药和监测不良反应的可能性。已有证据证实这些遗传因素可能与药物反应多样性有关[7, 13–16]。药物基因组学是一个新兴领域，可能对神经重症患者的药物使用产生巨大影响[17]。随着该领域的发展，临床药师将为药物和剂量选择提供可靠的信息来源，并给予正确的药物监测。

表 1.2　药物基因组学

遗传标记	相关药物	常见种族
CYP2C19 变异：影响 10 %~15% 的药物代谢	苯妥英、地西泮、奥美拉唑、氯吡格雷	亚洲人
CYP2C9 变异	华法林、苯妥英	非洲人
VKORC1 缺失	华法林	
CYP2D6 变异：影响约 25% 的药物代谢	多种精神活性剂和心血管药物	高加索人
ABCB1 变异	抗癫痫药物	
HLA-B*1502：超敏反应（史 - 约综合征 / 中毒性表皮坏死松解）	卡马西平、苯妥英	亚洲人

神经药理学和重症监护药理学

在 NICU 住院期间，神经重症患者堪称一部活的药物百科全书。临床医生的重要责任是和药师一起个体化制定患者的给药方案。每日查房必须花精力核查用药清单，并进行药物重整（drug reconciliation）。贸然停用某些药物可能会导致严重后果（图 1.3）。给药时应考虑到药物间相互作用，抗生素需定期监测血药浓度，并计划停药日期以避免延期使用。高血压患者常在急性期应用多种降压药物，待恢复期时维持原用药方案易引发低血压，故需密切滴定、调整剂量；抗癫痫药物常用于预防，但长期应用的证据并不充分。应对所有用药进行严格审查，定期计算肌酐清除率并据此调整药物剂量。需要注意，血清肌酐不能直接反应肌酐清除率，当血清肌酐在正常范围时，肌酐清除率可能异常。

表 1.3 既往（家庭）用药不当停用的相关问题

药物种类	停药原因	后果
β 受体阻滞剂	缺血性脑卒中后允许性高血压	高血压反跳、心动过速
抗癫痫药	意识水平降低	癫痫发作
利尿剂	缺血性脑卒中后允许性高血压	加重心衰
5- 羟色胺类药物（如选择性 5- 羟色胺在吸收抑制剂、三环类抗抑郁剂）	意识水平降低 ECG QT 间期延长	抑郁加重，撤药反应（癫痫发作），停药综合征（恶心呕吐、睡眠障碍、心律失常、精神症状）
巴氯芬	意识水平降低	撤药反应(发热、肌强直、横纹肌溶解）
帕金森药物（如卡比多巴、左旋多巴、金刚烷胺、多巴胺激动剂）	运动障碍、直立性低血压、幻觉	急性强直、体温升高、易激惹、谵妄
苯二氮䓬类	意识水平降低	震颤、焦虑、烦躁不安、易激惹、癫痫发作
阿片类	意识水平降低	烦躁不安、恶心呕吐、腹泻、肌痛、瞳孔散大、流泪
α 激动剂（如可乐定）	意识水平降低，低血压	反跳性高血压（交感神经过冲动）

关键点

1. 急性脑损伤患者常需静脉用药。
2. 经鼻胃管行肠内营养，可能影响药物吸收。
3. 抗癫痫药物和镇静剂常产生药物相互作用。
4. 特定药物需要中心静脉通路。
5. 肝肾疾病、肥胖、高龄、低体温等情况会影响药物疗效。

参考文献

[1] Smith B S, et al. Introduction to drug pharmacokinetics in the critically ill patient. Chest, 2012, 141: 1327–1336.

[2] roberts D J, Hall R I. Drug absorption, distribution, metabolism and excretion considerations in critically ill adults. expert Opin Drug Metab Toxicol, 2013, 9: 1067–1084.

[3] Kasinathan N, et al. Strategies for drug delivery to the central nervous system by systemic route. Drug Deliv, 2015, 22: 243–257.

[4] Kulkarni A D, et al. Brain-blood ratio: implications in brain drug delivery. Expert Opin Drug Deliv, 2016, 13: 85–92.

[5] Bennett B, et al. Medication management in patients with dysphagia: a service evaluation. Nurs Stand, 2013, 27: 41–48.

[6] Carnaby-Mann G, Crary M. Pill swallowing by adults with dysphagia. Arch Otolaryngol head Neck Surg, 2005, 131: 970–975.

[7] Kelly J, Wright D, Wood J. Medicine administration errors in patients with dysphagia in secondary care: a multi-centre observational study. J Adv Nurs, 2011, 67: 2615–2627.

[8] Kelly J, Wright D, Wood J. Medication errors in patients with dysphagia. Nurs Times, 2012, 108: 12–14.

[9] Floroff C K, et al. Potentially inappropriate medication use is associated with clinical outcomes in critically ill elderly patients with neurological injury. Neurocrit Care, 2014, 21: 526–533.

[10] Keers R N, et al. Causes of medication administration errors in hospitals: a systematic review of quantitative and qualitative evidence. Drug Saf, 2013, 36: 1045–1067.

[11] Macdonald M. Patient safety: examining the adequacy of the 5 rights of medication administration. Clin Nurse Spec, 2010, 24: 196–201.

[12] Marengoni A, et al. Understanding adverse drug reactions in older adults through drug-drug interactions. eur J Intern Med, 2014, 25: 843–846.

[13] Caudle K E, et al. Clinical pharmacogenetics implementation consortium guidelines for CYP2C9 and HLA-B genotypes and phenytoin dosing. Clin Pharmacol Ther, 2014. 96: 542–548.

[14] Chan A, Pirmohamed M, Comabella M. Pharmacogenomics in neurology: current state and future steps. Ann Neurol, 2011, 70: 684–697.

[15] Kasperaviciute D, Sisodiya S M. Epilepsy pharmacogenetics. Pharmacogenomics, 2009, 10: 817–836.

[16] Tate S K, Sisodiya S M. Multidrug resistance in epilepsy: a pharmacogenomic update. expert Opin Pharmacother, 2007, 8: 1441–1449.

[17] MacKenzie M, Hall R. Pharmacogenomics and pharmacogenetics for the intensive care unit: a narrative review. Can J Anaesth, 2017, 64: 45–64.

第2章

镇痛镇静及神经肌肉阻滞剂

虽然看似相悖，但许多急性脑损伤患者需接受镇静治疗[1–2,9]。紧急插管和大剂量麻醉剂常用于那些病情快速进展的创伤性颅脑损伤、癫痫持续状态或脑出血患者。镇痛镇静治疗时，神经科查体难以准确实施，此时快速的神经影像学检查是评价患者病情的唯一选择。NICU中，对于躁动不安的不能交流（失语）患者，初始多用清醒镇静，而后可转为全身麻醉[2]。

对ICU患者而言，少用或不用镇静剂常与预后较好相关[3]，每日中断镇静也对患者恢复有益[4]。神经肌肉阻滞剂的应用也有类似观点，现仅用于急性肺损伤患者机械通气不耐受等情况。

镇静决策

镇静治疗的决策基于临床判断。当患者无激越、谵妄表现，对插管等管路可耐受，或急性脑损伤后反应迟钝时，无须镇静。因此并非每个躁动患者都需要镇静。事实上，躁动不安有时是一种好的表现，而从躁动不安逐渐变为安静嗜睡常意味着病情恶化。因此，当出现可能对患者有害的严重激越/谵妄状态、呼吸机抵抗、气体交换不足时，才是镇静治疗的指征。我们认为由于不恰当的治疗指征和过大的给药剂量，镇静治疗常被过度应用。镇痛镇静治疗在综合ICU应用普遍但在急性脑损伤中的应用尚存争议。一些中心在严重急性脑损伤后常规对患者进行镇静治疗，而另一些中心由于对镇静治疗存在误解而不愿应用（框表2.1）。对于难治性高颅压、需要目标体温管控（如心肺复苏后昏迷）或极度激越状态（如自身免疫性脑炎）的患者，应考虑镇痛镇静治疗或与肌松剂联合使用。一旦镇静，应中断神经系统检查，但对此类脑损伤患者行唤醒试验（wake-up test）会产生何种生理影响，我们还知之甚少[16]。

框表 2.1　神经重症患者的镇静治疗——严酷的真相
· 镇静不能有效治疗颅内压增高 · 镇静并不总是能有效抑制癫痫发作 · 镇静不能治疗自主风暴（交感神经超兴奋） · 镇静不能改善脑代谢 · 镇静不能预防自我拔管或脱管

镇静药物

临床上最常用的镇静药物包括丙泊酚和咪达唑仑，右美托咪啶是一种很好的替代药物且常作为首选用药。NICU 临床医生常交替使用右美托咪啶和丙泊酚。苯二氮䓬类药物在 NICU 应用非常普遍，并常与其他镇静剂联合使用，可产生遗忘作用。但因其可能增加谵妄发生、延长机械通气时间，因此不推荐常规应用。镇静程度常应用评分量表（如 RASS 躁动镇静评分）进行监测，但这些量表的评估效能并不优于以关注患者舒适程度为基础的临床观察[5]。轻度镇静（RASS 评分 0~-2 分）优于深度镇静是镇静治疗的基本原则。

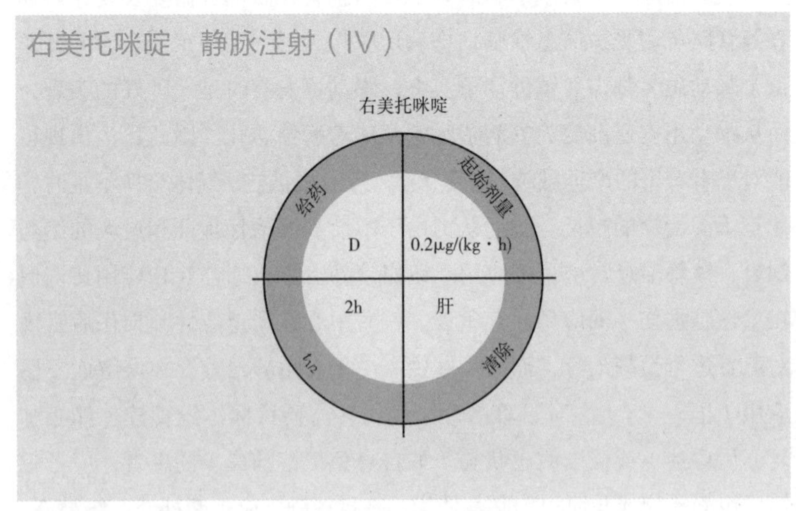

药理学特征

- 选择性 α_2 激动剂
- 三重作用：镇静、镇痛、抗焦虑
- 达峰时间 15min
- 降血压、减慢心率（降低交感兴奋性）
- 对呼吸兴奋性无明显作用，可用于非机械通气患者
- 联用可减少阿片类、苯二氮䓬类及丙泊酚的剂量
- 与丙泊酚、咪达唑仑相比，可缩短机械通气时间，增加与照护者的交流 [18]

剂量与给药

- 负荷剂量：1μg/kg（10min 以上静脉推注）
- 持续泵注：0.2~0.7μg/(kg·h)；最高剂量 1.5μg/(kg·h)，可持续给药超过 24h

监测

- 治疗窗窄——大剂量注射常见不良反应

不良反应

- 低血压，给予负荷剂量或高维持剂量时出现。应停药。再次给药时应避免团注，并按半量进行泵注
- 心动过缓
  - 缓慢性心律失常与心脏骤停有关
  - 血流动力学不稳定、高龄及慢性高血压患者更易发生
  - 应立即停药，且不再应用
- 躁动不安
- 癫痫发作（罕见）
- 恶心 / 呕吐

丙泊酚 IV

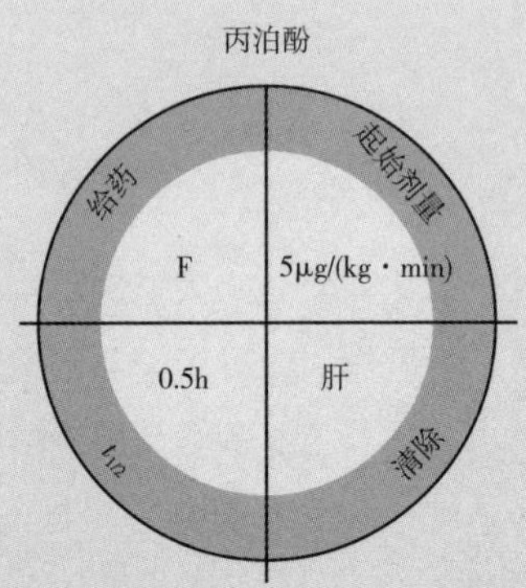

药理学特征

- ICU 中最常用的镇静药物之一
- 起效时间：10~50s，作用持续时间：3~10min
- 因停药后患者可迅速苏醒，故常为镇静治疗的首选药物[6-8]
- 极高剂量具有降低颅内压作用，但并不适用于该适应证
- 与咪达唑仑静脉给药相比，低剂量丙泊酚可缩短 ICU 住院时间和机械通气天数，并降低死亡率

剂量与给药

- 程序性镇静剂量：1mg/kg，Ⅳ，负荷；团注，后 0.5mg/kg，IV，重复给药
- 持续泵注：起始剂量 5μg/(kg·min)，最大剂量 80μg/(kg·min)

监测

- 肝肾疾病对药物清除无明显影响。重症患者肝血流量下降时，药物清除率降低
- 有酒精滥用病史者需增加给药剂量
- 溶剂中含脂肪，可供能（1.1kcal/mL）；这部分热卡需计入每日营养方案（1kcal ≈ 4.18kJ）
- 为监测丙泊酚输注综合征的发生，应密切监测动脉血气（代谢性酸中毒）和甘油三酯水平（升高）；但这些实验室检查并不能预测其发生。

不良反应

- 低血压常见（血管舒张反应），特别是容量临界状态的患者团注给药时。
- 丙泊酚输注综合征（罕见）——急性起病的心动过缓或其他慢性心律失常、代谢性酸中毒、横纹肌溶解或肌红蛋白尿、心功能衰竭，随后出现低血压和循环衰竭。需行体外膜氧合（ECMO）尝试挽救。
- 丙泊酚输注综合征更易发生在长期高剂量给药 [剂量＞ 80μg/(kg · min)，时间＞ 48h]、急性脑及脊髓损伤、脓毒症和生酮饮食治疗的患者中。
- 丙泊酚可能导致神经兴奋性增高，常在年轻患者中观察到药物相关的狂躁、激越、模仿性行为（丙泊酚狂躁）。这些症状为自限性，可持续数小时，可反复发生，但只需对症支持治疗[17]。

咪达唑仑　IV

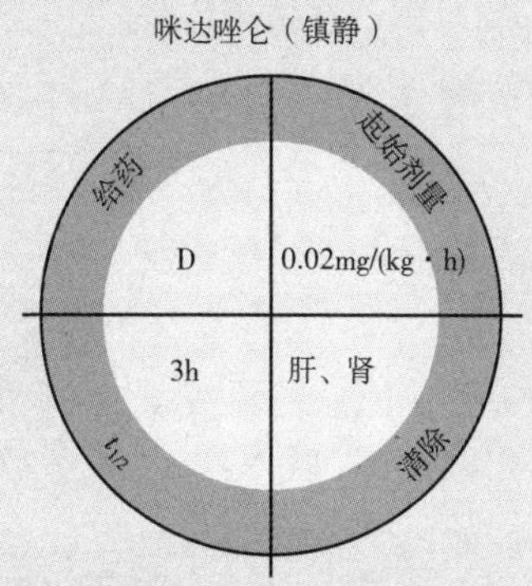

药理学特征

- γ 氨基丁酸（GABA）–A 激动剂
- 短效药物（30~90s），快速起效（1~2.5min）
- 在脑脊液中广泛分布（亲脂性）
- 在肝硬化、肥胖、肾衰竭和老龄患者中半衰期延长
- 在肝脏中代谢为活性代谢产物

· 诱导顺性（非逆性）遗忘
· 具有阿片减省效应（opioid-sparing effect），调节疼痛反应

剂量与给药

· 团注剂量：0.01~0.05mg/kg，数分钟内缓慢静脉推注
· 起始剂量 0.02mg/(kg · h)，可上调至 0.1mg/(kg · h)；为达到目标镇静深度，剂量可再上调 25%~50%。

监测

· 无可靠的药物检测方法
· 肝肾功受损时活性代谢产物堆积，影响清除半衰期
· 代谢产物（1- 氢咪达唑仑葡糖苷酸）具有中枢神经系统抑制作用，肾衰竭时可导致药物蓄积
· 对于肥胖或低蛋白血症患者（高亲脂性和蛋白结合性）可产生持久的镇静作用

不良反应

· 显著的心脏抑制作用可导致低血压
· 呼吸抑制及呼吸停止
· 喉痉挛
· 快速耐受（苯二氮䓬类受体的过度刺激）

劳拉西泮　IV

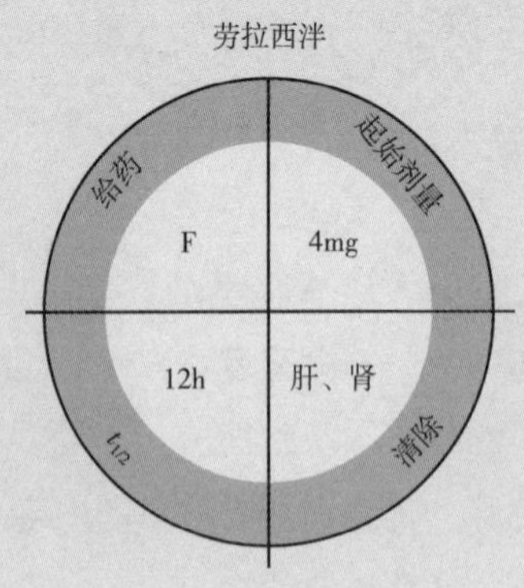

药理学特征

- GABA-A 激动剂
- 起效较咪达唑仑慢（2~3min）
- 半衰期较咪达唑仑长（12h），且在终末期肾病中延长（18h）
- 通过肝脏代谢为非活性代谢产物

剂量与给药

- 持续给药：0.01~0.1mg/(kg · h)（非常规应用）
- 间断给药：0.02~0.06mg/kg

监测

- 静脉制剂中含丙二醇成分，高浓度时可能导致毒性反应（肾损伤、代谢性酸中毒）
- 2mg/h=20 g 丙二醇（超过 WHO 推荐 70kg 成年人每日摄入量的 10 倍）
- 在 50mg/d 或 1mg/(kg · d) 的剂量下，应用血清渗透压间隙进行毒性监测（≥ 12 时提示毒性反应）

不良反应

- 妊娠期、肝肾功损害、< 4 岁、接受甲硝唑治疗的患者存在丙二醇毒性反应高风险。透析治疗可清除血中丙二醇并纠正过高的渗透压差。

依托咪酯 IV

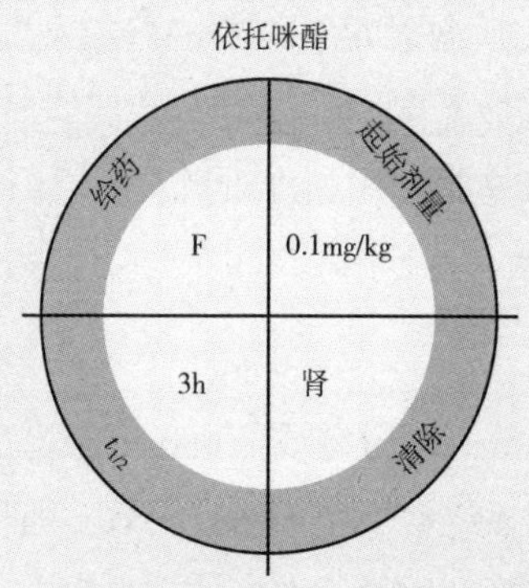

药理学特征

- 超短效非巴比妥类麻醉剂
- 通常用于短期操作（如气管插管）
- 首选用于血流动力学不稳定或激越的患者
- 可快速透过血脑屏障并迅速清除
- 仅短期应用
- 药物间相互作用尚不明确
- 高剂量下诱导脑电图爆发抑制波形
- 起效：10~20s；持续：4~10min

剂量与给药

- 镇静剂量：0.1~0.2mg/kg；麻醉剂量：0.3mg/kg 30s 以上静脉推注

监测

- 肾功能损害患者有毒性风险
- 肝硬化或肾功衰竭患者游离药物浓度增高（蛋白结合率 75%）
- 心功能监测

不良反应

- 高龄高血压患者可能导致心脏抑制，给药需减量
- 持续泵注增加患者死亡率
- 阻断 11β- 羟化酶（作用为产生肾上腺激素）。单次给药可阻断肾上腺皮质激素 6~8h，在高龄或衰弱患者中作用时间可达 24h
- 严重应激下应考虑使用糖皮质激素

镇痛药物

阿片类药物可导致心动过缓或低血压等全身反应，通常应尽量避免使用，除非疼痛明显或常规镇痛治疗无效。阿片类常与其他镇静药物联用，并可减少镇静剂用量。大多数护士根据各类疼痛量表（口头

/ 非口头）或生理终点（第 4 章）滴定药物剂量。阿片类药物不良反应明显，最常见的有镇静、便秘和呕吐。院内阿片类应用（常在神经外科术后）导致的药物依赖可能比预期的更严重。

吗啡　IV

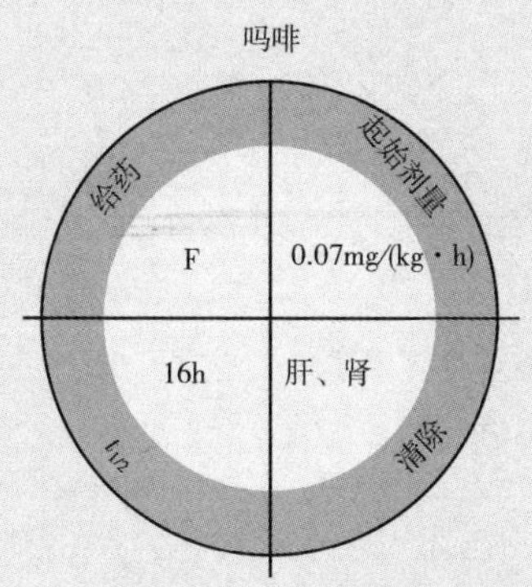

药理学特征

- 与感觉通路中的中枢阿片受体结合
- 起效：5min 产生镇痛效果
- P450 CYP2D6 酶活性异常者，可能对吗啡无反应或产生毒性反应，取决于其代谢状态
- 刺激组胺释放作用较芬太尼或氢吗啡酮更强

剂量与给药

- 持续给药：0.07~0.5mg/(kg · h)（机械通气患者）
- 间断给药：0.01~0.15mg/kg，每 1~2 小时给药一次
- 90% 的药物经肾脏代谢，故肾衰患者起始剂量应降低
- 由于清除半衰期延长，肝硬化患者起始剂量应降低；同时延长给药间隔达正常的 1.5~2 倍
- 在肾脏疾病时，活性代谢产物可蓄积数倍（吗啡 -6- 葡萄糖苷酸）
- 具有亲水及低组织分布的特征，血浆浓度较高

监测

· 呼吸驱动
· 胃肠道功能

不良反应

· 呼吸抑制明显
· 便秘
· 胃肠道不耐受
· 低血压、荨麻疹、瘙痒、面色潮红、支气管痉挛（组胺释放相关）
· 5- 羟色胺综合征（第 16 章），当与选择性 5- 羟色胺再摄取抑制剂（SSRIs）联用时
· 肾上腺功能抑制

芬太尼 IV

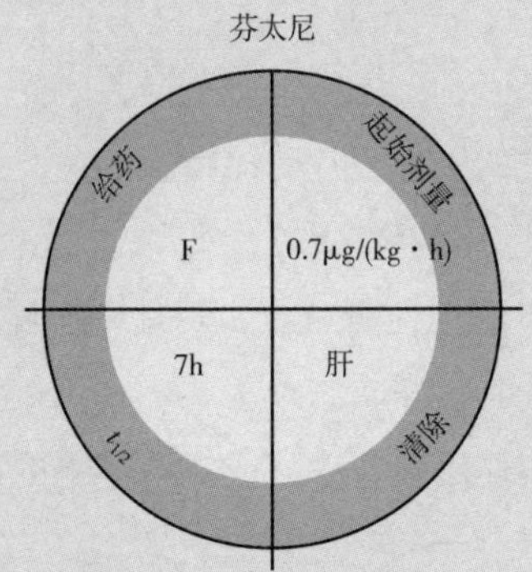

药理学特征

· 与感觉通路中的中枢 μ- 阿片受体结合
· 起效：即刻；持续时间 1~2h
· 高亲脂性，较吗啡及氢吗啡酮起效更快
· 芬太尼与丙泊酚的比较研究发现，两者在 ICU 住院时间或机械通气时间无差异，但应用丙泊酚组对阿片类药物需求更大[10]
· 经肝脏代谢为非活性代谢产物
· 持续给药可延长半衰期

剂量与给药

· 持续给药：0.7~10μg/(kg · h) 或 25~200μg/kg
· 间断给药：0.35~1.5μg/(kg · h)（机械通气患者）
· 清醒镇静：每 3 分钟给药 0.5~1.5mg/kg，必要时重复给药
· 轻度肾功能损害，减至 75% 剂量；重度肾功能损害，减至 50% 剂量。
· 肝血流量影响芬太尼代谢

监测

· 反复给药后药物作用时间或效果延长（在脂肪组织中积聚），肥胖者明显
· 肾脏或肝脏疾病者药物蓄积明显
· 药物相互作用：当与 CYP3A4 抑制剂同时应用时，镇静镇痛效果延长

不良反应

· 呼吸抑制明显
· 组胺释放（作用小于吗啡）
· 与 SSRIs 联用时，可能导致 5- 羟色胺综合征
· 肾上腺抑制作用

瑞芬太尼　IV

药理学特征

· μ- 阿片受体激动剂
· 起效迅速（1~3min），达峰时间（3~5min），作用持续 3~10min
· 效能是吗啡的 500~1000 倍

剂量与给药

· 0.025~2μg/(kg · min)（当与丙泊酚或咪达唑仑联用时）
· 0.5~1μg/kg 团注，必要时每 2~5min 重复给药一次

· 肥胖患者根据标准体重给药

监测

· 肾功能衰竭时药物蓄积

· 可透析：血液透析可清除 30% 的代谢产物

不良反应

· 呼吸抑制明显

· 组胺释放（作用小于吗啡）

· 与 SSRIs 联用时，可能导致 5- 羟色胺综合征

· 肾上腺抑制作用

· 胃肠道不耐受

氢吗啡酮　IV

药理学特征

· 与感觉通路中的中枢阿片受体结合

· 起效时间：5min；持续时间：3~4h

· 终末期肾病患者的理想用药

剂量与给药

· 持续给药：0.5~3mg/h

· 间断给药：0.2~1mg，每 2~3 小时给药 1 次

监测

· 经肝脏代谢为药理活性未知的代谢产物

不良反应

· 呼吸抑制明显

· 组胺释放作用

· 与 SSRIs 联用时，可能导致 5- 羟色胺综合征

· 肾上腺抑制作用

氯胺酮 IV

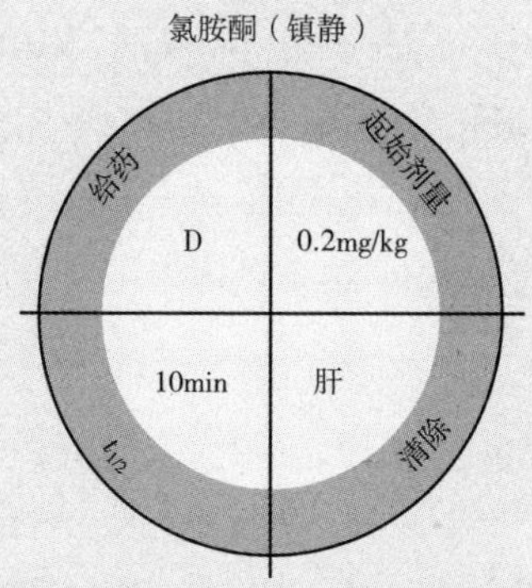

药理学特征

- 非竞争性 NMDA 受体拮抗剂（兴奋性神经递质谷氨酸）
- 具有解离效应
- 深度镇静，30s 起效，持续时间 5~10min
- 可提高心率、血压（适用于低血压患者）
- 心肌缺血为禁忌证（提高心率和心排血量）
- 卟啉病为禁忌证

剂量与给药

- 团注给药：0.5mg/kg
- 深度快速镇静：0.2~2mg/kg，IV（最大剂量：4.5mg/kg）
- 2μg/(kg · min) 持续输注，有术后阿片减省效应

监测

- 密切监测颅内压增高
- 监测高血压
- 监测心动过速

不良反应

- 幻觉
- “K-hole”（幻视、幻听伴现实感丧失）
- 应激反应
- 喉痉挛风险

神经肌肉阻滞剂

神经肌肉阻滞剂（neuromuscular blockers，NMBs）分为去极化类（如琥珀酰胆碱）和非去极化类（如维库溴铵、罗库溴铵、阿曲库铵、顺阿曲库铵、泮库溴铵）[11]。去极化 NMBs 结合相应受体，肌细胞膜去极化，开放钙通道。非去极化 NMBs 结合受体但不开放离子通道，允许快速复极（图 2.1）。

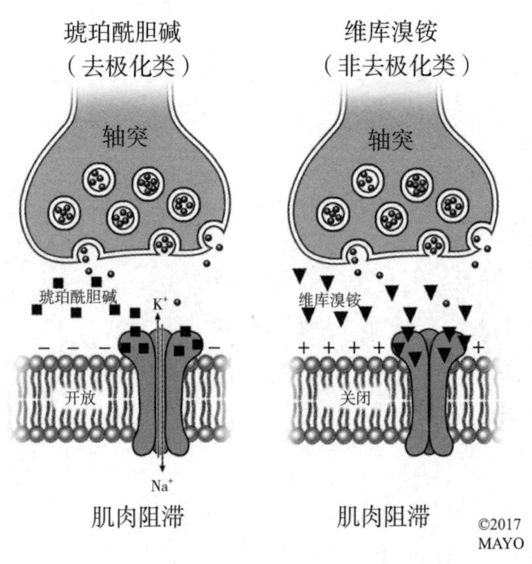

图 2.1 **去极化类和非去极化类 NMBs 作用机制**

除紧急气管插管（如严重神经源性肺水肿患者的机械通气治疗）、心肺复苏后目标体温控制时预防寒战及控制某些难治性高颅压外，NMBs 很少应用于神经科疾病。有系统性综述认为，不同药物可对颅内压（intracranial pressure，ICP）产生不同影响，但给药超过 12h 可导致 ICU 住院时间延长、肺炎发生率更高、幸存者严重残疾比例更高 [12–13]。因此，需要临床医生根据风险获益比进行决策 [11,14–15]。

近年来随着对 NMBs 的风险有更深入的认识，其应用有所减少。最重要的是，NMBs 的应用使得临床上无法进行神经科查体（除了瞳孔对光反射）也无法识别癫痫发作。NMBs 有关的其他风险还包括长期 ICU 获得性肌无力、瘫痪期间患者觉醒、深静脉血栓、过敏反应（铵离子相关，IgE 介导）及角膜损伤。最终，许多患者因重症多神经病变、微循环紊乱、蛋白质营养不良、系统感染和长期活动不能而导致持久的弛缓性肢体瘫痪。NMBs 引起的不良反应包括超敏反应（过敏）、恶性高热、高血压或低血压、高钾血症、长时间呼吸抑制、横纹肌溶解、肌痛、骨骼肌无力及心脏骤停。所有接受长时间 NMB 的患者均应进行四个成串刺激（train-of-four，TOF）监测，以确定最低药物剂量（TOF 2/4），因此在给药前获得患者基线四个成串刺激反应的结果非常重要[19]。

神经肌肉阻滞剂在 ICU 中的应用

NMBs 根据其作用类型（去极化、非去极化）及持续时间进行分类（短效、中效、长效）。琥珀酰胆碱因其作用持续时间短，常用于气管插管。其他 NMBs 在需更长作用时间时应用。

NMBs 的药理学特征

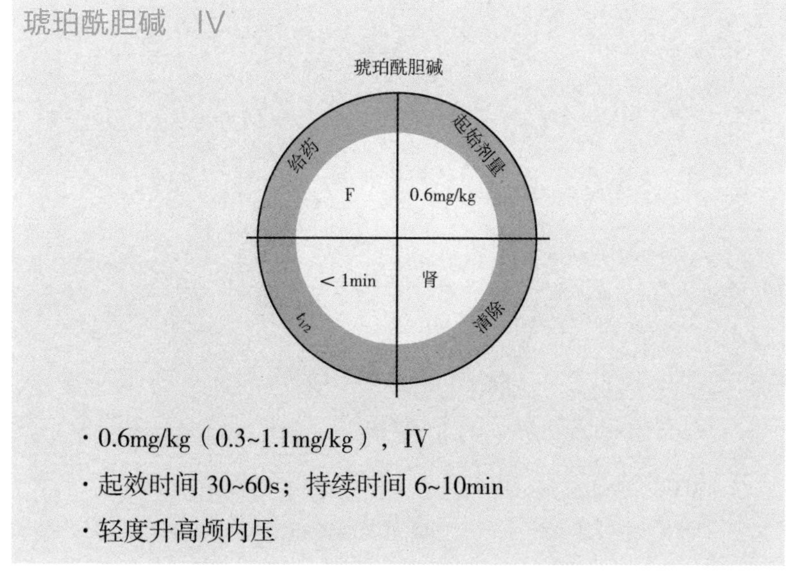

- 快速贯序插管的备选药物
- 高钾血症风险；既往有高钾血症的患者慎用

泮库溴铵 IV

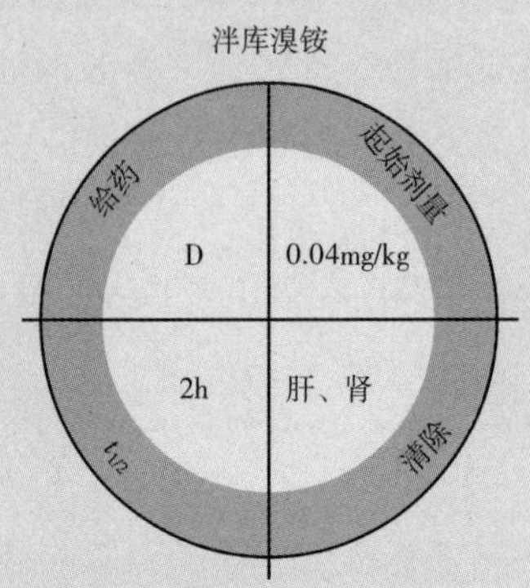

- 0.04~0.1mg/kg，IV
- 起效时间 120~180s；持续时间：45~60min
- 提高心率、血压、心排出量
- 肾功能不全时慎用
- 用于重症肌无力及 Lambert-Eaton 综合征患者时，药效延长

维库溴铵 IV

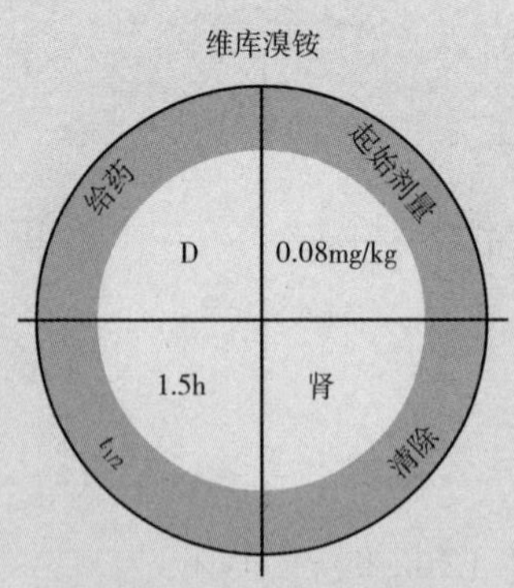

- 0.08~0.1mg/kg，IV
- 起效时间 2~4min；持续时间 30~40min

· 不影响心血管系统及颅内压
· 肾功能不全者，清除率降低

顺阿曲库铵 IV

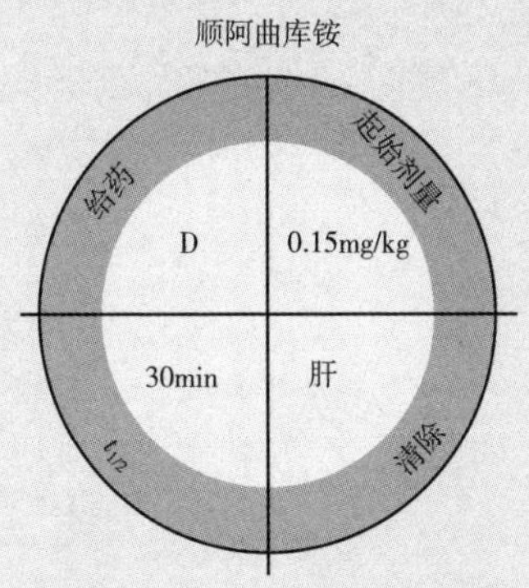

· 0.15~0.2mg/kg，IV
· 起效时间 90~120s（2~3min）；持续时间：45~75min
· 高龄患者半衰期延长
· 作用较阿曲库铵更强
· 肾功不全患者起效时间变慢
· 霍夫曼消除反应（Hofmann elimination），指独立于肝、肾或酶的代谢过程，但其代谢产物经肝脏代谢

罗库溴铵 IV

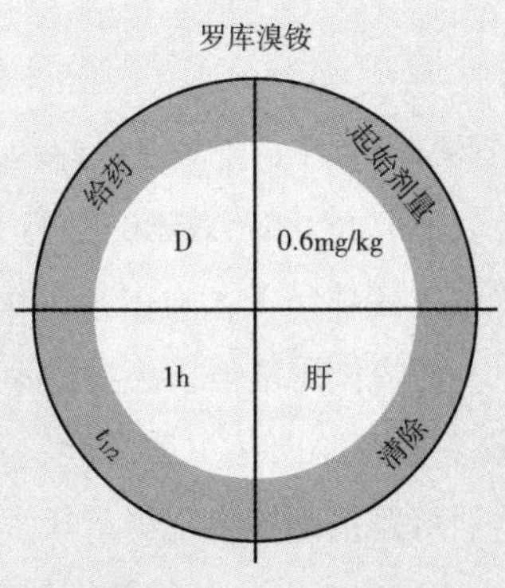

- 0.6~1.2mg/kg
- 起效时间 60~90s；持续时间：30min
- 肾病患者药物半衰期延长
- 作用较维库溴铵弱
- 经肝脏清除，肝功能不全患者的作用延长
- 需要冷藏保存

阿曲库铵 IV

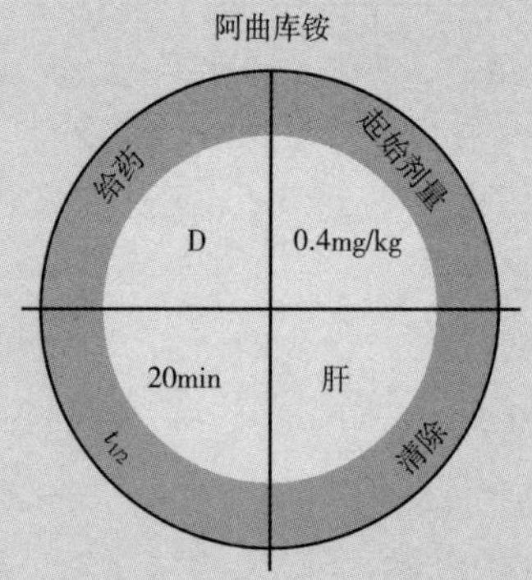

- 0.4~0.5mg/kg
- 起效时间 2~5min；持续时间 60~70min
- 组胺释放致低血压
- 霍夫曼消除反应

NMBs 监测及不良反应

- 应用周围神经刺激器行 TOF 监测，目标为出现 TOF 2/4
- 对重症患者的药代动力学和药效学的影响
  - 年龄：全身水分、瘦体重及人血白蛋白减低，可能导致 NMBs 组织分布减少，药物作用增强，药物清除减少
  - 低体温：可改变神经肌肉接头敏感性、乙酰胆碱释放减少、肌肉收缩力弱、肝肾清除能力下降，导致 NMBs 作用延长
  - 低钾血症：可增强非去极化药物的阻滞作用，可降低新斯的

明逆转阻滞的能力

- 高镁血症：抑制钙代谢延长阻滞时间
- 高钙血症：钙触发乙酰胆碱释放，可降低 NMBs 的敏感性及其作用持续时间。钙可拮抗镁对 NMBs 的增强作用
- 酸中毒：增强非去极化药物的阻滞作用

· 器官功能障碍：肝衰竭患者泮库溴铵的半衰期延长；肾病患者由于药物代谢产物蓄积，维库溴铵及泮库溴铵作用延长

· 药物间相互作用

- 苯妥英、卡马西平及其他抗癫痫药物可能导致 NMBs 抵抗
- 应用非去极化药物后给予琥珀酰胆碱，可能导致琥珀酰胆碱作用延长
- 环孢素可能抑制 NMB 代谢致作用延长
- 与心脏药物相互作用不明确
- 与抗生素相互作用不明确

神经肌肉阻滞剂的逆转

· 新斯的明

- 剂量：0.04~0.07mg/kg，IV
- 1min 内产生逆转作用，9min 达峰值作用
- 增加神经肌肉接头内乙酰胆碱水平

· 抗毒蕈碱药，用于对抗乙酰胆碱酯酶副作用，如心动过缓、慢性心律失常、腺体分泌增加、支气管收缩

- 阿托品 0.01~0.02mg/kg，IV；联合新斯的明 0.04mg/kg，IV
- 依酚氯铵 10mg，IV，30~45s 以上
- 每 1mg 新斯的明给予格隆溴铵 0.2mg，IV

· 舒更葡糖（甾体类非去极化肌松剂拮抗药）用于罗库溴铵的紧急逆转。舒更葡糖与罗库溴铵形成复合物，使其无法与神经肌肉接头处的烟碱型乙酰胆碱受体结合，从而导致 NMJ 封闭逆转

  - 临床急救：16mg/kg，IV，用于逆转 1.2mg/kg 罗库溴铵单次给药
  - 3 分钟内起效
  - 根据患者实际体重计算剂量
  - 常规逆转给药剂量：4mg/kg，IV 团注（实际体重）
- 若反射恢复，提示逆转治疗有效

关键点

1. 轻度镇静优于深度镇静。临床上常由于适应证把握不当，导致镇静剂使用过度，或应用时间过长，或剂量过高。

2. 常用的镇静剂包括右美托咪啶、丙泊酚和咪达唑仑，常交替使用。

3. 丙泊酚输注综合征在长时程（> 48h）、大剂量应用的患者中多见，神经重症患者相对风险较高。

4. 阿片类药物联合其他镇静剂，可减少镇静剂使用剂量（镇静镇痛治疗）。

5. 苯妥英、卡马西平及其他抗癫痫药物可增加 NMBs 抵抗。

参考文献

[1] Devabhakthuni S, et al. Analgosedation: a paradigm shift in intensive care unit sedation practice. Ann Pharmacother, 2012, 46: 530–540.

[2] Devlin J W, Roberts R J. Pharmacology of commonly used analgesics and sedatives in the ICU: benzodiazepines, propofol, and opioids. Anesthesiol Clin, 2011, 29: 567–585.

[3] Jackson D L, et al. A systematic review of the impact of sedation practice in the ICU on resource use, costs and patient safety. Crit Care, 2010, 14: r59.

[4] Mehta S, et al. Daily sedation interruption in mechanically ventilated critically ill patients cared for with a sedation protocol: a randomized controlled trial. JAMA, 2012, 308: 1985–1992.

[5] Riker R R, et al. Clinical monitoring scales in acute brain injury: assessment of coma, pain, agitation, and delirium. Neurocrit Care, 2014, 21 Suppl 2: S27–37.

[6] Angelini G, Ketzler J T, Coursin D B. Use of propofol and other nonbenzodiazepine sedatives in the intensive care unit. Crit Care Clin, 2001, 17: 863–880.

[7] Flower O, Hellings S. Sedation in traumatic brain injury. Emerg Med Int, 2012, 2012: 637171.

[8] Lonardo N W, et al. Propofol is associated with favorable outcomes compared with benzodiazepines in ventilated intensive care unit patients. Am J respir Crit Care Med, 2014, 189: 1383–1394.

[9] Oddo M, et al. Optimizing sedation in patients with acute brain injury. Crit Care, 2016, 20(1): review.

[10] Tedders K M, McNorton K N, Edwin S B. Efficacy and safety of analgosedation with fentanyl compared with traditional sedation with propofol. Pharmacotherapy, 2014, 34: 643–647.

[11] Greenberg S B, Vender J. The use of neuromuscular blocking agents in the ICU: where are we now? Crit Care Med, 2013, 41: 1332–1344.

[12] Sanfilippo F, et al. The role of neuromuscular blockade in patients with traumatic brain injury: a systematic review. Neurocrit Care, 2015, 22: 325–334.

[13] deBacker J, Hart N, Fan E. Neuromuscular blockade in the 21st Century Management of the Critically Ill Patient. Chest, 2017, 151: 697–706.

[14] Murray M J, et al. Clinical practice guidelines for sustained neuromuscular blockade in the adult critically ill patient. Crit Care Med, 2002, 30: 142–156.

[15] Schepens T, Cammu G. Neuromuscular blockade: what was, is and will be. Acta Anaesthesiol Belg, 2014, 65: 151–159.

[16] Marklund N. The Neurological Wake-up Test-A Role in Neurocritical Care Monitoring of Traumatic Brain Injury Patients? Front Neurol, 2017, 8: 540.

[17] Carvalho D Z, et al. Propofol Frenzy: Clinical Spectrum in 3 Patients. Mayo Clin Proc, 2017, 92: 1682–1687.

[18] Jakob S M, et al. Dexmedetomidine vs midazolam or propofol for sedation during prolonged mechanical ventilation: two randomized controlled trials. JAMA, 2012, 307: 1151–1160.

[19] Murray M J, et al. Clinical Practice Guidelines for Sustained Neuromuscular Blockade in the Adult Critically Ill Patient. Crit Care Med, 2016, 44: 2079–2103.

第3章

激越与谵妄

患者常常发生激越状态，特别是急性右侧半球或额叶病变的患者[1-3]。在综合 ICU，激越和谵妄常发生在最危重的患者中，如接受大手术、多器官功能衰竭以及有酒精或药物滥用病史等[4-6]（第 18 章）。高龄患者的谵妄更常见于院前未识别或已识别的痴呆患者。在外科及内科 ICU 中，高龄和衰弱是谵妄发生最主要的危险因素，其也成为混杂的协变量。

谵妄包括知觉异常、注意力维持障碍及旁人无法纠正的行为。现在倾向于将谵妄分为活动抑制型和活动亢进型，前者的特征为注意力不集中、动作减少。大多数神经科医师认为谵妄的典型表现为躁动不安。活动抑制型谵妄很难做出可靠诊断，其需要对神经系统疾病（如可逆性后部白质脑病、药物的神经毒性作用、双侧大脑或皮层损伤）及系统性疾病（如代谢紊乱）进行综合评估后才能诊断。由于尚无标准定义或观察者间研究，亚临床谵妄的诊断存在更多争议。当用于临床后，危重症患者存在异常高的发病率[1]。对于相关表现的判断具有主观性且缺乏一致的定义，因此难以诊断。

目前的观点是识别谵妄（通常由护理人员最早观察到），并避免使用加重谵妄风险的药物[7-8]。用药必须谨慎，尤其避免对每个可疑谵妄的患者用药（医生应从为止痛而过度开具阿片类处方中吸取教训）。

谵妄的原因

一些大型院内系列研究证实，谵妄相关因素包括高龄（＞65 岁）、酗酒、既往认知障碍或抑郁病史、既往谵妄病史、严重的呼吸系统疾病、高血压以及服用多种药物（框表3.1）。家庭中的多药应用可能是谵妄的一个重要因素；酒精或滥用药物的戒断对谵妄的影响常被低估；而家庭成员提供的病史往往与患者自诉病史有较大出入。

框表3.1 可能导致谵妄的药物
· 镇静催眠剂
· 毒品
· 抗胆碱能药物
· 苯二氮䓬类药物
· 糖皮质激素
· 抗生素
· 兴奋剂
· H_2受体阻断剂

老年患者在院内应用阿片类药物，特别是哌替啶，可引起明显的激越及行为改变。高剂量糖皮质激素（如甲强龙IV）也可能引起类似症状。苯二氮䓬类静脉给药（每日高剂量）是谵妄发生的另一个重要危险因素[2,4,9]。其他潜在因素包括急性院内获得性感染、发热、新发生的低氧血症或高碳酸血症，以及睡眠剥夺。睡眠剥夺是很多ICU内不可避免的问题。

低风险患者的谵妄可以通过简单流程进行预防（框表3.2）。对于高风险患者[如临床酒精戒断评估（Clinical Institute Withdrawal Assessment for Alcohol, CIWA）中得分阳性者]，则需要药物治疗。

框表3.2 谵妄的预防
· 早期物理治疗和作业治疗（occupational therapy）
· 改善睡眠（减少光线和噪声）
· 音乐疗法
· 增加阳光照射
· ICU单间
· 减少睡眠干扰
· 对相关障碍患者进行听觉、视觉辅助治疗
· 疼痛控制
· 避免肢体约束
· 对环境的重新定位
· 对极高危患者给予利培酮或低剂量氟哌啶醇[10]

自身免疫性脑炎和难治性激越状态患者的谵妄症状比较特殊，相对难以控制。患者可能出现去抑制状态、自残行为、幻觉和妄想。广义的临床精神疾病谱还包括紧张性症状如沉默、僵硬、异常姿势、昏睡、凝视、不自主抗拒与好斗行为交替出现[11]。对于 NMDA 功能低下型精神障碍，奥氮平、氯氮平、拉莫三嗪可抑制急性神经毒性病程。情绪稳定剂如锂盐、丙戊酸也被用于治疗躁狂症状。苯二氮䓬类是紧张性症状的首选用药，电休克治疗（ECT）可能适用于危及生命的恶性紧张症或其他治疗无效的难治性紧张症[12-13]。包括舍曲林、齐拉西酮、喹硫平、奥氮平、丙戊酸在内的多种药物均未在临床研究中得到阳性结果，部分患者行血浆置换和糖皮质激素治疗时，为保证安全最好给予气管插管、呼吸机辅助呼吸、咪达唑仑输注等措施。

谵妄的临床特征

谵妄患者通常会坐立不安、肢体抽动，伴大声呼喊、幻觉、攻击护理人员或尝试离开。动物幻觉（如看到啮齿动物）常见于酒精戒断性谵妄。常伴有自主神经超兴奋（如心动过速、泌汗增多、血压升高），可导致心律失常、心电图改变、肌酸激酶水平增高。有研究已研发并验证了筛查工具[14-15]。表 3.1 和 3.2 分别为谵妄识别量表和 ICU 意识模糊评估法（Confusion Assessment Method for the Intensive Care Unit，CAM-ICU），一般由护理人员完成评估，在达到阈值时提醒临床医师并给予药物治疗。

表 3.1　谵妄识别量表

症状	得分
1. 定向力	
有时间、空间及自身定向力，能够集中注意力	□ 0
不确定时间和（或）地点，注意力不集中	□ 1
不知道时间和（或）地点	□ 4
对时间、空间及自身均无定向力	□ 7

表 3.1（续）

症状	得分
2. 幻觉	
无幻觉	□ 0
时有轻度幻觉	□ 1
持续的轻到中度幻觉	□ 4
持续的严重幻觉	□ 7
3. 激越	
正常活跃	□ 0
轻度兴奋	□ 1
中度躁动不安	□ 4
重度躁动不安	□ 7
4. 焦虑	
休息时无焦虑表现	□ 0
轻度焦虑	□ 1
时有重度焦虑	□ 4
急性恐慌发作	□ 7
5. 肌强直 / 痉挛	
无	□ 0
肌阵挛	□ 1
痉挛	□ 7
6. 阵发性泌汗	
无泌汗	□ 0
仅手掌泌汗，不易察觉	□ 1
额头有汗珠	□ 4
大汗淋漓	□ 7
7. 睡眠 – 觉醒周期改变	
无	□ 0
轻度改变，患者抱怨睡眠问题	□ 1
需大剂量催眠剂入睡	□ 4

表 3.1（续）

症状	得分
尽管夜间服药仍不能入睡，白天疲乏明显	□ 7
8. 震颤	
无	□ 0
仅查体可识别的震颤	□ 1
中度震颤（伸展手臂时可见）	□ 4
重度震颤（不伸展手臂即可见）	□ 7
谵妄	≥ 8
无谵妄	< 8

表 3.2　ICU 意识模糊评估法（CAM-ICU 中文版）*

特征 1：意识状态急性改变或波动 无论 1A 或 1B 题，一个答案为“是”则是阳性。	阳性标准	如阳性在□内打√
1A：患者是否与其基线精神状态不同？ 1B：在过去 24 小时内患者精神状态是否有波动（通过镇静量表 [如 RASS 量表]、GCS 昏迷评分或谵妄评估证实）？	任一问题答案为“是”	□
特征 2：注意力障碍：若 2A 或 2B 题评分 > 2 分，则为阳性。首先进行数字法检查。若患者能够完成检查且得分确定，记录得分并移至特征 3。若患者不能完成数字法或得分无法确定，应进入 2B 题。当患者完成 2 题，2B 题的得分即为该特征得分。		
2A：数字检查法：记录得分（如未测，填 NT）。指导语：跟患者说，“我要给您读 10 个数字，任何时候当您听到数字‘8’，就捏一下我的手表示。”后用正常语调朗读下列数字，每个间隔 3 秒。 6 8 5 9 8 3 8 8 4 7 当读到数字“8”，患者没有捏手或在错误数字时捏手，记为错误，需记录错误的次数。	错误数 > 2	□
2B：图片检查法：记录得分（如未测，填 NT）。按图片指示进行测试	错误数 > 2	□

表 3.2（续）*

特征 3：意识水平改变 如果 RASS 评分不是 0 分（清醒且平静）记为阳性		RASS ≠ 0	□
特征 4：思维混乱 是非题 1. 石头能否浮在水面上？ 2. 海里是否有鱼？ 3. 1 斤是否比 2 斤重？ 4. 您是否能用榔头钉钉子？ 当患者回答错误时，记录错误的次数 执行指令 跟患者说：“伸出这几根手指”（检查者在患者面前伸出 2 根手指）；然后说：“现在用另一只手伸出同样多的手指”（这次检查者不做示范）。 * 若患者只有一只手能动，第二个指令改为要求患者“再增加一根手指” 如果患者不能成功执行全部指令，记录为 1 个错误。		错误数＞2	□
CAM-ICU 总体评估	特征 1+2+3 为阳性 特征 1+2+4 为阳性	符合标准	□ CAM-ICU 阳性（谵妄存在）
		不符合标准	□ CAM-ICU 阴性（无谵妄）

谵妄的药物治疗

一些药物可以加重或引发激越或谵妄，目前认为是由于神经递质（主要是 GABA 受体）上调所致。抗胆碱能药物也可引起谵妄，提示胆碱能缺乏可能是一种潜在病因。

一般共识建议避免使用苯二氮䓬类药物，除酒精戒断或苯二氮䓬类药物戒断产生的谵妄外。有证据显示苯二氮䓬类药物是导致谵妄的

* 译者注：为了便于国内临床医生使用，表 3.2 改为 CAM-ICU 中文版。

较强危险因素。抗精神病药物也需要关注，其可延长心电图 QT 间期，增加室性心动过速或尖端扭转的风险。应用阿片类及其他中枢神经系统抑制剂时同样应谨慎。

NICU 中尚无确切的理由启动谵妄预防治疗，也没有令人信服的研究支持这种做法。这与应用右美托咪啶预防术后谵妄不同，该疗法已经临床研究证实有效。

若无需镇静治疗或抗癫痫发作，可在睡前给予谵妄患者喹硫平口服，起始剂量 12.5~25mg，并逐渐加量。若患者不能经口服药，可给予氟哌啶醇 1mg 静脉注射；若症状不缓解，每 30 分钟可重复给药一次，最终确定维持剂量。右美托咪啶可以作为氟哌啶醇治疗失败的挽救性治疗。若激越非常严重（如自身免疫性脑炎），患者可能需要气管插管，并应用大剂量咪达唑仑或丙泊酚或两者联用静脉给药[16–17]。开具处方时应给予最低有效剂量并短期给药。

精神松弛剂

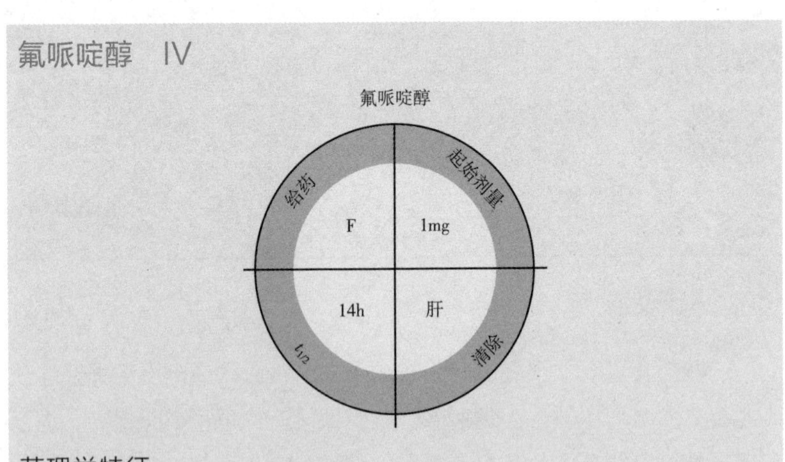

药理学特征

- 强效多巴胺受体拮抗剂
- 谵妄最常用的一线治疗，临床经验多
- 清除：50%~60% 以活性代谢产物的形式经肝脏 CYP3A4 酶清除

- 具有亲脂性，可自由透过血脑屏障
- 肌注给药后脑脊液浓度是血清浓度的 10 倍 [10,18-19]
- 静脉注射的起效时间为 30min（美国 FDA 并未批准其注射剂用于静脉注射，但在临床上经常应用）

剂量与给药

- 0.5~1mg，IV
- 每 30 分钟重复给药（剂量为初始剂量的一半）
- 维持剂量，每 6 小时 2mg，IV
- 最大剂量为 5~10mg，IV

监测

- 心电图（EKG）QT 间期延长
- CAM-ICU 评分

不良反应

- 静脉高剂量给药增加 QT 间期延长和尖端扭转的风险
- 急性肌张力障碍（如动眼神经危象、斜颈）
- 静坐不能（非急性）
- 帕金森症状恶化
- 低血压、心率失常

喹硫平　口服（PO）

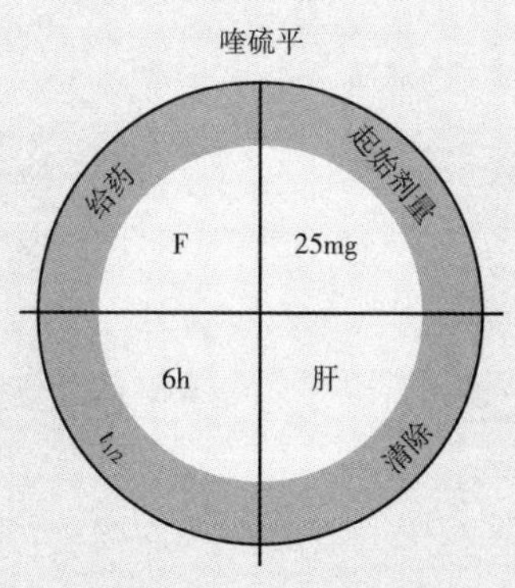

药理学特征

- $5HT_1$ 和 $5HT_2$（5–羟色胺）受体、多巴胺 D_1 和 D_2 受体、组胺 –1（H_1）、α_1 及 α_2 受体的中枢拮抗剂
- 低剂量时对 H_1 的镇静效果更强，大剂量时对 D_2 的神经抑制作用更强[20]
- 常用于中度激越患者，但镇静治疗时应限制使用
- 治疗帕金森病患者谵妄的首选神经抑制治疗
- 首过效应广泛，蛋白结合率 83%
- 主要通过 CYP3A4 在肝脏中代谢为活性及非活性代谢产物
- 达峰时间：1.5h

剂量与给药

- 起始剂量：25mg，每晚 1 次（qn）；根据疗效滴定剂量
- 25~200mg，口服，q12h，直至症状好转，最多给药 10d

监测

- 抗胆碱能作用（如便秘、尿潴留）
- QT 间期延长风险比氟哌啶醇低，比奥氮平高
- 高胆固醇（长期用药）
- 体重增加（长期用药）
- 锥体外系症状

不良反应

- 镇静（发生率高且低剂量时也常发生）
- 直立性低血压
- 高血糖
- 低钠血症（罕见）
- 癫痫发作（罕见，有痴呆病史者更易发生）

奥氮平 PO

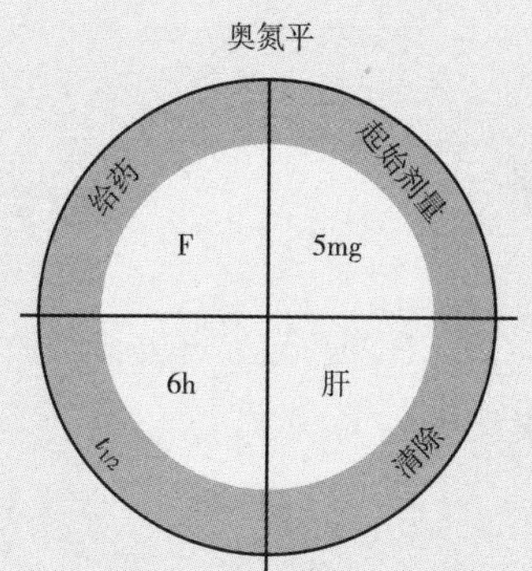

药理学特征

- 多巴胺和 5HT 受体拮抗剂，与组胺、α－肾上腺能及毒蕈碱受体具有亲和性
- 随剂量增加，多巴胺阻滞作用相应增强
- 达峰时间：6h（口服）；15~45min（肌注）
- 强首过效应
- 吸烟者尿液中药物清除增加

剂量与给药

- 5mg，口服，qn，持续 5d 或直至症状改善
- 高龄患者起始剂量为 2.5mg/d
- 服用口腔崩解片吸收迅速
- 当患者谵妄严重不能经口给药时应肌注给药
- 不能静脉给药
- 苯二氮䓬类药物静脉给药 1h 内，不能应用该药

监测

- QT 间期延长（风险比氟哌啶醇低）
- 锥体外系症状（较氟哌啶醇少）
- 体重增加（长期用药）

不良反应

- 直立性低血压
- 肝功异常
- 抗胆碱能作用
- 骨髓抑制
- 癫痫发作（罕见，有痴呆病史者更易发生）
- 血清泌乳素水平增高

右美托咪啶　IV

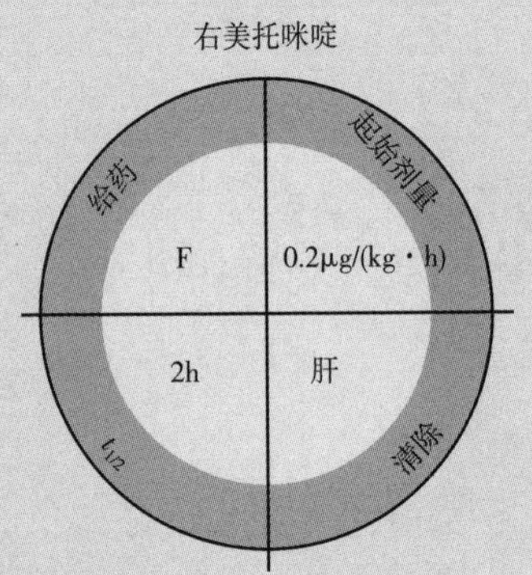

药理学特征

- 选择性 α_2 激动剂
- 具有镇静、镇痛、抗焦虑的三重作用
- 降血压、减慢心率（减弱交感兴奋性）
- 无明显呼吸抑制作用，可用于非机械通气患者
- 联用可减低阿片类、苯二氮䓬类及丙泊酚的用药剂量
- 当用于镇静时，与丙泊酚相比，ICU 住院时间较更短，ICU 谵妄发生率更低
- 达峰时间 15min

剂量与给药

- 负荷剂量：1μg/kg（10min以上静脉推注）
- 持续泵注：起始0.2~0.7μg/(kg·h)；最高剂量1.5μg/(kg·h)，可持续泵注超过24h
- 为避免低血压发生，滴定输注不少于30min

监测

- 治疗窗窄——过度给药常见
- 血压和心率
- 镇静程度（如RASS评分）

不良反应

- 低血压常见，负荷剂量或维持高剂量时易出现。再次给药时应给予半量的原维持剂量输注，且避免团注给药
- 心动过缓
    - 慢性心律失常与心脏骤停有关
    - 血流动力学不稳定的患者、老年患者、慢性高血压患者更易发生
    - 应立即停药，不能再次应用
- 谵妄
- 癫痫发作（罕见）
- 恶心、呕吐

苯二氮䓬类药物

苯二氮䓬类药物对于严重激越状态及酒精戒断症状患者有效。其他情况下，不建议应用此类药物治疗谵妄。

咪达唑仑 IV

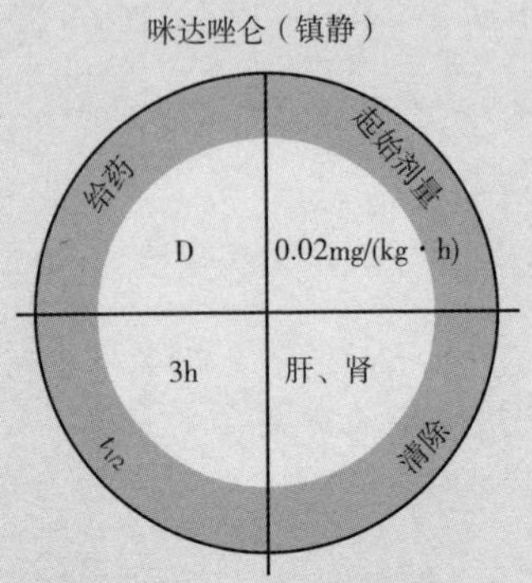

药理学特征

- GABA 激动剂
- 作用时间短（30~90s），快速起效（1~2.5min）
- 诱发顺行性而非逆行性健忘症
- 可调节疼痛反应，具有阿片减省效应
- 通过肝脏广泛代谢

剂量与给药

- 团注给药：0.01~0.05mg/kg，数分钟缓慢静推
- 起始剂量：0.02mg/(kg · h)，并以最高 0.1mg/(kg · h) 持续输注，可增加 25%~50% 以达到镇静目标

监测

- 没有可靠的药物检测
- 在肾、肝功能障碍者中，活性代谢产物蓄积可延长药物半衰期
- 代谢物（1- 氢咪达唑仑葡萄糖醛酸盐）具有中枢神经系统抑制作用，肾衰竭时发生蓄积
- 由于其亲脂性和蛋白结合率，对肥胖或白蛋白水平降低的患者，镇静作用延长

不良反应

- 心脏抑制所致低血压
- 呼吸抑制和呼吸停止
- 喉痉挛、呃逆

劳拉西泮　IV

劳拉西泮（静脉持续输注）

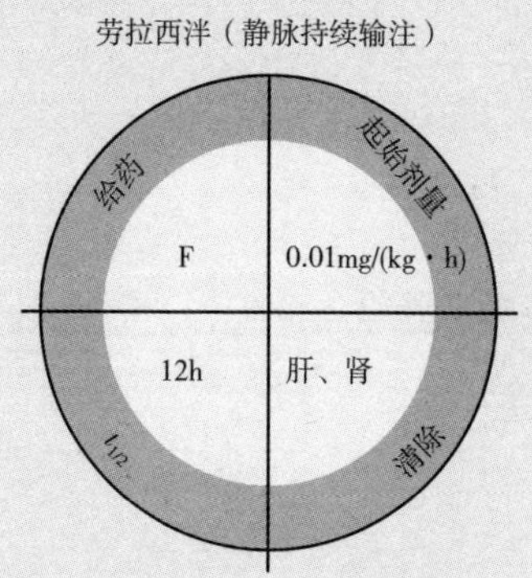

药理学特征

- GABA 激动剂
- 起效较咪达唑仑慢（2min 以内）
- 半衰期较咪达唑仑长（14h），肾功能不全者中代谢延长
- 广泛经肝脏代谢为非活性代谢产物，高蛋白结合率（约 90%）

剂量与给药

- 持续给药：0.01~0.1mg/(kg・h)
- 间断给药：0.02~0.06mg/kg
- 间歇给药前，用生理盐水 1∶1 稀释静脉制剂

监测

- 静脉制剂中含丙二醇，较高浓度静脉给药可能导致毒性反应（例如，肾损伤，代谢性酸中毒）
- 2mg/h，约 20g 丙二醇（超过 WHO 推荐 70kg 成年人每日摄入量的 10 倍）
- 在 50mg/d 或 1mg/(kg・d) 的剂量下，应用血清渗透压间隙进

　　行毒性监测

- 呼吸及心脏功能

不良反应

- 妊娠期、肝肾功损害、< 4 岁、接受甲硝唑治疗的患者为丙二醇毒性反应高风险。
- 透析治疗可清除血中丙二醇并纠正过高的血清渗透压间隙。
- 锥体外系反应

预防用药

这些药物仅考虑用于谵妄高危患者，而非用于治疗已出现谵妄的患者。

多奈哌齐　PO

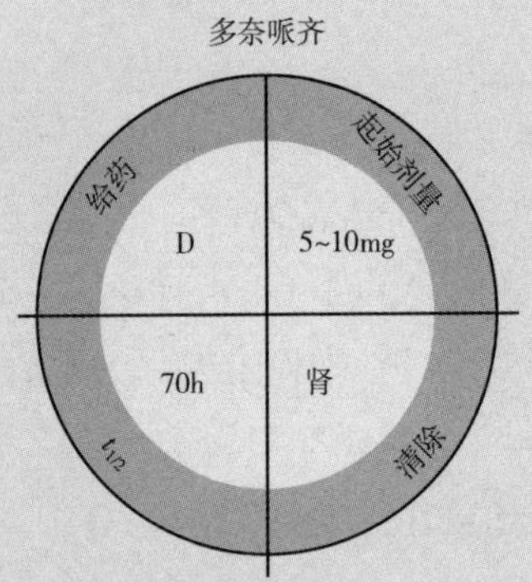

药理学特征

- 作用于中枢乙酰胆碱酯酶抑制剂（增加突触间乙酰胆碱的浓度）[16]
- 用于高危患者，但临床试验未显示出有明显降低谵妄发生的作用

剂量与给药

- 5mg 每晚睡前口服

- 最大剂量 23mg/d，用于多发梗死性痴呆
- 治疗激越的最大剂量尚不明确（超说明书用药）

监测

- 睡眠模式的改善

不良反应

- 低血压
- 可导致异常梦境（若出现，则改为早上服药）
- 副作用比其他替代药物更多
- 胆碱能作用（如恶性、腹泻）

褪黑素 PO

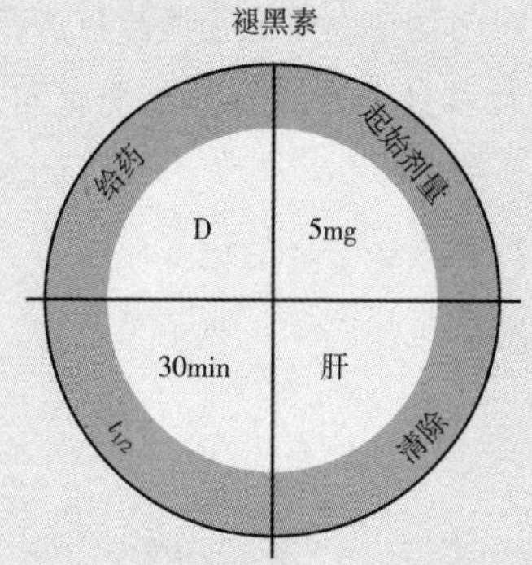

药理学特征

- 由松果体分泌、色氨酸合成的激素；谵妄时褪黑素分泌下降
- 有助于调节昼夜节律[21]
- 治疗 ICU 谵妄的最佳作用尚不明确
- 主要经肝脏代谢，肝硬化者半衰期延长
- 起效：2h，睡前 1h 服药
- 达峰时间：90min

剂量与给药

- 起始剂量：5mg，qn，可以加倍剂量

监测

- 睡眠模式改善
- 肝功能

不良反应

- 白天嗜睡
- 头痛
- 头晕

关键点

1. 谵妄的预防重于治疗；轻症者首选非药物治疗。
2. 非典型抗精神病药物是谵妄的一线治疗用药。
3. 氟哌啶醇是一种强效药物；但其可能引起 QT 间期延长，故应用受限。
4. 右美托咪啶是严重激越患者的抢救用药。
5. 非戒断性谵妄应避免使用苯二氮䓬类药物。

参考文献

[1] Brummel N E, et al. Subsyndromal delirium and institutionalization among patients with critical illness. Am J Crit Care, 2017, 26: 447–455.

[2] Pandharipande P, et al. Prevalence and risk factors for development of delirium in surgical and trauma intensive care unit patients. J Trauma, 2008, 65: 34–41.

[3] Pandharipande P P, et al. Effect of dexmedetomidine versus lorazepam on outcome in patients with sepsis: an a priori- designed analysis of the MENDS randomized controlled trial. Crit Care, 2010, 14: R38.

[4] Dubois M J, et al. Delirium in an intensive care unit: a study of risk factors. Intensive Care Med, 2001, 27: 1297–1304.

[5] ebersoldt M, Sharshar T, Annane D. Sepsis-associated delirium. Intensive Care Med, 2007, 33: 941–950.

[6] Shehabi Y, et al. Delirium duration and mortality in lightly sedated, mechanically ventilated intensive care patients. Crit Care Med, 2010, 38: 2311–2318.

[7] Garrett K M. Best practices for managing pain, sedation, and delirium in the mechanically ventilated patient. Crit Care Nurs Clin North Am, 2016, 28: 437– 450.

[8] Fick D M, et al. NIDUS Delirium Network, Network for Investigation of Delirium across the U.S: Advancing the Field of Delirium with a New Interdisciplinary Research Network. J Am Geriatr Soc, 2017, 65: 2158–2160.

[9] Zaal I J, et al. Benzodiazepine-associated delirium in critically ill adults. Intensive Care Med, 2015, 41: 2130–2137.

[10] Wang W, et al. Haloperidol prophylaxis decreases delirium incidence in elderly patients after noncardiac surgery: a randomized controlled trial. Crit Care Med, 2012, 40: 731–739.

[11] Kuppuswamy P S, Takala C R, Sola C L. Management of psychiatric symptoms in anti-NMDAR encephalitis: a case series, literature review and future directions. Gen Hosp Psychiatry, 2014, 36: 388–391.

[12] Braakman H M, et al. Pearls & Oysters: electroconvulsive therapy in anti- NMDA receptor encephalitis. Neurology, 2010, 75: e44–46.

[13] Chapman M R, Vause H E. Anti-NMDA receptor encephalitis: diagnosis, psychiatric presentation, and treatment. Am J Psychiatry, 2011, 168: 245–251.

[14] Ely E W, et al. Evaluation of delirium in critically ill patients: validation of the Confusion Assessment Method for the Intensive Care Unit (CAM- ICU). Crit Care Med, 2001. 29: 1370–1379.

[15] Neto A S, et al. Delirium screening in critically ill patients: a systematic review and meta-analysis. Crit Care Med, 2012, 40: 1946–1951.

[16] Al-Qadheeb N S, et al. Preventing ICU subsyndromal delirium conversion to delirium with low-dose IV haloperidol: a double- blind, placebo- controlled pilot study. Crit Care Med, 2016, 44: 583–591.

[17] Barr J, Pandharipande P P. The pain, agitation, and delirium care bundle: synergistic benefits of implementing the 2013 Pain, Agitation, and Delirium Guidelines in an integrated and interdisciplinary fashion. Crit Care Med, 2013, 41: S99–115.

[18] Fok M C, et al. Do antipsychotics prevent postoperative delirium? A systematic review and meta-analysis. Int J Geriatr Psychiatry, 2015, 30: 333–344.

[19] Turunen H, et al. Dexmedetomidine versus standard care sedation with propofol or midazolam in intensive care: an economic evaluation. Crit Care, 2015, 19: 67.

[20] Devlin J W, et al. Efficacy and safety of quetiapine in critically ill patients with delirium: a prospective, multicenter, randomized, double- blind, placebo-controlled pilot study. Crit Care Med, 2010, 38: 419–427.

[21] Al-Aama T, et al. Melatonin decreases delirium in elderly patients: a randomized, placebo-controlled trial. Int J Geriatr Psychiatry, 2011, 26: 687–694.

第4章

疼痛管理

多种中枢（脑及脊髓）及周围（神经根及周围神经）神经系统疾病可伴发疼痛。控制疼痛非常重要，医疗联合委员会（The Joint Commission，TJC）认为疼痛是仅次于血压、心率、体温、呼吸的一个生命体征，需要系统评估和管理。虽然适度疼痛控制的医疗优先级很高，但针对疼痛的管理并不能解除其他的主要不适[4]。此外，由于阿片类药物过量使用在临床常见，美国医学会（the American Medical Association）重申疼痛是一种症状而非生命体征。

院内疼痛管理的药典不断变化，一些临床趋势需要注意。三环类抗抑郁药、选择性5–羟色胺及肾上腺素再摄取抑制剂、抗癫痫药物均在疼痛治疗中占有一席之地。

疼痛分级

ICU中能够交流的患者可通过0~10分的直观类比量表（0分，无疼痛；10分，极痛苦且不可忍受的疼痛）确定疼痛程度评分。根据面部表情进行的疼痛分级量表已经过临床验证（图4.1）[1–3]。对于无法交流的患者，常通过呻吟、痛苦表情及肢体紧张程度作为评估疼痛的指标，但这些评估非常主观，容易导致过度治疗。

表4.1和4.2是常用疼痛护理评分，评分高提示需给予止痛治疗。危重症疼痛观察工具（CPOT）（表4.1）和行为疼痛量表（BPS）（表4.2）适用于大多数ICU患者，包括急性脑、脊髓损伤者。CPOT量表分为4部分，分别评估面部表情、肢体动作、肌紧张、呼吸机顺应性（插管患者）/发声情况（非插管患者）。止痛不足可加剧睡眠障碍、呼吸机抵抗、焦虑躁动恶化等，同时引起内分泌异常、胃排空障碍（及

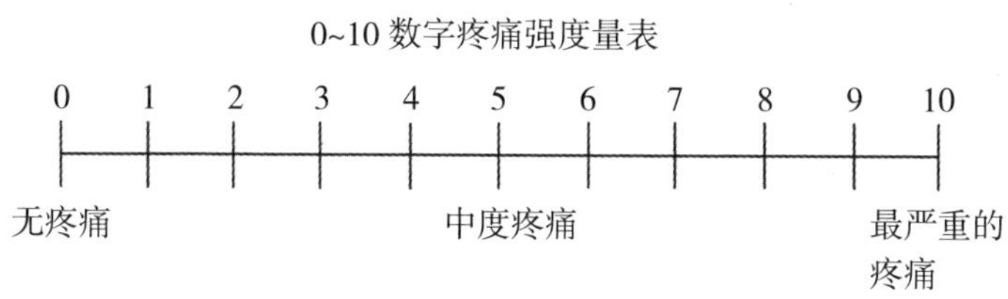

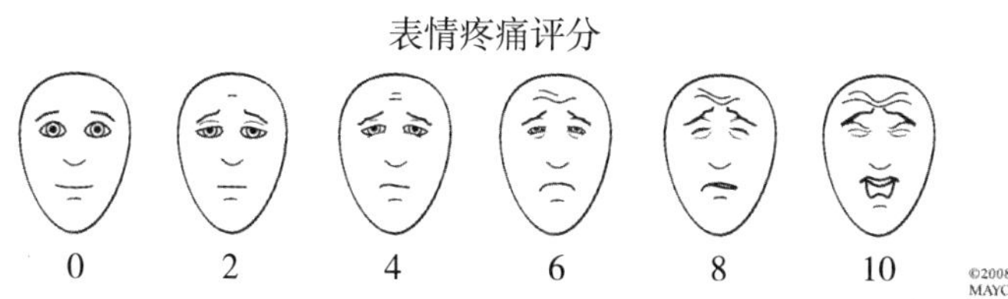

图 4.1 **数字疼痛分级量表**

呕吐）、显著心动过速、血压升高及呼吸困难。评估静息或翻身时的疼痛同样重要。瞳孔变大也可作用疼痛的间接指征，但该指征在神经科患者评估中作用有限。

表 4.1 危重症疼痛观察工具（Critical-Care Pain Observation Tool，CPOT）

因素	描述	分值	
面部表情	无肌肉紧张	放松，正常	0
	皱眉、眉毛下垂、眼轮匝肌紧张、面肌上提	紧张	1
	以上面部动作 + 闭眼	痛苦表情	2
肢体动作	无任何动作（可能并非无疼痛）	动作缺失	0
	缓慢而谨慎的动作，碰触或摩擦疼痛部位，通过动作引起注意	保护性动作	1
	拔管、试图坐起、移动肢体或抽动、不服从命令、踢打工作人员、尝试下床	紧张状态	2
肌紧张	被动运动无抵抗	放松	0
	被动运动有抵抗	紧张，强直	1
	被动运动有强抵抗，不能完成这些运动	非常紧张	2

表 4.1（续）

因素	描述	分值	
呼吸机顺应性（插管患者）	呼吸机无报警	机械通气耐受好	0
	呼吸机报警可自发停止	机械通气时有咳嗽但可耐受	1
	呼吸不同步：阻塞呼吸，呼吸机频发报警	呼吸机抵抗	2
发声情况（非插管患者	正常语调或不发声		0
	叹息、呻吟		1
	哭泣、		2
总分（范围）			0~8

表 4.2　行为疼痛量表

分类	0	1 罕见　　2 偶然	3 经常　　4 持续
面部（表情）	放松，无特殊表达或微笑	皱眉、痛苦表情	痛苦表情、流泪、皱眉
活动	安静卧位、姿势正常、无防卫表现	不安表现、身体部位僵硬、紧张、或缓慢小心移动	烦躁不安，四肢过度运动，退缩反应，僵硬或强直
生命体征变化*	0	1	2
	过去 4 小时内稳定无变化：	**过去 4 小时内变化超过：**	**过去 4 小时内变化超过：**
	SpO_2	SpO_2 下降 5	SpO_2 下降 10
	RR	RR 增加 10	RR 增加 20
	HR	HR 增加 20	HR 增加 25
	SBP	SBP 增加 20	SBP 增加 30

* 生命体征变化 =1 个或多个体征的改变：SpO_2：血氧饱和度，RR：呼吸频率，HR：心率，BP：收缩压

2013 年美国危重症学会（the American College of Critical Care Medicine）全面更新了疼痛及谵妄管理指南[5]。在 ICU 内疼痛常被低估，应在有指征时进行治疗。对于非神经痛的重症患者，阿片类药物为首选的镇痛药物；非阿片类药物被推荐用于辅助治疗以减少阿片类药物

的用量。加巴喷丁或卡马西平是神经痛患者的一线用药。院内应鼓励进行“集束化策略”（综合模式）管理。

NICU 的疼痛类型

NICU 中与头痛相关的疾病包括出血性卒中（常伴有意识状态急性恶化）、小脑梗死、脑膜炎及低颅压性头痛（立位加重）。颅内动脉瘤破裂导致的剧烈疼痛常为持续性全头痛，伴有恶心、呕吐。典型情况下，患者为减轻痛感维持蜷缩不动体位。

动脉瘤破裂的头痛表现为瞬间的剧烈头痛并迅速蔓延至颈部。“雷击样”头痛特征为瞬间发生、极其剧烈（量表可评 10 分）、完全出乎意料。当检查者拍掌或弹指时，可识别到患者疼痛突然发作。动静脉畸形所致头痛爆发性不强，并可能有偏头痛的特征。

疼痛是由含有痛觉纤维的脑膜血管产生的，来自炎症反应和脑膜刺激。开颅手术后的疼痛相对较轻，但也可严重到需要强效镇痛药。由于严重头痛常伴有呕吐，因此口服给药途径欠妥当且常常效果欠佳。由颅内压增高引发的疼痛常在降颅压治疗后缓解（如侧脑室引流术）；而低颅压所致头痛（如自发性低颅压综合征）在立位时头痛明显。一旦头痛程度加剧，提示可能出现了新的临床问题（框表 4.1）[6-7]。

框表 4.1　导致头痛加重的情况
· 复发性蛛网膜下腔出血 · 颅内血肿量增加 · 新发颅内血肿 · 颅内压增高 · 院内感染性脑膜炎 · 高血压危象

急性脊髓损伤或急性多发神经根病变患者，疼痛可表现为触痛（由一些不引发疼痛的刺激而诱发的疼痛）或痛觉过敏（轻微痛刺激引发剧烈疼痛），并可伴痛觉缺失（一些部位对痛刺激无反应）。急性多发性神经病的疼痛可表现为多种形式，包括痛觉过敏、神经痛、肌肉痛及肌痉挛、关节僵直感等。患者主诉的疼痛性质可有麻刺样、烧灼

样、针刺样、紧缩样、枪击样（撕裂样）；夜间疼痛加重为典型表现，导致患者难以入眠。神经病理性痛可为触电样或电击样[8-13]。神经撕脱伤（以臂丛撕脱最为常见）可引起难以忍受的去传入性疼痛（感觉缺损伴疼痛），通常发生较晚。此类疼痛为持续性的烧灼样或跳动样痛（可能由于丘脑的神经重塑）亦可为阵发性痛（可能由于脊髓后角过度兴奋）。

止痛药物

对乙酰氨基酚为首选的镇痛药物；其次为较弱的麻醉性镇痛药（如可待因、曲马朵），其严重不良反应较强阿片类药物轻，用于不能耐受对乙酰氨基酚的轻－中度疼痛患者。对于不能接受镇静治疗的急性脑损伤患者应优先选用此类药物。若只能选择阿片类药物，口服可待因是缓解急性中枢神经系统疾病所致严重疼痛的首选药物。重症患者多存在不同程度的消化道功能障碍，故常优先选择静脉途径给药。有研究认为 NICU 的镇痛药物使用严重不足[14]。蛛网膜下腔出血的疼痛治疗建议见框表 4.2，神经外科手术后患者的疼痛治疗建议见框表 4.3。

框表 4.2　蛛网膜下腔出血相关头痛的管理
· 对乙酰氨基酚 500~1000mg，口服、纳肛或 IV（可重复给药） · 曲马朵 400mg/d，口服（分次给药） · 加巴喷丁 300mg，q8h，口服 · 可待因 30mg，q6h，口服（必要时） · 地塞米松 2mg，q6h，口服

框表 4.3　神经外科手术后患者的疼痛管理
· 对乙酰氨基酚 1000mg，口服 4 / 日 · 可待因 单次口服剂量 30mg，最大剂量 360mg/d · 吗啡，2mg/h，IV（必要时） · 吗啡止痛泵（患者自控镇痛）

一些药物选择如下[15-16]：头痛首选药物为对乙酰氨基酚、可待因、曲马朵及加巴喷丁[17]。静脉用对乙酰氨基酚价格较高，但目前已被用于开颅术后镇痛，以减少阿片类用量[18]。氯胺酮正在成为急性疼痛管

理中阿片类药物的潜在替代用药[19]。

特殊类型头痛的控制

创伤后头痛

丙戊酸

· 1000~1500mg/d，口服

· 应避免用于不稳定脑挫裂伤患者

· 不得用于妊娠期或肝病患者

· 主要不良反应包括高氨血症、肝炎、胰腺炎、血小板减少

· 若高度怀疑以上功能障碍，用药前应评估基线肝功能及胰酶水平

· 有多种药物剂型可供选择；缓释剂型可用于头痛预防

普萘洛尔

· 非选择性 β 受体阻滞剂

· 起始剂量：80mg/d，分次口服；逐渐滴定至最大（可耐受）剂量：240mg/d，分次口服

· 主要不良反应：低血压，心动过缓

· 存在支气管痉挛风险，患气道疾病者应谨慎使用

· 忌突然停药，需缓慢减量

· 经肝脏代谢，首过效应强，高剂量可能导致肝功能受损

可逆性脑血管收缩综合征

尼莫地平

· 二氢吡啶类钙通道阻滞剂，中枢作用较外周作用强（对血压影响小）

· 60mg，每 4 小时 1 次（q4h），口服；肝硬化患者需减量 30mg，q4h

· 空腹口服，进食前 1h 或进食后 2h

· 充液胶囊，尺寸较大；吞咽困难者可戳破胶囊服用

· 主要不良反应：低血压

· 避免与强 CYP3A4 抑制剂同服

维拉帕米

· 非二氢吡啶类钙通道阻滞剂。抑制血管平滑肌钙离子跨膜转运，降低血管反应性

· 360mg/d，分 3 次口服

· 常见不良反应：便秘、低血压、心动过缓、外周水肿

低颅压综合征

地塞米松

· 4mg，每日 1 次（qd），口服，共 4d

· 长效糖皮质激素，盐皮质激素作用弱

· 常见不良反应：胃肠道激惹、高血糖、失眠

咖啡因

· 脑血管收缩作用；通过刺激 Na/K ATP 泵促进脑脊液产生

· 300mg，口服，必要时（可每 4 小时一次）

· 500mg 溶于 1L 生理盐水，IV（滴注时间＞ 1h）

· 主要不良反应：失眠、易激惹、烦躁不安

对乙酰氨基酚　PO

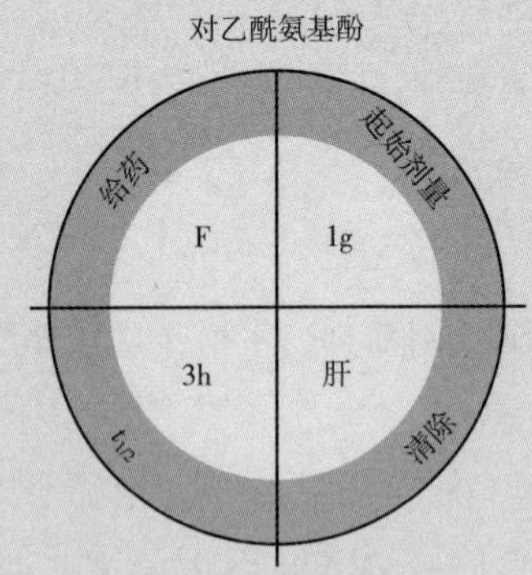

药理学特征

· 止痛及退热作用

· 抑制中枢神经系统前列腺素合成

· 口服给药起效时间＜ 1h
· 静脉给药起效时间 5~10min（最佳止痛作用在 1h）
· 作用持续 4~6min（口服、静脉均是）
· 严重肾功能损害时半衰期加倍（肾小球滤过率 [GFR] ＜ 30mL/min）

剂量与给药

· 1000mg，口服或经胃管给药（24h 内最大剂量 4000mg）
· 静脉注射时间需＞ 15min（不能快速推注）
· 若无口服途径，可选择静脉给药（静脉给药作用并不优于口服给药，且花费更多）
· 肝病是静脉给药的禁忌证

监测

· 疼痛反应
· 常规肝肾功能监测
· 若肝功能异常，立即停药
· 肾功损害时应延长给药间隔（GFR：10~50mL/min）

不良反应

· 静脉给药，血压降低（降幅 > 基线水平的 15%）
· 静脉给药，恶心、呕吐
· 6GPD 缺乏症者慎用（毒性代谢产物堆积）

可待因　PO

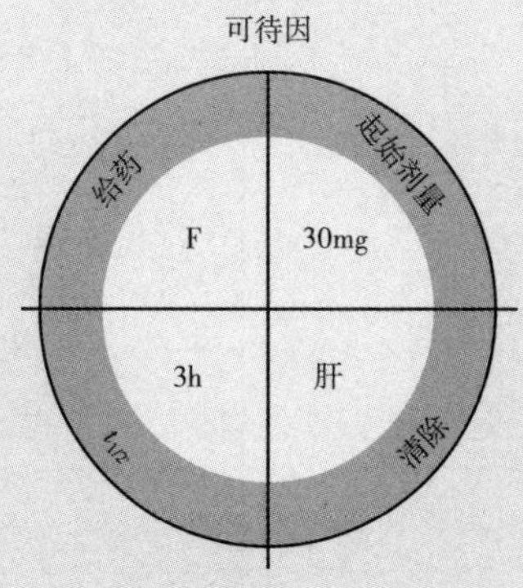

药理学特征

- μ 受体激动剂
- 通过 CYP2D6 快速代谢为吗啡。对于低代谢者，可能对药物反应不良；对于高代谢者，可能产生“过量”的止痛效果
- 与强 CYP2D6 抑制剂同服可抑制可待因转化为吗啡（镇痛作用减低）
- 持续时间：4~6h
- 起效时间：30~60min

剂量与给药

- 30~60mg，口服（必要时每 4 小时给药一次）
- 最大剂量：360mg/24h

监测

- 疼痛反应
- 镇静程度
- 呼吸频率

不良反应

- 恶心、呕吐
- 便秘（如肠鸣音减弱、肠管扩张）
- 呼吸抑制

吗啡 IV

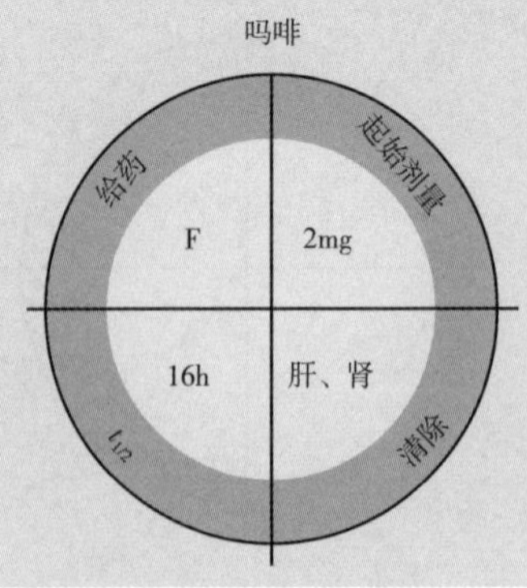

剂量与给药

- 2~4mg，IV，每 3~4 小时给药一次，缓慢推注（4~5min）
- 持续泵注：2~30mg/h，0.07~0.5mg/(kg · h)
- 达峰时间：口服 30min，静注 5~10min
- 肾功能不全者减量
- 起效：5min；持续 4h

监测

- 肾功能监测
- 疼痛控制
- 呼吸频率
- 心率和血压

不良反应

- 恶心、呕吐
- 呼吸抑制
- 低血压
- 支气管痉挛
- 心动过缓
- 便秘、肠梗阻
- 尿潴留
- 癫痫发作（罕见）

芬太尼 IV

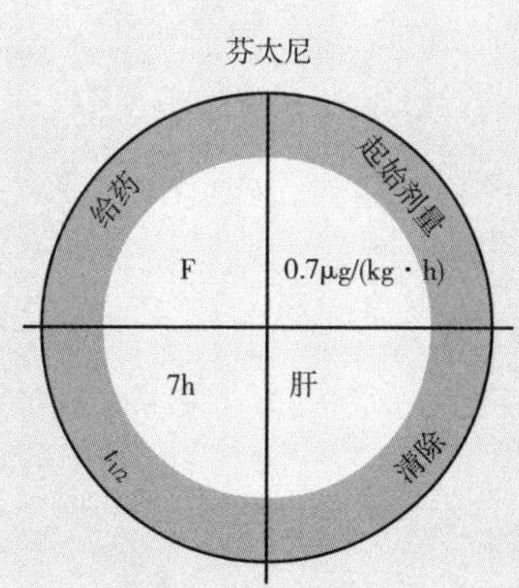

药理学特征

- 镇痛效果为吗啡的 50~100 倍
- 吗啡的合成衍生物
- 间隔给药时半衰期短（2~4h）
- 持续给药时半衰期长（9~16h）
- 高亲脂性，起效迅速；在脂肪组织中蓄积，停药后可导致镇静作用延长

剂量与给药

- 每 30 分钟缓慢静推 25~35μg（0.5μg/kg）
- 持续给药：0.7~10μg/(kg · h)
- 患者自控镇痛
- ＜ 50μg/h 基础速率
- 10~20μg 需求剂量

监测

- 呼吸频率
- 心率和血压
- 疼痛反应

不良反应

- 呼吸抑制
- 低血压
- 支气管痉挛
- 心动过缓
- 胃肠道动力减退、便秘、肠梗阻
- 癫痫发作（罕见）
- 恶心、呕吐
- 尿潴留

羟考酮　PO

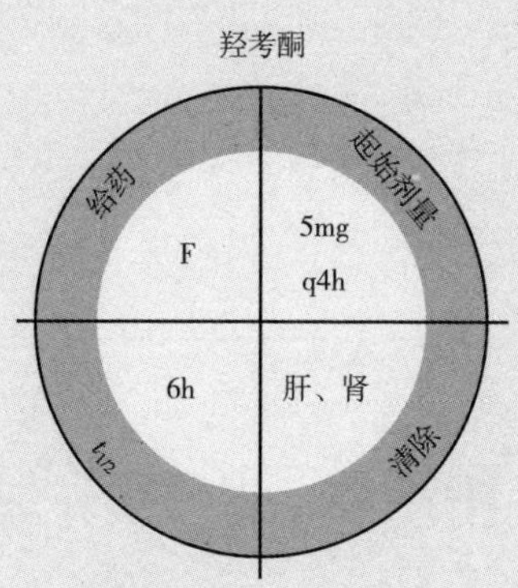

药理学特征

- 吗啡的半合成衍生物
- 起效时间：10~15min
- 峰值时间：0.5~1h

剂量与给药

- 剂量：5~15mg，口服，每4~6小时一次
- 对于肾功能障碍的患者，起始剂量应减少33%~50%

监测

- 疼痛反应
- 呼吸频率
- 心率和血压

不良反应

- 呼吸抑制
- 低血压
- 支气管痉挛
- 心动过缓
- 胃肠道动力减退、便秘、肠梗阻
- 癫痫发作（罕见）
- 恶心、呕吐
- 尿潴留

曲马朵 PO

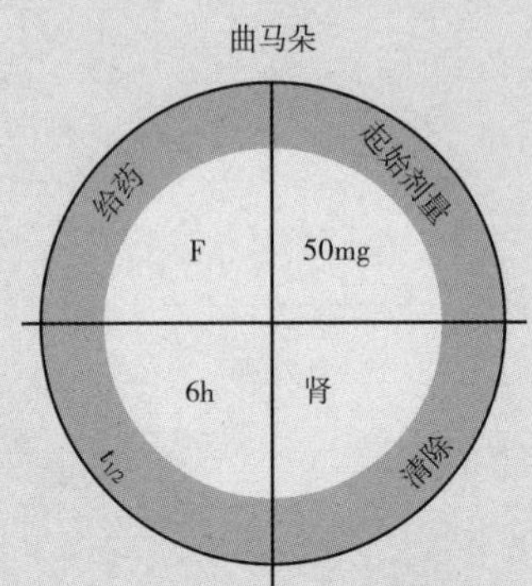

药理学特征

- 间接结合 μ－阿片受体，抑制去甲肾上腺素和 5－羟色胺的再摄取
- 可作为阿片类药物的有效替代镇痛药物（“阿片减省”药物）
- 1h 内起效，达峰时间为 2~3h

剂量与给药

- 50~100mg，每 4 小时给药一次
- 肾功正常时，最大剂量为 400mg/d
- 经肾脏代谢，肾功能损害时需减量（CrCl < 30mL/min 时最大剂量为 200mg/d），延长给药间隔至 12 小时 1 次
- 可经透析清除

监测

- 呼吸频率
- 肝功能监测
- 肾功能监测

不良反应

- 癫痫发作风险
- 呼吸抑制
- 便秘

· 高剂量时导致心动过缓

· 镇静作用

· 服药14d以内不能使用单胺氧化酶抑制剂

酮咯酸　肌内注射（IM）

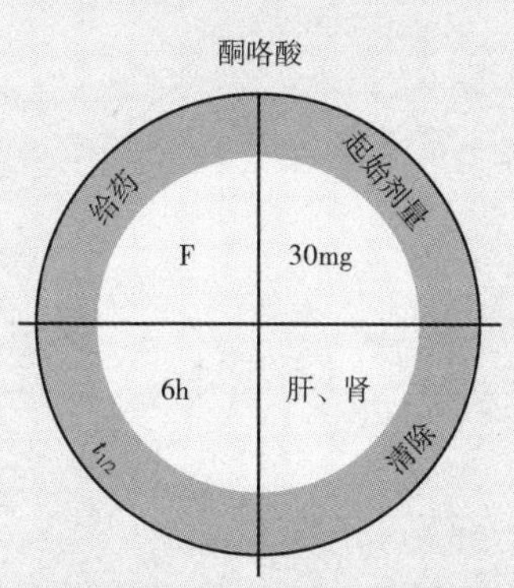

药理学特征

· 镇痛起效快：注射30min（IM或IV）

· 镇静作用较阿片类药物弱

· 非选择性非甾体类抗炎药物（NSAID，同时阻断COX-1、COX-2酶），降低前列腺素前体水平；具有解热、镇痛及抗炎的作用

· 用于术后患者镇痛

· 肾衰竭患者半衰期加倍

剂量与给药

· 单次剂量：30mg，IM，缓慢注射入深层肌肉

· 静脉注射需超过15s

· 体重＜50kg或年龄＞65岁者需调整剂量（单次注射最大剂量15mg，60mg/d）；此类患者不良反应风险增加

监测

· 疼痛反应

· 消化道出血的实验室及临床指征
· 肾功能监测

不良反应

· 肾功能损伤风险；晚期肾病患者禁用
· 由于严重消化道不良事件（出血）发生风险，连续应用不得超过 5d
· 肾功能损害

塞来昔布 PO

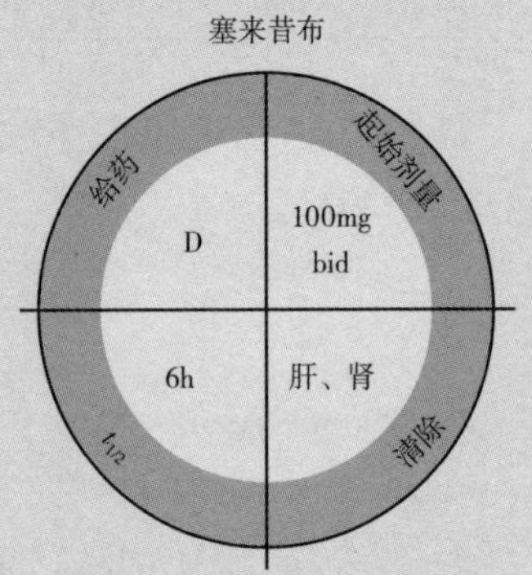

药理学特征

· 选择性 NSAID，COX-2 抑制剂，降低前列腺素前体水平；具有镇痛、抗炎和解热的作用

剂量与给药

· 100~200mg，口服，每日 2 次（bid）
· 肝功能不全者剂量减半

监测

· 疼痛反应
· 消化道出血的实验室及临床指征
· 避免用于严重肾病患者
· 避免用于磺胺类过敏患者

不良反应

- 心血管不良事件风险增加，包括致命性心肌梗死及卒中
- 消化道不良事件风险增加，包括出血、溃疡及穿孔

加巴喷丁 PO

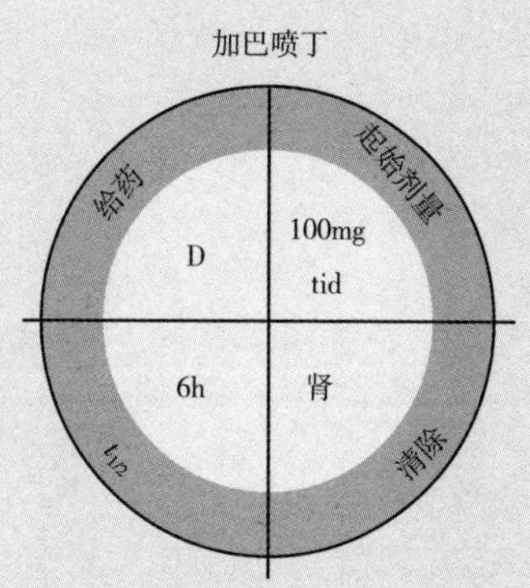

药理学特征

- 结构与 GABA 相关，但不与 GABA-A 或 GABA-B 受体结合。结合中枢神经系统中电压门控钙通道（α-2-δ-1 亚基），调节兴奋性神经递质释放（影响疼痛反应）
- 生物利用度与给药剂量成反比（如，低剂量高吸收）

剂量与给药

- 起始剂量：100mg，每日 3 次（tid），维持剂量：300~1200mg/d，快速滴定（正常肾功者）[17]
- 术后镇痛：300~1200mg，手术前一晚和术前 1~2h（或术后即刻）给药[17]
- 正常肾功者，神经痛：最高 3600mg/d，分次给药（如，1200mg，tid）[17]
- 经肾脏代谢，肾功能不全者需减量

监测

- 应在抗酸剂或其他阳离子药物（如，钙、镁、铁剂）服用至少 2 小时后服用加巴喷丁

· 警觉水平
· 疼痛反应
· 肾脏功能

不良反应

· 头晕
· 共济失调

卡马西平　PO

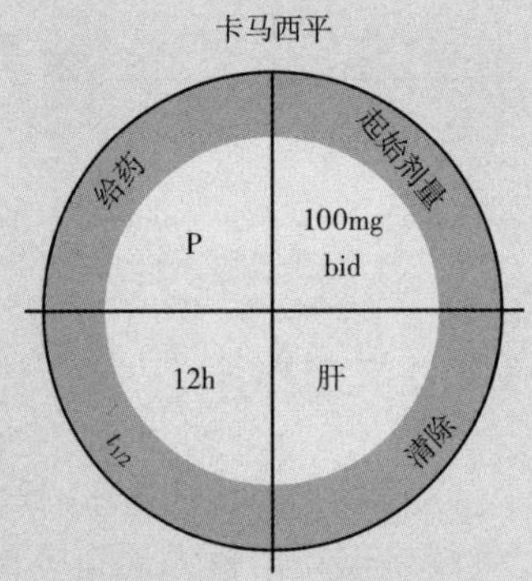

药理学特征

· 具有抗胆碱能、抗神经痛、肌肉松弛及抗抑郁作用
· 与三环类抗抑郁剂化学结构相关，阻断钠离子跨膜，降低神经冲动传递

剂量与给药

· 口服：50~100mg，bid
· 维持剂量：100~200mg，每4~6小时1次；最大剂量：1200mg/d（分次）
· 肾功能不全者需减量；给予正常剂量的75%
· 常与静脉阿片类药物联合使用

监测

· 全血计数
· 肾功能检测

- 肝功能检测
- 血钠水平
- 皮疹

不良反应

- 头晕
- 嗜睡
- 共济失调
- 恶心呕吐
- 低钠血症、抗利尿激素分泌异常综合征（SIADH）
- 粒细胞缺乏（罕见）、贫血
- 肝毒性
- 超敏反应（如，Stevens-Johnson 综合征、中毒性表皮坏死）

氯胺酮 PO

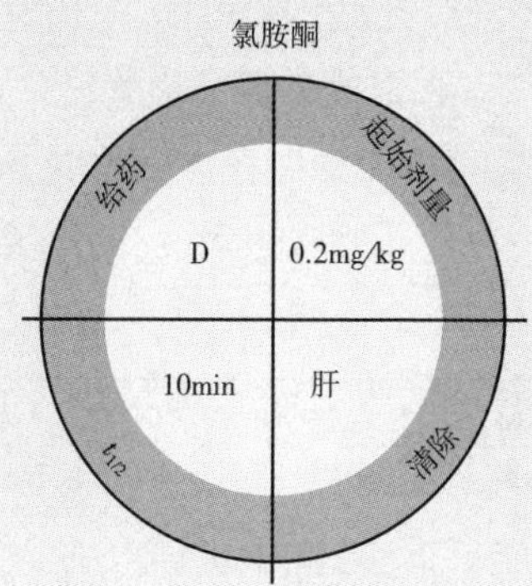

药理学特征

- NMDA 受体拮抗剂，结合阿片受体阻断谷氨酸释放
- 辅助作用，或阿片减省药物
- 与阿片类药物联用，改善阿片类药物耐药、减轻撤药反应，抑制痛觉过敏及神经痛

剂量与给药

- 团注给药：0.2~0.5mg/kg

· 持续输注：0.05~0.4mg/(kg · h)

监测

· 疼痛控制

· 镇静程度

· 心率、血压

不良反应

· 高血压

· 心动过速

· 理论上可增高颅内压

· 停药后的撤药反应

患者自控镇痛

常用于长期、难治性疼痛患者，是镇痛治疗的最后手段，需要患者的配合。设置泵注程序时可能出现错误，而在锁定期结束时出现的过度镇静会导致呼吸抑制。对患者的监测需要注意 5 个方面：①达到稳定剂量至少 4h，②患者疼痛级别应在 4 级及以下（按传统的 1~10 分级），③血氧饱和度＞ 90%，④呼吸频率＞ 10 次 / 秒，⑤镇静程度 RASS 评分为 0/1 分（框表 4.4）

框表 4.4　患者自控镇痛
· 患者应有能力自行给药（按压按钮） · 适用于药物快速滴定 · 口服给药不适合或效果欠佳时应用 · 与传统给药方式相比更能快速起到缓解疼痛的作用 · 通常剂量设定：氢吗啡酮（0.1~0.3mg）设置 10 分钟锁定时间，0.6mg 设置 1 小时锁定时间 · 已观察到家属会在起始时给药，应予以禁止

关键点

1. 疼痛有多种不同的表现形式，需要被识别并治疗。

2. 疼痛在警觉患者可能被低估，应用疼痛量表评估有助于识别。

3. 对乙酰氨基酚和可待因是轻中度疼痛的首选药物。

4. 患者自控镇痛治疗可被用于难治性疼痛，但不推荐用于 NICU。

5. 氯胺酮可作为阿片减省药物[19]。

参考文献

[1] Ferreira-Valente M A, Pais-Ribeiro J L, Jensen M P. Validity of four pain intensity rating scales. Pain, 2011, 152: 2399–2404.

[2] Breivik H, et al. Assessment of pain. Br J Anaesth, 2008, 101: 17–24.

[3] Stites M. Observational pain scales in critically ill adults. Crit Care Nurse, 2013, 33: 68–78.

[4] Berntzen H, Bjork I T, Woien H. “Pain relieved, but still struggling”- critically ill patients’ experiences of pain and other discomforts during analgosedation. J Clin Nurs, 2017, 1-2: e223-e234.

[5] Barr J, et al. Clinical practice guidelines for the management of pain, agitation, and delirium in adult patients in the intensive care unit. Crit Care Med, 2013, 41: 263–306.

[6] Lew H L, et al. Characteristics and treatment of headache after traumatic brain injury: a focused review. Am J Phys Med rehabil, 2006, 85: 619–627.

[7] Petzold A, Girbes A. Pain management in neurocritical care. Neurocrit Care, 2013, 19: 232– 256.

[8] Chanques G, et al. The measurement of pain in intensive care unit: comparison of 5 self-report intensity scales. Pain, 2010, 151: 711– 721.

[9] Erstad B L, et al. Pain management principles in the critically ill. Chest, 2009, 135: 1075–1086.

[10] Gelinas C. Pain assessment in the critically ill adult: Recent evidence and new trends. Intensive Crit Care Nurs, 2016, 34: 1–11.

[11] Gelinas C et al. Validation of the critical- care pain observation tool in adult patients. Am J Crit Care, 2006, 15: 420–427.

[12] Gelinas C, et al. Pain assessment and management in critically ill intubated patients: a retrospective study. Am J Crit Care, 2004, 13: 126–135.

[13] Olsen BF et al. Development of a pain management algorithm for intensive care units. Heart Lung, 2015. 44: 521–527.

[14] Zeiler F A, et al. Analgesia in Neurocritical Care: An International Survey and Practice Audit. Crit Care Med, 2016, 44: 973–980.

[15] Dhakal L P, et al. Headache and Its Approach in Today’s NeuroIntensive Care Unit. Neurocrit Care, 2016. 25: 320–334.

[16] Goddeau R P, Alhazzani A. Headache in stroke: a review. Headache, 2013, 53: 1019–1022.

[17] Chang C Y, et al. Gabapentin in acute postoperative pain management. Biomed Res Int, 2014, 2014: 631756.

[18] Greenberg S, Murphy G S, Avram M J. Postoperative intravenous acetaminophen for craniotomy patients: a randomized controlled trial. World Neurosurg, 2018, 109: e554–e562.

[19] Gottlieb M, Ryan K W, Binkley C. Is Low-Dose Ketamine an Effective Alternative to Opioids for the Treatment of Acute Pain in the Emergency Department? Ann Emerg Med, 2017, Dec 8.

第5章

渗透治疗

高渗溶液可通过渗透作用使液体从组织中进入血液。渗透性液体具有治疗作用，临床上用这些高渗溶液（糖或盐）缓解急性脑水肿所导致的占位效应。

甘露醇及高渗盐水常备于急诊室及ICU，常在患者真实ICP未知的情况下，依据头颅CT结果及患者临床症状使用。这些渗透性药物会改变体液分布，不应随意使用。若进行常规给药，则需密切监测并设定治疗目标。

脑容量常数

脑实质含水量超过75%，绝大多数在细胞内，因此，颅腔内本质上是一个充满液体的空间。液体基本不可压缩，因此一类体液体积的改变（增加或减少）会伴随着另一类体液体积的相应改变（减少或增加）。这种关系被描述为压力－体积双曲线。在曲线拐点之后，即使容量体积小幅增加也可导致颅内压力的显著增大。实际上，颅内容量增加在10%之内是可耐受的，但这取决于脑实质的体积——脑萎缩时耐受性更强，年轻大脑的耐受性较弱（图5.1）。以下两种情况也可减弱脑对新发占位性病变的耐受性：①脑脊液循环障碍（存在梗阻）；②由于高碳酸血症、高热或低氧血症所致持续性脑血管扩张。颅内容积增加最终导致ICP增高。若新发颅内占位引起脑组织移位、压迫丘脑及脑干，损伤相应功能，则可导致昏迷，进而脑干功能丧失。当脑组织体积迅速增加超过20%，将会导致脑组织移位，临床上可观察到瞳孔大小及对光反射的变化。库欣反射（心动过缓、高血压及呼吸节律异常）通常出现在瞳孔固定散大后。

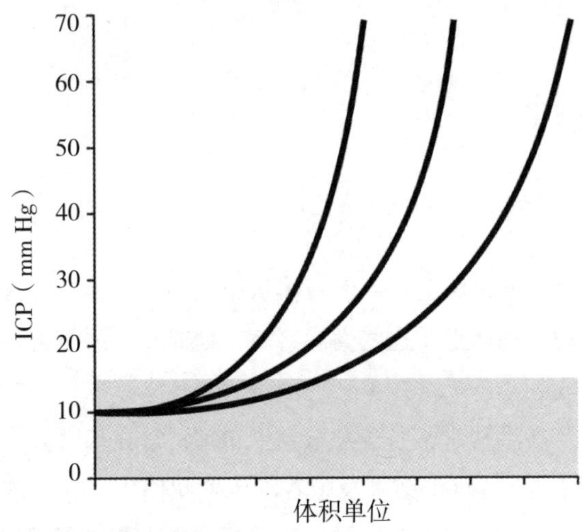

图 5.1 **压力 – 体积曲线。年龄相关的不同曲线：对于青年人，曲线更尖锐、陡峭；对于老年人，曲线上升较缓**

ICP 增加会降低脑灌注压。当 ICP 增加到一定阈值（约 40mmHg 范围），脑灌注压被阻断，全脑缺血。

ICP 增加有以下几种原因（框表 5.1）。应用高渗药物的常见原因见框表 5.2。

框表 5.1　ICP 增高的原因
· 脑水肿 · 有移位的占位性病变 · 急性脑脊液循环梗阻导致的脑积水 · 脑血管扩张（高碳酸血症、低氧血症） · 脑静脉血栓 · 呼吸机抵抗，导致胸膜腔内压增高 · 发热状态或高热 · 癫痫持续状态

框表 5.2　应用渗透性治疗的原因
· 假定 ICP 升高（CT 扫描显示脑肿胀） · 确定 ICP 升高（通过监测） · 新出现的瞳孔固定散大 · 新出现的去皮质状态或去脑状态 · 新发生的意识水平下降，与占位效应、脑组织移位或脑水肿相关

高渗液体

当脑组织肿胀或存在挤压，高渗液体通过使正常脑组织脱水而创造更多的空间。渗透性液体（即高渗溶液）可增加血管内渗透压，从脑组织中吸水，减少或延缓脑组织的移位，并减轻各种原因引起的 ICP 升高 [1–4]。有证据表明，渗透性剂尿剂可使压力 – 容积曲线变平，使大脑对额外的容积产生更强的耐受性 [5]。

最早的时候，肾科医生将高渗溶液作为利尿剂使用 [6–7]，而后神经外科医师将其用在开颅手术中以减少脑组织肿胀。随后甘露醇取代了尿素（毒性更大）在神经外科围手术期广泛应用 [8]。尽管一些 NICU 中高渗盐的应用很常见，但甘露醇（20%）因其性质稳定且无毒性，使用更为普遍。

现今临床应用的制剂包括 20% 及 25% 甘露醇，多种浓度的高渗盐（如，3% NaCl、7.5% NaCl、14.6% NaCl、23.4% NaCl）。这些制剂的渗透压见表 5.1。有少量证据认为，这些制剂在等摩尔剂量使用时的疗效无明显差异——作用机制决定了它们的有效性 [5, 9–14]。

主要机制是生成一种新的血管内渗透压，诱导液体向血管内分布；这需要血脑屏障的完整。另一种机制是渗透制剂增加了血浆容积并降低了血液黏度。这会在脑血管自调节未受损区域引起脑血管收缩，减少脑血流量。甘露醇和高渗盐的关键差别包括，甘露醇降低容量而高渗盐增加容量。甘露醇通过稀释作用降低血钠，而高渗盐使血钠上升，

表 5.1 高渗液体及其渗透压

20%	甘露醇	1100 mOsm/L
25%	甘露醇	1375 mOsm/L
3%	高渗盐	1027 mOsm/L
7.5%	高渗盐	2566 mOsm/L
14.6%	高渗盐	5370 mOsm/L
23.4%	高渗盐	8008 mOsm/L

但同时血钠可被大量涌入的水所稀释。甘露醇的利尿作用较强，而高渗盐利尿作用不明显[15-16]。

血脑屏障渗透梯度可以进行如下估算：

渗透压间隙 = 计算的渗透压 − 测量的渗透压

血浆渗透压公式为：

渗透压 = 2Na + 血糖 /18 + 血尿素氮 /2.8

制造 10mOsm 的急性渗透梯度是最有效的，因此该公式被用于计算甘露醇团注剂量。若存在临床指征，但渗透压间隙小于 10 或血浆渗透压小于 320mOsm 时，则需要额外剂量的甘露醇。

在紧急情况下，临床上可给予甘露醇持续输注，直到血钠水平在 145~150mmol/L，或血浆渗透压达到 320mOsm/kg[17]。高渗盐治疗的目标血钠与甘露醇基本一致，不能超过 160mmol/L。两种高渗溶液均快速起效（1h 内），作用持续 2~6h。临床上也会改用 1.5% NaCl 持续输注，同时密切监测血钠水平。当需要延长治疗时间时（如，进展性大面积缺血所致细胞毒性脑水肿），无论甘露醇或高渗盐都是常用药物。

渗透制剂通过外周（甘露醇）或中心（高渗盐）静脉给药。如无静脉通道，可在超声引导下紧急通过骨间通路或股静脉通道给药。

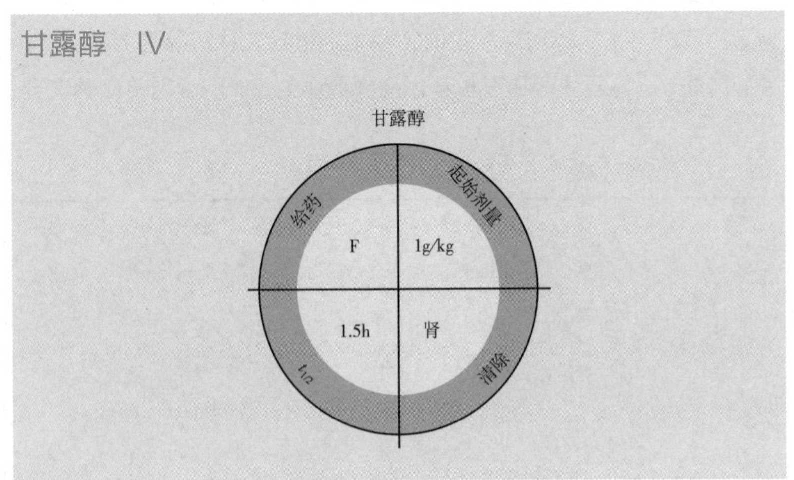

药理学特征

· 在脑血管自调节能力完好的情况下，容量增加引起脑血管收缩，降低脑血容量和 ICP
· 强渗透性利尿（及排水利尿）作用，利尿作用可达输注容积的 5 倍（图 5.2）

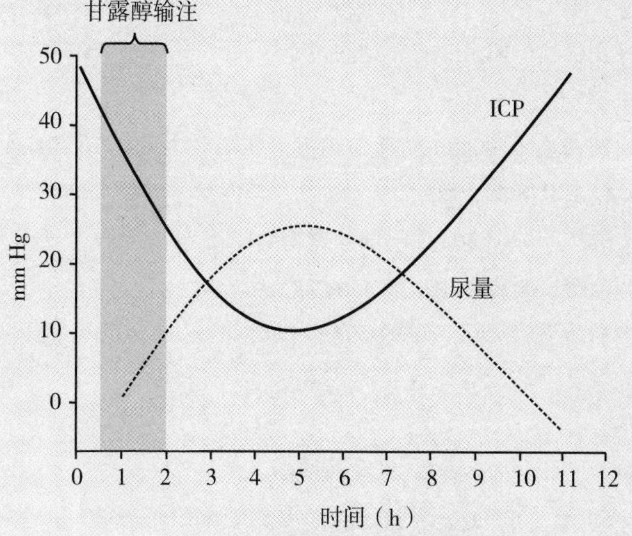

图 5.2 **甘露醇对 ICP 及尿量的作用**

· ICP 越高，降 ICP 效果越显著
· ICP 下降与给药剂量成正比
· 其反射系数近乎完美，虽然部分药物可能会透过血脑屏障，但一般认为无通透性
· 给予负荷剂量后以每分钟 1% 的速度经肾排泄，几乎不在体内代谢
· 持续时间：1~4h，受肾小球滤过率影响
· 给药后 15~30min ICP 下降

剂量与给药

· 0.5~1g/kg，IV（最大剂量 2g/kg）

- 剂量＜ 0.5g/kg 不能起效；剂量＞ 2g/kg 可能导致肾衰竭
- 输注时间 15~30min（应用过滤器）
- 每 4~6 小时给药一次
- 甘露醇溶液可能产生结晶，加热可使其快速溶解
- 甘露醇不能在输血时输注

监测

- 肾功指数（肌酐、肾小球滤过率）
- 电解质及水平衡
- 快速输注（30min）可使血清渗透压迅速上升达 20mOsm/kg，并使 ICP 降低 30%~60%
- 渗透压间隙＜ 10mOsm/kg，重复给药
- 当渗透压间隙≥ 10~20mOsm/kg，暂停给药
- 当血清渗透压达 320mOsm/kg，暂停给药
- 如忽然停药，可导致 ICP 反跳

不良反应

- 输注时间＜ 15min，导致低血压
- 高渗透压间隙时常有肾功能损害（“渗透性肾病”）
- 肾功能损害可能与高剂量应用时甘露醇诱导的血管收缩有关
- 透析可逆转肾功能损害
- 低氯血症
- 高钠血症（大量游离水丢失所致）
- 低钠血症（高剂量时）
- 低磷血症（高剂量时）
- 高钾血症（高剂量时）
- 充血性心衰伴肺水肿
- 组织液外渗

高渗盐水　IV

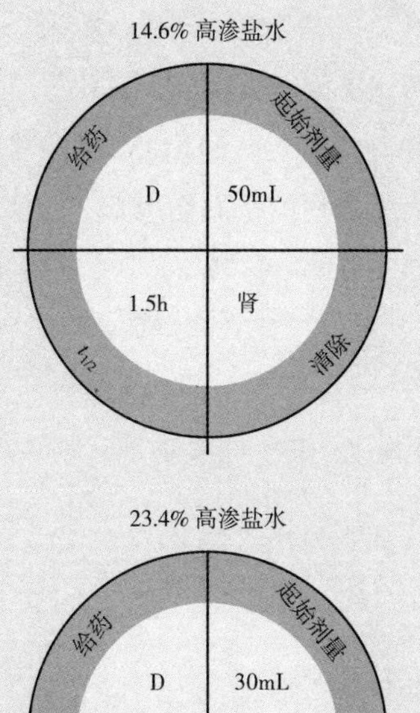

药理学特征

- 含不同浓度钠盐的多种剂型
- 容量扩张剂，无利尿作用
- 在脑血管自调节完好时，容量扩张导致脑血管收缩，降低脑血容量及 ICP
- 在降低 ICP 方面至少与甘露醇等效，并具有以下优势
  - 可增加脑灌注压
  - 降低白细胞黏附 [18]
  - 减少细胞外谷氨酸浓度 [19]
  - 改善脑组织氧张力
  - 与甘露醇相比，由于其完美的反射系数，无须担心透过血脑

屏障

剂量与给药

- 与持续输注相比更推荐团注给药（超过 15min 缓慢静脉输注）
- 常用浓度：14.6%NaCl 或 23.4%NaCl *
- 更适用于伴有低血压的多发伤患者
- 若血钠水平维持在 145~155mmol/L，3%NaCl 输注可能有效
- ICP“反跳”（该作用比甘露醇弱）

监测

- 支气管痉挛（短效 β 受体激动剂有效）
- 血氯、电解质
- 肾功指数

不良反应

- 快速团注给药导致低血压
- 肾功能损害（肾小管中的氯离子激活管 – 球反馈，导致入球小动脉血管收缩），限氯的高渗盐水可减少肾损害
- 反复给药可导致高氯血症、酸中毒（当 Cl^- ＞ 110mmol/L 时，改输注等摩尔的乙酸钠）
- 低钾血症（短暂性）
- 心衰（有既往史者更重）和肺水肿
- 显著且持续的高钠血症
- 与团注相比，高浓度（＞ 3%NaCl）持续输注更易导致输液性静脉炎
- 液体外渗
- 尚无渗透性脱髓鞘的证据，但营养不良的酗酒者相关风险可能增加

* 译者注：我国常用 3% 及 10%NaCl。

渗透制剂的临床应用

渗透性治疗应被看作是综合性降颅压治疗的组成部分。因此，需保证患者头位抬高 30° 、避免颈静脉阻塞。应保证良好的氧合状态（$SPO_2 > 97\%$），$PaCO_2$ 应在正常范围或正常低限。机械通气模式对 ICP 无显著影响。高水平的呼气末正压（PEEP，15~20 cmH_2O）不会显著影响颅内静脉回流。急性呼吸窘迫综合征患者，肺顺应性下降（这是需要高 PEEP 的典型情况）并不会影响 ICP，但 PEEP 可能导致动脉扩张而影响系统动脉压。

首先启动过度通气，降低 $PaCO_2$ 至 30~35mmHg。急性过度通气导致脑脊液迅速碱化，脑血管收缩，降低脑血容量。

其次应考虑体温控制。核心温度应降至 37℃，必要时应用降温设施。

急诊室及 ICU 中最常见的治疗是首先应用甘露醇，因其给药便利。20% 甘露醇给药剂量应至少达到 1g/kg，并及时评估用药效果。起始剂量不应达到 2g/kg，这可能导致非常剧烈且严重的利尿作用。

常规的 ICP 控制目标应低于 15mmHg。但对于临床病情急剧恶化的患者，设置更低的 ICP 目标（< 10mmHg）可能更为合适。在大多数情况，ICP 具体数值无法获得，临床医师常根据临床症状体征及 CT 结果辅助判断。一旦使用渗透性溶液，瞳孔大小和光反射状态往往会随之改善，也可能改善半球体征，如失语、偏瘫等。一旦治疗效果明确，可以重复使用甘露醇，但可能仍需其他措施来控制 ICP（如，神经外科手术干预）。

单次甘露醇团注后，可经常反复给予低剂量甘露醇（每 4 小时给药一次，0.25~0.5g/kg）。若利尿作用明显，可改用 1.5% NaCl 维持给药，起始剂量 60mL/h。应密切监测血浆渗透压及血钠水平，同时关注甘露醇相关肾损害风险——既往被称为“渗透性肾病”，这可能由于肾动脉收缩所致。在既往肾功正常和未应用其他肾毒性药物的患者中发生甘露醇相关肾损害的风险较低。

高渗盐何时启用尚无定论，临床实践的差别很大。中心静脉管路给药限制了高渗盐的应用。为了安全管理，仅允许通过微量泵或经培训人员缓慢经大血管给药。14.6% NaCl 50mL 或 23.4% NaCl 30mL，通常每 4 小时重复给药一次，可有效降低 ICP。用药期间血钠目标为 150~155mmol/L。持续输注 1.5% 高渗盐（而非重复团注）被认为是团注给药的替代方法，但其渗透作用不足。3% NaCl 输注可能降低 ICP，但对于高危患者可能导致液体潴留及肺水肿。理论上，高渗盐在治疗伴有低血容量的创伤性脑损伤且 ICP 增高的患者时，较甘露醇更有优势。研究发现，创伤性脑损伤伴多发伤患者进行液体复苏时，高渗盐较等渗液体更有效。

渗透制剂的等摩尔剂量总结在表 5.2 中，可以看到，200mL 20% 甘露醇与 30mL 23.4% NaCl 等效。

表 5.2　渗透制剂的等摩尔剂量

23.4%	高渗盐	30 mL
14.6%	高渗盐	50 mL
7.5%	高渗盐	100 mL
3%	高渗盐	250 mL
20%	甘露醇	225 mL
25%	甘露醇	175 mL

一些情况下，充分镇静治疗即可达到 ICP 控制的目的（第 2 章），但代价是可能导致神经科查体体征变化的缺失。通常采用丙泊酚静脉输注，而非团注给药，以避免发生低血压。丙泊酚维持剂量一般是 5~50μg/(kg · min)，即 0.3~3mg/(kg · h)，以达到充分镇静效果。应避免同时给予镇痛治疗（如静脉输注芬太尼）。需要镇静治疗控制高颅压的患者，绝大多数存在意识障碍，他们对疼痛的敏感度下降。静脉给予阿片类药物可能导致神经科查体困难，甚至升高 ICP。然而，短暂性 ICP 升高可能伴随血压降低，这可能由于系统性低血压引起的脑血管阻力自调节下降所致。芬太尼静脉给药仅用于患者存在呼吸机抵抗、

明显呼吸急促或机械通气不同步时（见第 2 章镇痛镇静治疗）。

一旦 ICP 得到控制，相关因素被去除，渗透治疗应逐渐减量，2~3d 后停药。罕有临床医师使用巴比妥类药物，因其半衰期长（有些情况下半衰期可长达 2d）并具有明显的心肌抑制作用（可能导致低血压而增加血管活性药物的用量）。难治性 ICP 升高需外科手术（去骨瓣减压术或占位清除术）治疗。

关键点

1. 甘露醇是强效利尿剂。
2. 高渗盐水是容量扩张剂。
3. 为控制 ICP 需重复给药。
4. 需监测血钠水平或血浆渗透压。
5. 渗透性治疗需与其他措施共同作用方能起效。

参考文献

[1] Diringer M N. New trends in hyperosmolar therapy? Curr Opin Crit Care, 2013, 19: 77–82.
[2] Li M, et al. Comparison of equimolar doses of mannitol and hypertonic saline for the treatment of elevated intracranial pressure after traumatic brain injury: a systematic review and meta-analysis. Medicine, 2015. 94: e736.
[3] Czosnyka M, Pickard J D, Steiner L A. Principles of intracranial pressure monitoring and treatment. Handb Clin Neurol, 2017, 140: 67–89.
[4] Todd M M. Hyperosmolar therapy and the brain: a hundred years of hard-earned lessons. Anesthesiology, 2013, 118: 777–779.
[5] Francony G, et al. Equimolar doses of mannitol and hypertonic saline in the treatment of increased intracranial pressure. Crit Care Med, 2008, 36: 795–800.
[6] Wise B L, Chater N. Effect of mannitol on cerebrospinal fluid pressure. The actions of hypertonic mannitol solutions and of urea compared. Arch Neurol, 1961, 4: 200–202.
[7] Wise B L, Chater N. Use of hypertonic mannitol solutions to lower cerebrospinal fluid pressure and decrease brain bulk in man. Surg Forum, 1961, 12: 398– 399.
[8] Langfitt T W. Possible mechanisms of action of hypertonic urea in reducing intra-cranial pressure. Neurology, 1961, 11: 196–209.
[9] Battison C, et al. Randomized, controlled trial on the effect of a 20% mannitol solution and a 7.5% saline/ 6% dextran solution on increased intracranial pressure after brain injury. Crit Care Med, 2005, 33: 196–202.

[10] Burgess S, et al. A systematic review of randomized controlled trials comparing hypertonic sodium solutions and mannitol for traumatic brain injury: implications for emergency department management. Ann Pharmacother, 2016, 50: 291–300.

[11] Cottenceau V, et al. Comparison of effects of equiosmolar doses of mannitol and hypertonic saline on cerebral blood flow and metabolism in traumatic brain injury. J Neurotrauma, 2011, 28: 2003–2012.

[12] Carter C, Human T. Efficacy, safety, and timing of 5% sodium chloride compared with 23.4% sodium chloride for osmotic therapy. Ann Pharmacother, 2017, 51: 625–629.

[13] Jagannatha A T, et al. An equiosmolar study on early intracranial physiology and long-term outcome in severe traumatic brain injury comparing mannitol and hypertonic saline. J Clin Neurosci, 2016, 27: 68–73.

[14] Witherspoon B, Ashby N E. The use of mannitol and hypertonic saline therapies in patients with elevated intracranial pressure: a review of the evidence. Nurs Clin North Am, 2017, 52: 249–260.

[15] Thenuwara K, Todd M M, Brian Jr J E. Effect of mannitol and furosemide on plasma osmolality and brain water. Anesthesiology, 2002, 96: 416–421.

[16] Todd M M, Cutkomp J, Brian J E. Influence of mannitol and furosemide, alone and in combination, on brain water content after fluid percussion injury. Anesthesiology, 2006, 105: 1176–1181.

[17] Ropper A H. Hyperosmolar therapy for raised intracranial pressure. N engl J Med, 2012, 367: 746–752.

[18] Boone M D, et al. Mannitol or hypertonic saline in the setting of traumatic brain injury: What have we learned? Surg Neurol Int, 2015, 6: 177.

[19] Shackford S R, Schmoker J D, Zhuang J. The effect of hypertonic resuscitation on pial arteriolar tone after brain injury and shock. J Trauma, 1994, 37: 899–908.

第6章

抗癫痫治疗

典型的癫痫发作具有自限性，很少会立即复发，因此大多数情况下无须紧急治疗。但若复发，或者存在明显的诱发因素如急性脑损伤[1-2]，情况则有所不同。本章节将讨论急性癫痫发作管理中抗癫痫药物（antiepileptic drugs，AEDs）的应用，这里不涉及各类癫痫综合征的门诊管理用药（本系列丛书中临床医师AEDs手册已经出版[3]）。

癫痫持续状态可以看作是一次接着一次的发作——可以表现为显性或隐性、局灶性或全面性、惊厥性或非惊厥性。惊厥性癫痫持续状态的治疗面临着一系列严峻挑战，包括诊断的延迟、AEDs给药剂量的不足、尚无明确的共识推荐如何更好地在发作持续过程中增加静脉AEDs[4-6]。

ICU中的癫痫发作

在NICU中，导致反复癫痫发作的原因包括脑肿瘤或转移瘤、脑膜炎或脑炎、急性硬膜下血肿或创伤性脑损伤以及急性卒中（风险较低）。药物中毒或酒精戒断也是癫痫发作的一类重要因素（第18章）。AEDs突然停药常导致癫痫发作，这种情况下再次服用原有药物常不能有效控制发作。此外，在没有新发的结构性损害的情况下，需要鉴别癫痫发作的潜在原因，是由于达到毒性剂量的特定药物所引起，还是由于患者本身具有易感性（表6.1），抑或是急性可逆的代谢紊乱所致（如严重低钠血症、低血糖）。

表 6.1　药物相关的癫痫发作

药物	诱发发作的条件
三环类抗抑郁剂	毒性剂量
锂剂	毒性剂量
抗胆碱能药物	毒性剂量
碳青霉烯类	肾功能不全
头孢菌素类（四代最高发）	肾功能不全，毒性剂量
曲马朵	高危患者
氯氮平	高危患者
安非他酮	高危患者
文拉法辛、选择性 5- 羟色胺再摄取抑制剂（SSRIs）、单胺氧化酶（MAO）抑制剂	高危患者
吩噻嗪	高危患者
喹诺酮类抗生素	高危患者
免疫抑制剂	增加剂量

治疗方案

AED 的选择取决于药物的药理学特性、患者的既往病史、特定的终末器官功能及发作类型。持续脑电图（electroencephalogram，EEG）监测是评估疗效的重要手段，NICU 内必须配备。临床上 NICU 多数患者单次癫痫发作(局灶性或全面性)后可给予左乙拉西坦 1000mg 首剂，750mg，每日 2 次维持剂量；肾功能不全者需调整剂量。对于高危患者（如，创伤性脑损伤、脑肿瘤），常用左乙拉西坦预防癫痫发作，500~750mg，每日 2 次，无须负荷剂量。

癫痫持续状态患者的治疗更为紧急且不同。大多数情况下，静脉给予足量的苯二氮䓬类药物和一线抗惊厥药物，癫痫持续状态可被终止。

迄今，尚未见大型头对头院内临床研究结果指导抗癫痫持续状态治疗。有研究比较了磷苯妥英、丙戊酸和左乙拉西坦负荷剂量对苯二氮䓬类耐药癫痫持续状态的疗效，一定程度上弥补了二线治疗用药缺乏证据的问题。

现在已有一个癫痫持续状态诊疗专家共识指导临床治疗。临床上常将劳拉西泮与磷苯妥英、丙戊酸或左乙拉西坦联用。一些患者在转运至急诊室前可能已经接受了咪达唑仑肌注或喷鼻，或地西泮纳肛，这些治疗可终止部分患者的发作。

图 6.1 展示了按时间线执行的用药方案，若患者对药物反应不佳，则须迅速转用下一种药物。癫痫持续状态应在起病 1h 内控制，延迟控制可能导致早期神经元损伤以及发作的持续，使得后续治疗更加困难。难治性癫痫持续状态是由于药物耐受及 GABA 受体敏感性变化所致，从而导致苯二氮䓬类及其他一线 AEDs 无法起效。极端情况下，会发展为超级难治性癫痫持续状态，其被定义为启动麻醉治疗后 24h 或更长时间癫痫持续状态仍持续或复发。难治性癫痫持续状态患者不良预后比例可高达 60%。根据文献报道及我中心经验[7-8]，一旦启动静脉麻醉剂治疗，即可诊断为难治性全面性癫痫持续状态。

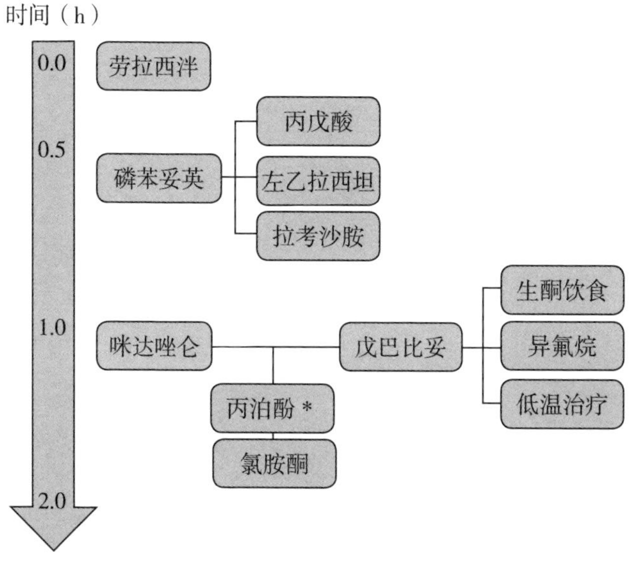

图 6.1　**癫痫持续状态的治疗流程。首选第一个框中的药物，可同时联用其他框中的 AEDs。时间线显示启动治疗控制发作的时间。**＊丙泊酚长时程大剂量输注需谨慎考虑

此时应行气管插管以保护气道，并进行连续 EEG 监测。麻醉剂中，静脉用咪达唑仑具有相对有利的药理学特性，可作为首选。咪达唑仑静脉输注可有效终止癫痫持续状态，但需大剂量。治疗过程中可快速滴定提高输注速率，直至终止发作；在大多数难治性病例中，给药剂量高达 3mg/(kg・h)。

在治疗难治性癫痫持续状态时，常规按治疗流程进行决策，但药物优先级在不断变化[9-12]。我们的方法仍是先给予咪达唑仑静脉注射，必要时联合静脉氯胺酮，然后再给予戊巴比妥输注（框表 6.1）。在数位患者出现丙泊酚输注综合征后，我中心已很少用丙泊酚进行治疗；但由于咪达唑仑及氯胺酮备药需要一些时间，我们认为低剂量丙泊酚可考虑用于上述药物的过渡治疗。

框表 6.1　癫痫持续状态的分步治疗
· 足剂量劳拉西泮，IV · 负荷剂量（磷）苯妥英，IV · 添加左乙拉西坦，IV；或丙戊酸，IV · 插管下给予咪达唑仑，IV · 咪达唑仑联合氯胺酮，IV · 戊巴比妥，IV · 考虑联用口服拉考沙胺、非尔氨酯、托吡酯

ICU 中常用的抗癫痫药物

劳拉西泮　IV

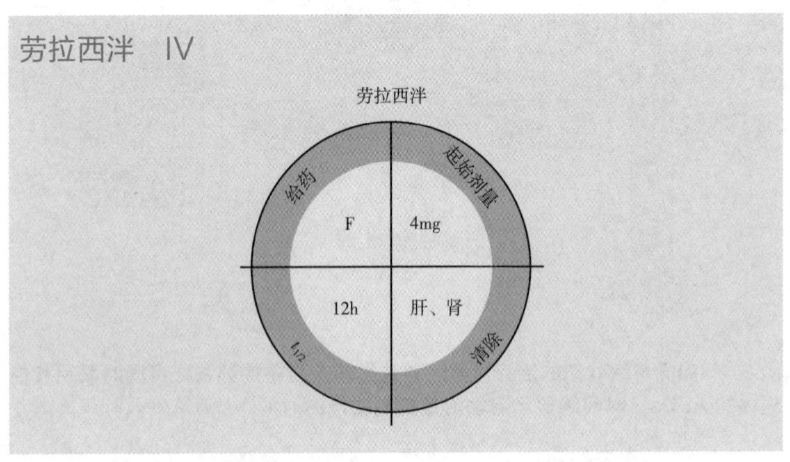

药理学特征

- 直接结合 GABA-A 苯二氮䓬类受体复合物
- 10min 起效，2h 达峰值
- 蛋白结合率 85%~90%，高龄患者血中游离药物比例增高
- 高亲脂性，在脑脊液中停留时间长（6~8h）
- 较其他苯二氮䓬类药物作用持续时间更长

剂量与给药

- 4mg，IV，按 2mg/min 速率注射
- 0.05mg/kg，IV，重复给药
- 最大总剂量：8mg
- 用等量生理盐水稀释后静脉注射

监测

- 癫痫发作情况
- 呼吸节律及气道开放情况

不良反应

- 低血压（快速静脉注射时）
- 溶剂中含丙二醇，高剂量可导致代谢性酸中毒、肾功能损害、及渗透压间隙改变
- 镇静、呼吸抑制

咪达唑仑　IV

咪达唑仑（癫痫持续状态）

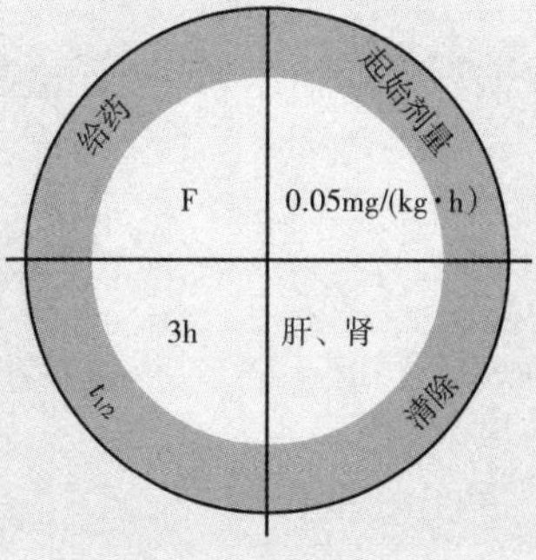

给药	起始剂量
F	0.05mg/(kg·h)
3h	肝、肾
$t_{1/2}$	清除

药理学特征

- 与突触后膜 GABA-A 受体结合
- 起效：IV，3~5min 起效；IM，约 15min 起效
- 达峰时间：30~60min。IV 时持续时间＜ 2h，IM 可达 6h
- 作用持续时间较劳拉西泮更短（再分布速度快、低脂溶性）

剂量与给药

- 院前给药：咪达唑仑 10mg，IM
- 0.2mg/kg（IV），团注（最大剂量 10mg），后按 0.05mg/(kg·h) 静脉持续输注，逐渐加量滴定至无临床或 EEG 发作
- 给药剂量可高达 3mg/(kg·h)
- EEG 控制下维持剂量输注 24~48h，再进行减量

监测

- 连续 EEG 监测显示爆发抑制，且无短暂发作期节律性发放（brief ictal rhythmic discharges，BIRDS）
- 肾功能不全者无须调整剂量，但此时药物蓄积及不良反应风险增加，引起镇静时间延长、低血压
- 肝功能障碍者慎用

不良反应

- 长期给药可导致 GABA-A 受体敏感性下降，引起快速耐药
- 低血压
- 低通气
- 肝肾功能异常患者镇静作用延长

磷苯妥英　IV

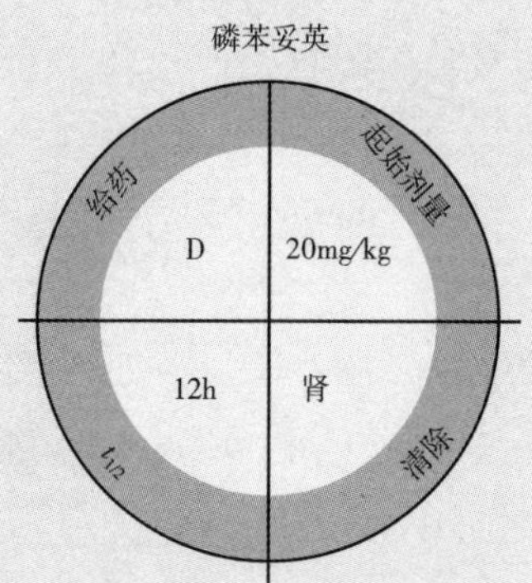

药理学特征

- 在美国，磷苯妥英已很大程度上取代了苯妥英，但在其他地区并没有
- 磷苯妥英是苯妥英的前体，在体内通过血浆酯酶作用转化为活性物质
- 增加钠离子内流及外流，稳定神经细胞膜
- 蛋白结合率 95%~99%（在营养不良、孕妇、高龄及肝肾功能障碍患者中游离药物浓度更高）
- 苯妥英口服给药具有非线性药代动力学特征
- 具有心律失常风险，应避免与三环类抗抑郁药同服（毒性增加）
- 束支传导阻滞患者慎用（Ib 类抗心律失常药物）
- 达峰时间：15min

剂量与给药

- 18~20mg 苯妥英当量（PE）/kg，IV
- 静推速度上限 150mg PE/min（快速推注可能增加心律失常、低血压风险）
- 苯妥英的给药剂量相同，但推注速度应减慢 3 倍（如，50mg PE/min）

- 既往服用苯妥英者，负荷剂量（mg/kg）= 0.8× 体重 ×（期望血清浓度 – 当前血清浓度）
- 维持剂量：5~6mg/(kg · d)（IV 或口服）
- 静脉给药前，需将 50mg/mL 的制剂（IM 用）用生理盐水 1 : 1 稀释（25mg/mL）
- IM 给药无须稀释
- 肾功不全者无须调整剂量，但需密切监测游离药物浓度

监测

- 用药 5d 后监测血药浓度：治疗剂量范围 10~20μg/mL（游离药物 1~2μg/mL）
- 对于绝大多数患者，该血清浓度水平疗效确切
- 对于低蛋白血症、同服高蛋白结合率药物导致药物间相互作用、肝病及妊娠期患者，需监测游离药物浓度
- 连续治疗 10~14d 达到稳态

不良反应

- 药疹
- 心动过缓、低血压（与给药速度相关，需 EKG 监测）
- 眼震、共济失调
- 嗜酸性粒细胞增多药物反应综合征（DRESS）
- 静脉给药导致“紫手套（Purple glove）”综合征（注射部位水肿、变色、疼痛）
- 罕见，肝功能异常（$< 1\%$）

左乙拉西坦　IV

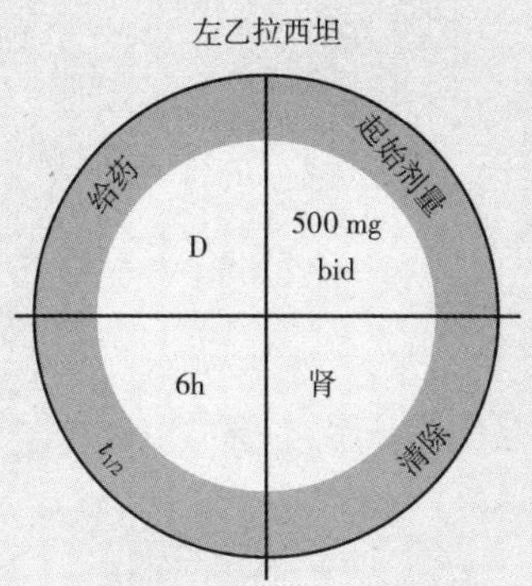

药理学特征

- 作用机制不明，可能与 SV2A 受体结合而起效
- 快速吸收，60min 达峰浓度

剂量与给药

- 负荷剂量 IV 推注超过 5min，或泵注超过 15min
- 常规负荷剂量为 1000~3000mg，无须调整剂量；最大负荷剂量 4500mg 或 60mg/kg
- 维持剂量：750mg，bid（IV 或口服）；最大剂量 1500mg，bid
- 当 CrCl 异常时需调整剂量
  - CrCl < 30mL/min：250~500mg，bid
  - CrCl 30~50mL/min：250~750mg，bid
  - 血液透析：500~1000mg，qd
  - 持续肾脏替代治疗（Continuous renal replacement therapy，CRRT）：250~750mg，bid
  - 间断透析后需补充给药 250~500mg

监测

- 与其他 AEDs 无相互作用
- 肝功异常患者无须调整剂量

· 无需心电监护
· 肾功能监测

不良反应

· 精神症状（激越、易激惹、抑郁、心境改变、敌意、偏执）
· 急性肾功能损害

丙戊酸 IV

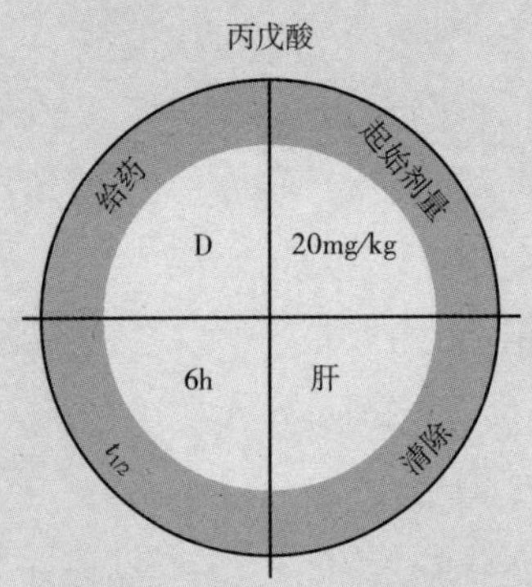

药理学特征

· 增加神经元对 GABA 的摄取，增加 GABA 活性
· 肾功不全者无须调整剂量，但由于蛋白质结合减少导致更高的游离药物水平
· 妊娠期女性禁用，除非无替代用药
· 不得用于肝病患者
· 不得用于线粒体病患者

剂量与给药

· 负荷剂量：20~30mg/kg，IV
· 10min 后可追加 20mg/kg
· 最大剂量：60mg/(kg · d)，分 4 次给药
· 给药速率：5~10mg/(kg · min) 团注，或不超过 20mg/min 泵注

监测

- 肝功能监测
- 血药浓度：50~100μg/mL，游离药物浓度：5~15μg/mL
- 外科手术前监测 aPTT、PT（临床相关性尚不清楚）
- 无须心电监护

不良反应

- 高氨血症
- 肝炎（2 岁以下儿童高危）
- 胰腺炎
- 血小板减少（轻度）
- 白细胞减少，中性粒细胞减少（罕见）
- DRESS（罕见）

氯胺酮 IV

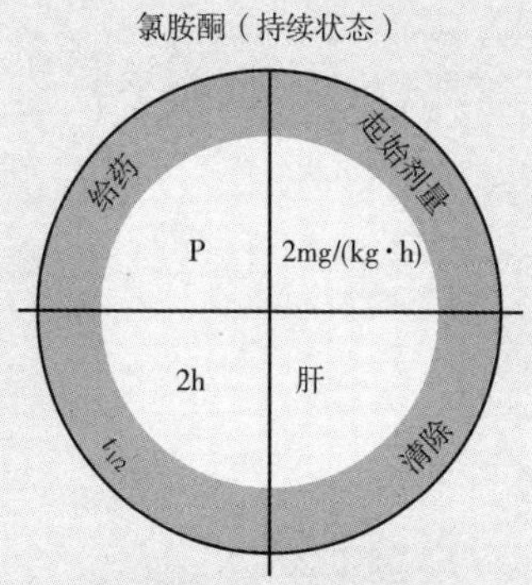

药理学特征

- 谷氨酸能 NMDA 拮抗剂，与中枢神经系统及脊髓中的阿片受体相关；与去甲肾上腺素、组胺、毒覃碱胆碱受体有相互作用[16]
- 立即起效

· 常在多种 AEDs 治疗后用于难治性癫痫持续状态的治疗，但一些临床实践中会提早应用

剂量与给药

· 团注给药：1~2mg/kg（最大剂量 5mg/kg）

· 泵注：2~10mg/(kg · h)

监测

· 心功能（初始给药可能引起高血压、心动过速）。心力衰竭者慎用（增加心肌氧耗）

· EEG、发作情况

不良反应

· 呼吸抑制

· 高血压

· 有致颅内压增高的报道（证据弱）

· 急性反应（如，生动梦境、幻觉、谵妄）：＞16 岁、女性或输注速度过快者高发。预先给予苯二氮䓬类药物可减少该反应。可能发生在团注时及持续输注后，与剂量无关。

· 唾液分泌过多（阿托品或东莨菪碱预防给药）

· 肌张力增高——需与癫痫发作鉴别

丙泊酚 IV

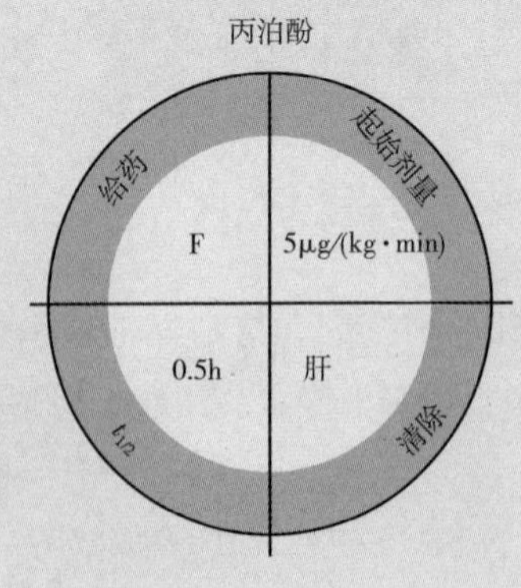

药理学特征

- 全身麻醉剂，潜在的 GABA 激动剂及 NMDA 拮抗剂，导致中枢神经系统全面抑制
- 起效：数秒（高亲脂性）
- 持续时间：单次注射后 3~10min
- 持续输注时半衰期延长

剂量与给药

- 团注：1~2mg/kg
- 泵注：5~200μg/(kg · min)
- 避免大剂量＞ 80μg/(kg · min) 或＞ 5mg（kg · h），持续＞ 48h 给药
- 肝肾功能不全者无须调整剂量

监测

- EEG，减量前需要达到爆发抑制
- EKG，QTc 间期可能延长
- 动脉血气（代谢性酸中毒）
- 血钾（可能升高）
- 肌酸激酶（可能升高）
- 甘油三酯（可能升高，但预测性不强）

不良反应

- 低血压
- 心动过缓
- 丙泊酚输注综合征——表现为急性代谢性酸中毒、心血管损害。持续数天高剂量给药时高发，但确切阈值尚不确定
- 低通气、呼吸暂停
- 高甘油三酯血症（10% 脂肪乳剂）

戊巴比妥 IV

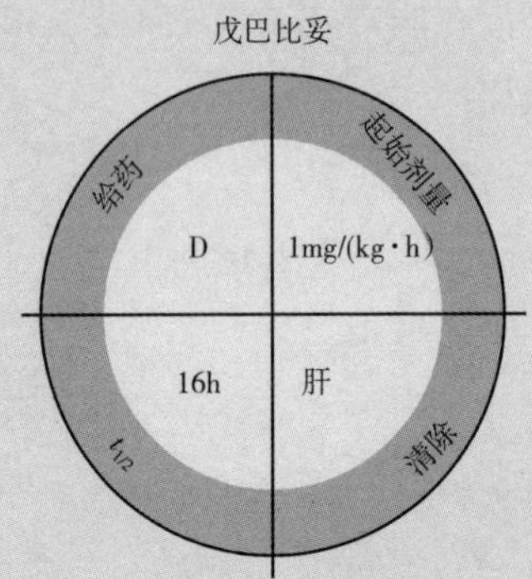

药理学特征

- 巴比妥类药物具有镇静、催眠及抗惊厥作用
- 具有 GABA 样作用
- 起效：立即，3~5min
- 持续时间：团注后 15~45min
- 高剂量应用半衰期延长

剂量与给药

- 团注：5~15mg/kg 超过 10min 推注（最大速率 50mg/min）
- 持续泵注：1~5mg/(kg · h) 逐渐滴定至 EEG 爆发抑制
- 必要时可追加团注 5~10mg/kg

监测

- 肝功能
- 药物相互作用（强效 CYP P450 酶诱导剂）
- EEG，药物减量前需维持爆发抑制 48h
- 血药浓度对监测癫痫发作没有帮助（1~5μg/mL 诱导镇静，30~40μg/mL 诱导昏迷）

不良反应

- 低血压，需血管活性药物
- 呼吸抑制

- 心肌抑制
- 感染
- 麻痹性肠梗阻
- 丙二醇毒性（如，高渗透压、乳酸酸中毒、呼吸抑制、癫痫发作）
- 外渗风险（高碱性）
- 皮肤破损
- 舌肿胀

拉考沙胺 IV

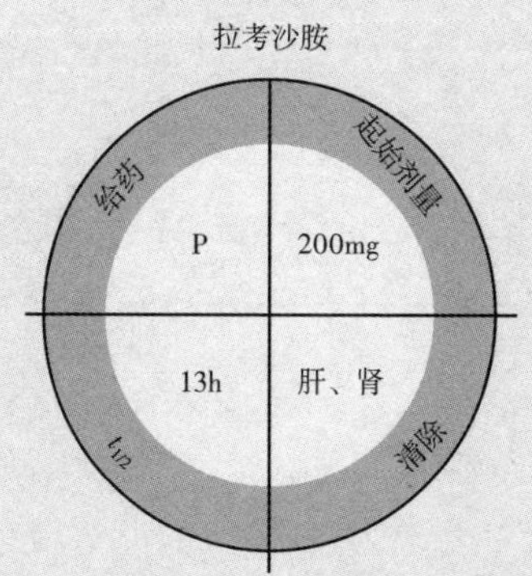

药理学特征

- 确切作用机制尚不清楚。通过激活慢钠通道稳定兴奋性神经元细胞膜。作为信号转导通路的一部分与 CRMP-2 结合[17]
- 避免用于严重肝损患者。轻－中度肝损害者用药需调整剂量
- 制剂中可能含有苯丙氨酸或丙二醇

剂量与给药

- 负荷剂量 200~400mg，IV，后以 200~600mg/d，IV/PO 维持
- 推荐静脉泵入需超过 15min，但也可静脉推注
- 肾功能障碍者需调整剂量
  - CrCl ＜ 30mL/min：最大剂量 300mg/d
  - 透析 4h 后需给予补充剂量（50% 的维持量）

监测

- 基线 EKG
- 全血细胞计数及分类

不良反应

- PR 间期增加（具有剂量依赖性）
- Ⅰ度房室传导阻滞
- DRESS

托吡酯　PO

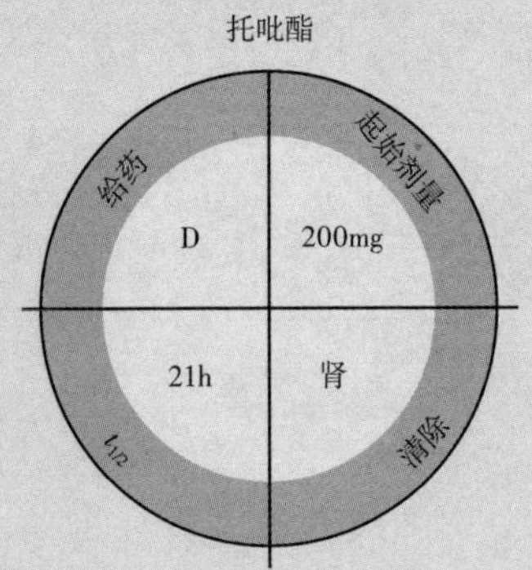

药理学特征

- 作用机制为阻断钠通道活性，增强 GABA-A 受体活性，拮抗 AMPA/ 谷氨酸受体，抑制碳酸酐酶
- 难治性癫痫持续状态的超说明书用药

剂量与给药

- 负荷剂量：200~400mg，PO，在美国无静脉剂型
- 维持剂量：300~1600mg/d 分次给药
- 接受透析患者需额外补充剂量

监测

- 治疗血药浓度：5~20μg/mL
- 肾功，血清碳酸氢盐

· 充分水化
· 体温（体温升高风险）

不良反应

· 厌食、体重减轻
· 肾结石
· 感觉异常
· 代谢性酸中毒
· 记忆障碍，意识模糊
· 眼压升高

药物相互作用与调整

大多数药物可以在无先决条件的情况下开始使用，但需注意以下两点。

· AEDs 间的相互作用（表 6.2）。这在很大程度上不可避免，但应时刻警惕并相应调整剂量，并全程监测患者临床状态。血药浓度监测如可行，则有助于解决由于药物间相互作用引起的药物超量或应用不足的问题。

· 尽管在 NICU 中并不常见，接受间断透析的患者需调整 AEDs 剂量，而接受持续性静脉 – 静脉透析者无须调整剂量（图 6.2）。

表 6.2　AEDs 间相互作用

AED	代谢抑制剂
卡马西平	非氨酯，丙戊酸 [7]
乙琥胺	异烟肼，丙戊酸
拉莫三嗪	丙戊酸
苯巴比妥	非尔氨酯，丙戊酸
苯妥英	非尔氨酯，奥卡西平（高剂量），托吡酯（高剂量），丙戊酸 [8]
丙戊酸	非尔氨酯，托吡酯

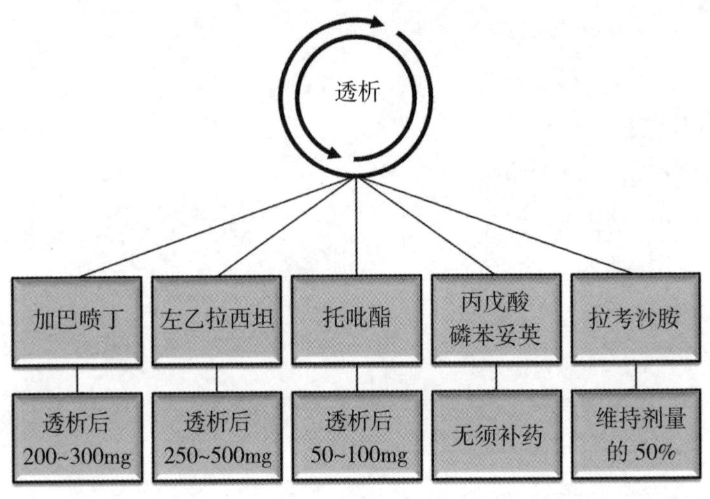

图 6.2　**透析后需要 AED 补充的剂量**

关键点

1. 急性脑损伤后单次癫痫发作的治疗，左乙拉西坦是首选。

2. 经足量劳拉西泮、磷苯妥英治疗未控制的癫痫持续状态，最佳用药尚不确定，而咪达唑仑静脉给药是一种常见选择[18]。

3. 咪达唑仑与氯胺酮联用可有效控制癫痫持续状态。

4. 静脉用丙戊酸（20~30mg/kg）是一种替代选择。高剂量丙戊酸（40mg/kg，IV）被认为有效且安全。

5. 药物间可能发生明显的相互作用，因此临床监测是必要的。

参考文献

[1] Olmes D G, Hamer H M. The debate: Treatment after the first seizure-The PRO. Seizure, 2017, 49: 90–91.

[2] Steinhoff B J. The debate: Treatment after the first seizure-The CONTRA. Seizure, 2017, 49: 92–94.

[3] Asadi-Pooya A A, Sperling M R. Antiepileptic Drugs: A Clinician's Manual. 2nd ed, 2016, New York: Oxford University Press.

[4] Hill C E, et al. Timing is everything: Where status epilepticus treatment fails. Ann Neurol, 2017, 82: 155–165.

[5] Chen H Y, Albertson T E, Olson K R. Treatment of drug- induced seizures. Br J Clin Pharmacol, 2016, 81: 412–419.

[6] Cock H R. Drug-induced status epilepticus. Epilepsy Behav, 2015, 49: 76–82.

[7] Falco-Walter J J, Bleck T. Treatment of established status epilepticus. J Clin Med, 2016, 5. pii: E49

[8] Rossetti A O. Are newer AEDs better than the classic ones in the treatment of status epilepticus? J Clin Neurophysiol, 2016, 33: 18–21.

[9] Bleck T, et al. The established status epilepticus trial 2013. Epilepsia, 2013, 54 Suppl 6: 89–92.

[10] Glauser T, et al. Evidence-based guideline: treatment of convulsive status epilepticus in children and adults: report of the Guideline Committee of the American Epilepsy Society. Epilepsy Curr, 2016, 16: 48–61.

[11] Trinka E, et al. A definition and classification of status epilepticus-Report of the ILAE Task Force on Classification of Status Epilepticus. Epilepsia, 2015, 56: 1515– 1523.

[12] Trinka E, et al. Pharmacologic treatment of status epilepticus. Expert Opin Pharmacother, 2016, 17: 513–534.

[13] Brophy G M, et al. Guidelines for the evaluation and management of status epilepticus. Neurocrit Care, 2012, 17: 3–23.

[14] Claassen J, et al. Treatment of refractory status epilepticus with pentobarbital, propofol, or midazolam: a systematic review. Epilepsia, 2002, 43: 146–153.

[15] Trinka E, et al. Efficacy and safety of intravenous valproate for status epilepticus: a systematic review. CNS Drugs, 2014, 28: 623–639.

[16] Fang Y, Wang X. Ketamine for the treatment of refractory status epilepticus. Seizure, 2015, 30: 14–20.

[17] Strzelczyk A, et al. Lacosamide in status epilepticus: systematic review of current evidence. Epilepsia, 2017, 58: 933–950.

[18] Zaccara G, et al. Challenges in the treatment of convulsive status epilepticus. Seizure, 2017, 47: 17–24.

第7章

抗凝剂及逆转剂

抗凝管理（无论是启动或是逆转）是ICU常规治疗。NICU中的抗凝主要包括皮下注射普通肝素（UFH）或低分子肝素（LMWH）。缺血性脑卒中的抗凝治疗几乎没有强适应证，仅少数情况适用。脑出血的抗凝逆转最近受到较大关注，主要是因为很多时候该治疗并不充分，如果进行更积极的治疗可能会改善结局。心源性栓塞或急性颈动脉、椎动脉夹层导致的急性缺血性卒中需要足量的抗凝治疗，以预防更严重脑卒中的复发。因房颤或心肌梗死导致脑卒中的患者，需静脉UFH桥接华法林治疗。脑静脉窦血栓形成者，无论是否伴出血性梗死，应立即用UFH进行高强度肝素化（更优的因子Xa抑制作用），后序贯LMWH。进行抗凝治疗时，应权衡症状性脑血肿恶化的风险与新发出血性梗死的风险。一般来说，在急性脑静脉窦血栓形成的治疗中，应用LMWH已成为趋势，UFH应用逐渐减少。

10%~15%的脑出血与华法林应用有关，常见于房颤或机械瓣膜置换患者。无论INR如何，华法林用量与脑出血风险正相关。直接口服抗凝剂（direct oral anticoagulants，DOACs）的脑出血风险更低，且与华法林相关脑出血相比，DOAC相关脑出血的预后并没有更差[1]。华法林的逆转应被视为急救治疗，若不干预，则患者预后更差、死亡率高。然而，所谓逆转抗凝恐怕并不能起到真正的作用：血肿增大极为迅速，紧急逆转可能并不能减少血肿扩大或是影响患者死亡或功能恢复。

目前的逆转方案需要静脉维生素K、新鲜冰冻血浆（fresh-frozen plasma，FFP），更常用的是凝血酶复合物浓缩物（prothrombin complex concentrate，PCC）。由于FFP逆转INR存在时间延迟，因此华法林逆转中首选 PCC。目前市场上只有一种 DOAC 逆转剂被美国食品和药物管理局（FDA）批准，其他的还处于Ⅲ期、Ⅳ期临床试验阶段。本章节讨论了一些个体化逆转剂[2-8]。

肝素和华法林

肝素是一种凝血酶抑制剂，与抗凝血酶Ⅲ结合，这种结合增强了其对凝血酶、因子Ⅹ、Ⅸ、Ⅺ、Ⅻ的抑制作用。肝素结合抗凝血酶Ⅲ引起构象变化，导致抗凝血酶活性超过 1000 倍。同时它也是因子Ⅹa 部分抑制剂，结合因子Ⅹa 减少凝血酶原向凝血酶的转化。这反过来减

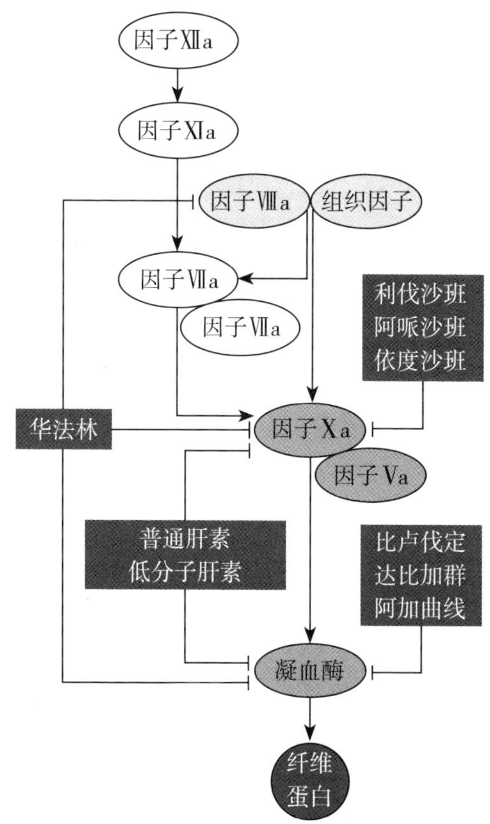

图 7.1 常用抗凝剂的靶点

少了从纤维蛋白原到纤维蛋白的转化，相关药物靶点如图 7.1 所示。LMWHs 是 UFH 的片段，但对凝血酶的抑制活性低于 UFH，对鱼精蛋白的逆转反应也较慢。

与 UFH 相比，LMWHs 具有更高的生物利用度、更长的抗凝作用时间，优势更为突出。同时，LMWHs 引起免疫介导血小板减少的风险也很小。

华法林常用的监测指标包括凝血酶原时间（prothrombin time，PT）、INR 比值，肝素常用活化部分凝血活酶时间（activated partial thromboplastin time，aPTT）以及抗Ⅹa。PT/INR 可用于评估外源性凝血级联反应，其由因子Ⅶa、组织因子和共同的凝血途径（因子Ⅱ、Ⅴa、Ⅹa、纤维蛋白原）组成。aPTT 用于评估内源性凝血途径，包括因子Ⅷa、Ⅸa、Ⅻa、ⅩⅢa 及共同途径。现代监测还包括抗Ⅹa 因子测定，可用于定量接受肝素治疗患者的抗凝程度。aPTT 的数值可能受多种因素影响（如，检测试剂），而抗Ⅹa 因子更能准确地反映疗效。对于脑静脉血栓形成的患者，通常应用高强度肝素抗凝；对于其他神经系统疾病者，常用低强度抗凝治疗（表 7.1~ 表 7.2）。

表 7.1　高强度肝素剂量方案

18U/(kg・h) 起始				
抗 - Ⅹa（U/mL）	IV 推注负荷剂量	输注	IV 速度调整 [U/(kg・h)]	复查抗Ⅹa 时机
＜ 0.1	80U/kg	持续	上调 4	6h
0.1~0.2	40U/kg	持续	上调 2	6h
0.21~0.29	0	持续	上调 2	6h
0.3~0.7	0	持续	不变	在肝素应用的第一个 24h，需要监测 2 次治疗性抗 - Ⅹa 水平，后每天早晨复查 1 次
0.71~0.99	0	停药 1h	下调 2	重新启动肝素后 6h
≥ 1	0	停药 2h	下调 4	重新启动肝素后 6h

表 7.2 低强度肝素剂量方案

12U/(kg·h) 起始				
抗－Xa（U/mL）	IV 推注负荷剂量	输注	IV 速度调整 [U/(kg·h)]	复查时机
< 0.1	0	持续	上调 4	6h
0.1~0.19	0	持续	上调 2	6h
0.2~0.5	0	持续	不变	在肝素应用的第一个 24h 内，需要首先连续监测 2 次治疗性抗－Xa 水平，后每天早晨复查一次
0.51~0.6	0	持续	下调 1	调速后 6h
0.61~0.9	0	停药 1h	下调 2	重新启动肝素后 6h
≥ 0.91	0	停药 2h	下调 4	重新启动肝素后 6h

肝素 IV

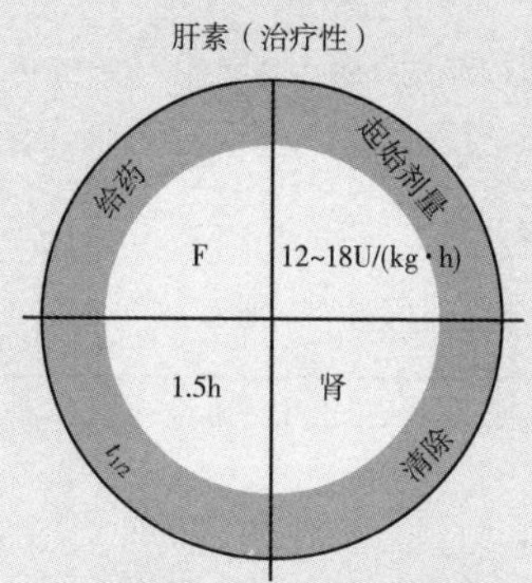

药理学特征

- 凝血酶抑制剂与抗凝血酶Ⅲ及因子Xa 结合
- 通过网状内皮系统经肝脏代谢
- 半衰期与年龄相关，受体型影响
- 经肾脏清除，但在高剂量时也通过非肾途径清除
- 肾病时首选的注射用抗凝剂（与 LWMH 或磺达肝癸钠相比）

· 高风险药物，有多种浓度剂型可选

剂量与给药

· 静脉给药时迅速起效

· 在神经系统疾病中常规不以团注方式给药，但在其他紧急抗凝指征下，可给予 60~80U/kg，静脉推注

· 对于脑静脉血栓形成，肝素泵注 18 U/(kg · h) 起始，每 6 小时根据抗Ⅹa 因子水平调整剂量，直至连续 2 次抗Ⅹa 因子水平维持在治疗范围内

监测

· aPTT（基线水平的 1.5~2.5 倍）

· 抗Ⅹa 水平（理想范围在 0.3~0.7）

· 血小板计数

· 异常出血

不良反应

· 肝素相关血小板减少症（HIT）——抗体介导。需用 PF4 依赖的 P 选择素试剂盒检测抗体；若阳性，则改用磺达肝癸钠、阿加曲班、比伐卢定（表 7.3）

表 7.3　肝素相关血小板减少症的替代治疗

· 磺达肝癸钠：5~10mg，当 CrCl 30~50mL/min 时减量至 1.5mg，皮下注射，qd

· 阿加曲班（不能用于重度肝衰竭）：起始剂量 2μg/(kg · min)，后调整剂量将 aPTT 维持在基线水平的 1.5~2.5 倍

· 比伐卢定：起始剂量 0.2mg/(kg · h)（CrCl ＞ 60mL/min），后调整剂量将 aPTT 维持在基线水平的 1.5~2.5 倍
  0.15mg/(kg · h)（CrCl 30~60mL/min）
  0.075mg/(kg · h)（CrCl 10~29mL/min）
  0.025 mg/(kg · h)（CrCl ＜ 10mL/min）

· 轻度、暂时性血小板减少——非抗体介导

· 高钾血症（醛固酮合成抑制作用）

· 轻微出血：瘀青，牙龈出血

· 大出血：肺出血、腹膜后出血

· 过敏反应导致皮肤坏死

· 肝素抵抗（可能与肝素清除增快、需要高剂量抗凝剂维持、肝素结合蛋白增加、因子Ⅷ及纤维蛋白原水平升高有关）

依诺肝素 SQ

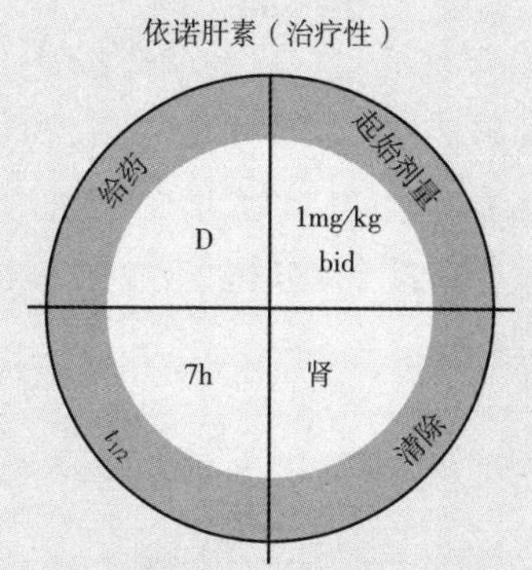

药理学特征

· 从普通肝素中分离出

· 分子量低：4000~5000 D（普通肝素 ~15000D）

· 因子Xa 抑制剂，并对抗凝血酶有一定活性

· 用于治疗深静脉血栓形成、脑静脉血栓形成、肺栓塞、动脉血栓 [10]

剂量与给药

· 治疗剂量（肾功正常）：1mg/kg，q12h，SQ

· 对于 BMI ＞ 40kg/m^2 者，给药剂量可增加 20%~30%，但此类人群的理想剂量尚不确定

· 若 CrCl ＜ 30mL/min，降低给药剂量至 30mg/d。这类患者血浆药物浓度明显增高，出血风险增加

· 在替换普通肝素时，停止肝素泵注的同时应给予 1 剂依诺肝素

监测

- 监测抗Xa因子波动（特别是肾病患者、肥胖患者）。当药物处于稳定状态时和最后一次给药后4h，需监测抗Xa水平（治疗剂量下）
- 抗Xa水平的理想范围在0.3~1，略高于普通肝素

不良反应

- HIT发生率：＜1%
- 超敏性血管源性水肿、瘙痒、荨麻疹、高钾血症（罕见）
- 水疱性皮疹与缺血性皮肤坏死（罕见）
- 用鱼精蛋白不能完全逆转的大出血（1%）
- 肝酶指标一过性增高（4%~10%）

华法林 PO

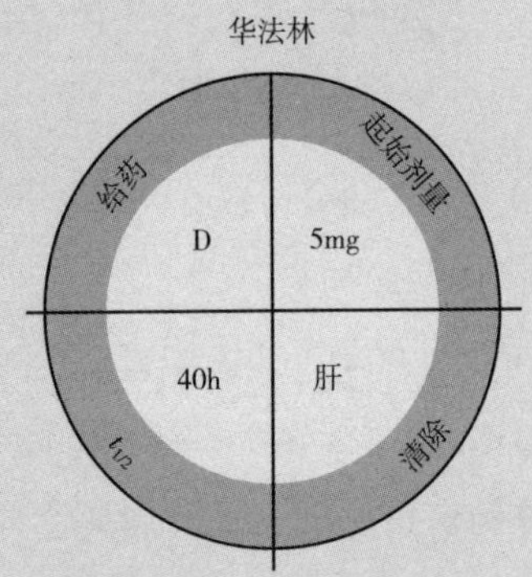

药理学特征

- 维生素K拮抗剂；抑制凝血因子Ⅱ、Ⅶ、Ⅸ和Ⅹ以及蛋白C和蛋白S
- 与蛋白结合完全（99%）
- 通过CYP 2C9途径经肝脏代谢，通过2C19、1A2和3A4发挥活性
- 半衰期约40h，但随年龄而变化；计划手术前5d停药

剂量与给药

- 起始剂量 5mg 口服 qd，但治疗剂量应个体化
- 在肝损伤、营养不良（低蛋白血症，游离药物浓度升高）、充血性心力衰竭、高龄和存在药物相互作用的患者中，应减低剂量
- 给药 24~72h 后起效（因子Ⅱ和X抑制作用）
- 达到治疗 INR 目标，常需 5~7d
- 华法林可以桥接肝素，或直接起始。在任何可能导致复发性出血的情况下，都应在密切监测 INR 的前提下逐渐增加剂量。
- 治疗静脉血栓栓塞症时，应与静脉抗凝治疗重叠 5d（不考虑 INR）

监测

- 肾功能损害患者无须调整剂量
- 当启动或停止与华法林存在相互作用的药物时，需要监测 INR 值
- 大多数情况下，INR 目标为 2.5
- 对于机械瓣膜置换术患者，INR 目标为 3
- 抗磷脂抗体综合征患者，INR 目标为 3

不良反应

- 皮肤坏死
- “紫脚趾”综合征（凝血因子的快速耗尽）
- 任何部位的出血风险（关节、胃肠道、血尿、咯血）

因子 Xa 抑制剂

美国上市 3 种因子Xa 抑制剂：利伐沙班、阿哌沙班和伊度沙班。均被批准用于静脉血栓栓塞症（venous thromboembolic events，VTE）的治疗[11]和非瓣膜性房颤（non-valvular atrial fibrillation，NVAF）所

致卒中的预防。伊度沙班是其中最新的药物（Betrixaban——第 4 种因子Ⅹa 抑制剂，虽然尚未上市，但已被批准用于 VTE 的预防）。已有研究将这三种药物与华法林比较，但不同 Xa 因子抑制剂的疗效和安全性的比较数据依然有限。当其用于深静脉血栓形成时，出血相关 3~6 个月死亡率可达 10%。

抗 Xa 因子显色试验可以检测Ⅹa 抑制剂的存在，但医院内实验室通常不进行这项检测。INR 和血栓弹性图并不能准确反应因子 Xa 抑制剂的疗效。Andexanet α 和 aripazine 作为Ⅹa 因子抑制剂的逆转剂，已经进行Ⅲ期临床研究。

利伐沙班　PO

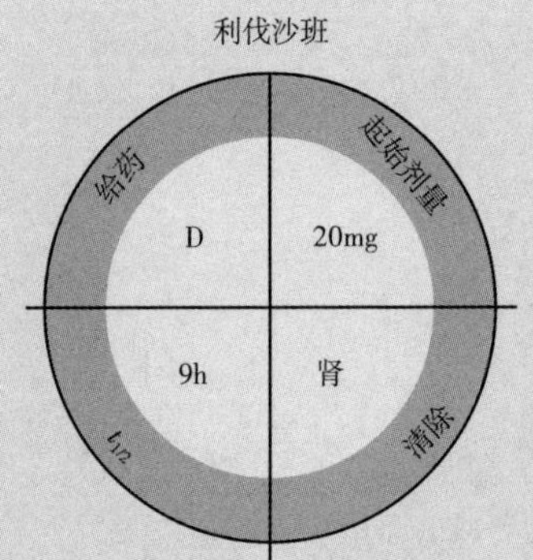

药理学特征

- 因子Ⅹa 抑制剂
- 消化道出血概率较华法林高
- 颅内出血概率较华法林低
- 卒中预防效果与华法林类似
- 计划手术前 3~5d 停药（视肾功而定）

剂量与给药

- NVAF 治疗：20mg/d
- VTE 治疗：15mg，bid，用 21d，随后 20mg/d
- 髋关节、膝关节置换术后 VTE 预防：10mg/d

- 若 CrCl < 50mL/min，15mg，qd，口服

监测

- 药物可导致 INR 假性升高，故该指标不可靠
- 不可透析
- 无凝血功能障碍的轻度肝病患者无须调整剂量
- PT 或抗Xa 因子检测可用于定性测定。目前尚无根据可量化剂量反应确定的治疗范围
- 若监测不到Xa 因子水平，可排除临床相关的药物浓度
- 计划手术前停药 48h

不良反应

- 可能导致任何部位的出血（关节、胃肠道、血尿、咯血）
- 与华法林相比，胃肠道出血率更高

阿哌沙班 PO

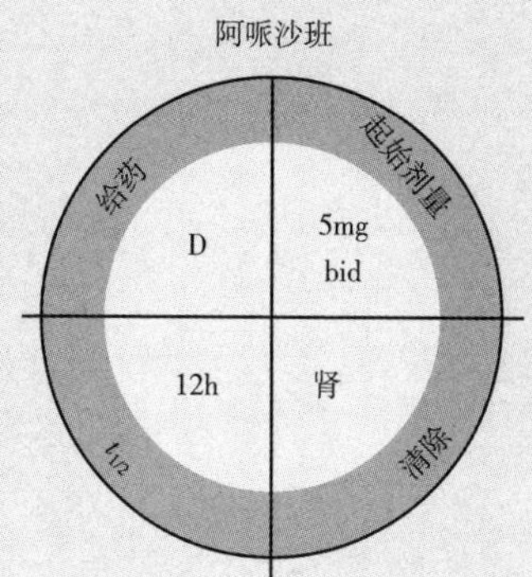

药理学特征

- 因子Xa 抑制剂
- 计划手术前 2~4d 停药（视肾功而定）

剂量与给药

- NVAF：5mg，bid
- 对于年龄> 80 岁，肌酐> 1.5mg/dL 或体重< 60kg 的 NVAF 患者：2.5mg，bid

· VTE 治疗：10mg，bid，用 7d，随后 5mg，bid

· VTE 预防：2.5mg，bid

监测

· PT/INR 和 aPTT 均可延长

· 抗Ⅹa 因子水平被用于指导临床决策，但治疗范围尚未确定

· 不可透析

· 尚未在肾功不全患者中进行研究

· 轻度肝病患者无须调整剂量，重度肝功能损害者应避免应用

· 避免在 BMI ＞ 40 或体重＞ 120kg 患者中应用（尚无相关研究）

不良反应

· 可能导致任何部位的出血（关节、胃肠道、血尿、咯血）

· 与华法林相比，胃肠道出血及脑出血概率更低

伊度沙班　PO

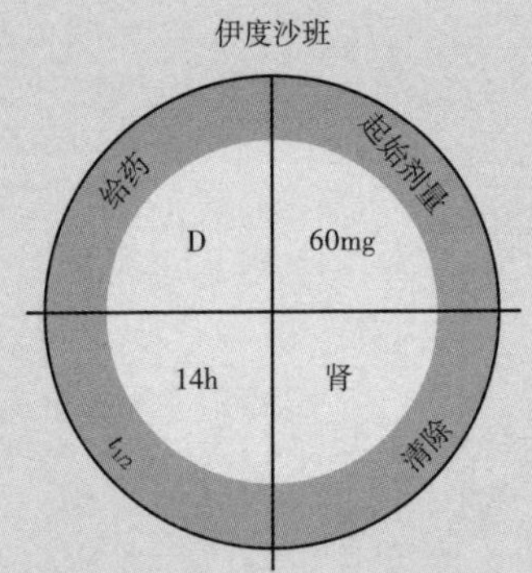

药理学特征

· 因子Ⅹa 抑制剂

· 计划手术前 2~4d 停药（视肾功而定）

剂量与给药

· 60mg，qd，口服

· 对于肾功能不全患者，CrCl 15~50mL/min 时减低剂量至 30mg/d，不推荐用于 CrCl ＜ 15mL/min 患者

· 避免用于 CrCl > 95mL/min 患者

监测

· 肝功不全者无须调整剂量，但应避免用于严重肝衰竭者
· 可延长 PT、aPTT
· 抗Xa 因子水平可用于量化剂量反应，但参考值范围尚未确定
· 不可透析

不良反应

· 可能导致任何部位的出血 (关节、胃肠道、血尿、咯血)

磺达肝癸钠 皮下注射（SC）

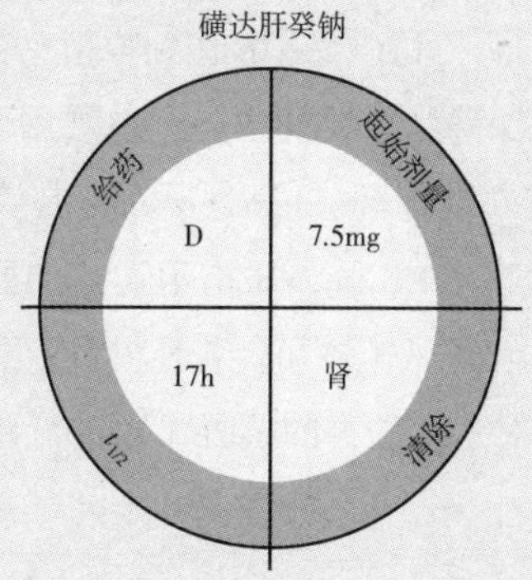

药理学特征

· 合成戊多糖Xa 因子抑制剂
· 抗凝血酶介导的Xa 因子抑制作用；抑制凝血酶的形成和血凝块的增长
· 用于发生 HIT 且需进行 DVT 预防，见表 7.3 中备选方案
· 在 VTE 预防方面可能与低分子肝素等效

剂量与给药

· 7.5mg，qd，SC（体重< 50kg 者，给予 5mg/d；体重> 100kg 者，给予 10mg/d）
· 给药后 3h，抗Xa 因子水平为 0.4~0.5
· CrCl < 30mL/min 时应避免应用

监测

- 轻中度肝功能不全者无须调整剂量，重度肝功能不全者慎用
- PT、aPTT 不能用于评估抗凝程度

不良反应

- 血小板减少症（血小板< 50 000~100 000，发生率 3%）
- 发生大出血时逆转磺达肝癸钠的数据有限。PCC 有一定逆转作用。Andexanet-α 已上市，用于逆转磺达肝癸钠的抗凝作用

凝血酶抑制剂

达比加群起效迅速，可在 0.5~2h 达到峰值，被用于选择性全髋关节或膝关节置换术后深静脉血栓的预防，也被用于 NVAF 的治疗。一旦发生出血事件，应立即停药。Idarucizumab 在美国被批准作为达比加群的特异性逆转剂 [13]。PT 和 INR 指示达比加群抗凝作用的敏感性较低，但 aPTT 和 TT 在正常范围可能提示达比加群血清浓度低。目前尚无特异性检测方法对达比加群的抗凝作用进行评估。

达比加群 PO

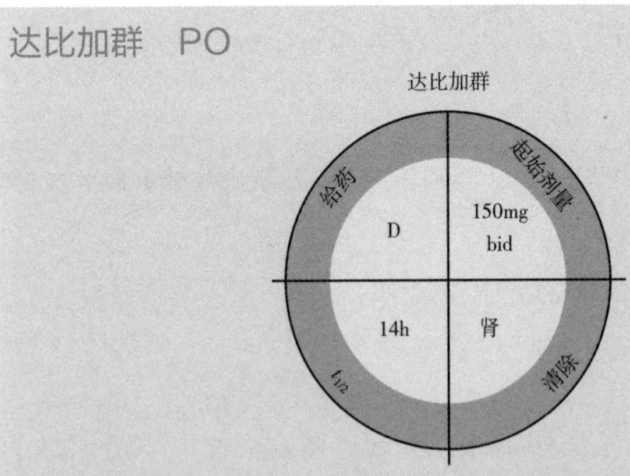

药理学特征

- 直接凝血酶抑制剂
- 肾功不全者出血风险增高（即便调整用药剂量）

剂量与给药

- NVAF 和 VTE，150mg，bid
- CrCl < 50mL/min 的 NVAF 者，75mg，bid
- 计划手术前应停药 3~5d

监测

- INR 可以提供部分剂量相关的定性信息（INR < 1.3 时提示药物作用小）
- 出血风险
- 卒中或血栓栓塞复发
- 透析可以紧急逆转其抗凝作用

不良反应

- 消化道出血（风险是华法林的 2 倍）
- 颅内出血（风险低于华法林）
- 可能导致任何部位的出血(关节、胃肠道、血尿、咯血)

比伐卢定 IV

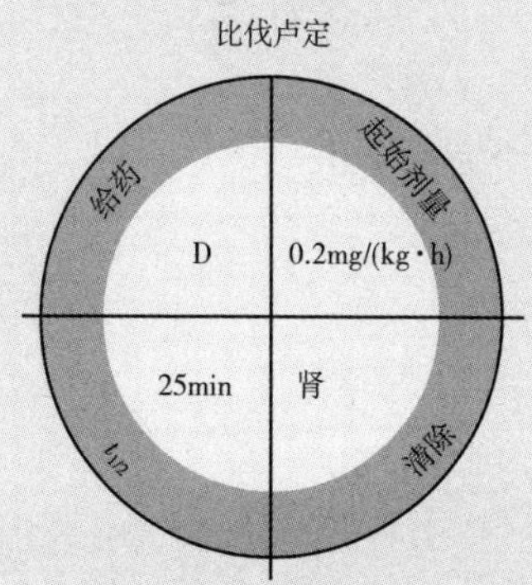

药理学特征

- 合成的凝血酶抑制剂
- 用于发生 HIT 且需要抗凝治疗时

剂量与给药

- HIT 时，0.2mg/(kg · h) 静脉泵注

· 肾功不全者，CrCl < 30mL/min 时，减量至 0.04mg/(kg · h)

· 肝功能不全者无须调整剂量，剂量滴定至 aPTT 达标

监测

· aPTT（基线水平的 1.5~2.5 倍）

· 出血风险（如瘀斑、鼻衄）

不良反应

· 可能导致任何部位的出血 (关节、胃肠道、血尿、咯血)

阿加曲班　IV

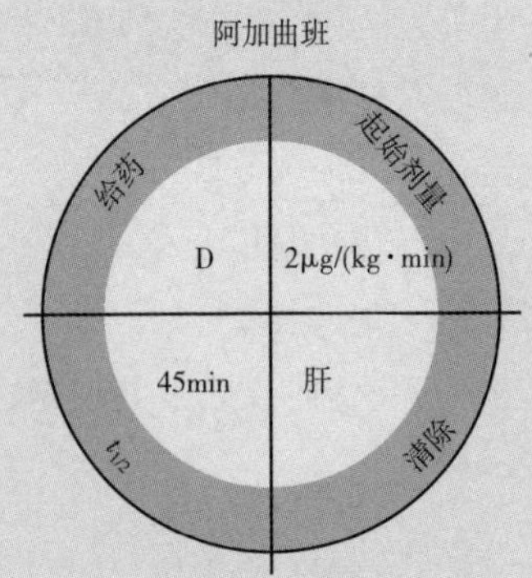

药理学特征

· 选择性凝血酶抑制剂

· 作用不依赖于凝血酶Ⅲ水平（与肝素相反）

· 即刻起效

· 经肝脏 CYP3A4/5 酶清除

剂量与给药

· HIT：2μg/(kg · min) 静脉泵注

· 最大泵注速率：10μg/(kg · min)

· 肾功不全者无须调整剂量

· 肝功不全者需减量

· 血液透析可部分清除药物

监测

· 根据 aPTT 目标进行滴定（基线水平的 1.5~3 倍）

- INR 可假性升高，因此向华法林过渡时，停药前目标 INR 值为 4

不良反应

- 各种出血事件
- 胸痛
- 低血压
- 呼吸困难

抗凝所致出血及药物逆转

如果 INR 值轻度升高（INR 2~3），患者没有明显出血，是否需要矫正 INR 是有争议的。给予活动性出血患者逆转治疗可能改善预后、降低死亡率。在自发性或外伤性脑出血患者中，矫正 INR 对抑制血肿扩大的作用尚不明确。多数 NICU 患者伴有严重脑出血或危及生命的创伤性损伤 [12]。对于每一种药物，了解其作用方式、清除、半衰期、合并用药以及在肝或肾损害时的用药方法非常重要。一些药物可被血液透析或 CRRT 治疗清除，但这些治疗的实施需要时间，可能延迟救治。关于抗血小板药物和溶栓药物逆转，详见第 8 章和第 9 章。

在危及生命的出血中维生素 K 拮抗剂的逆转治疗

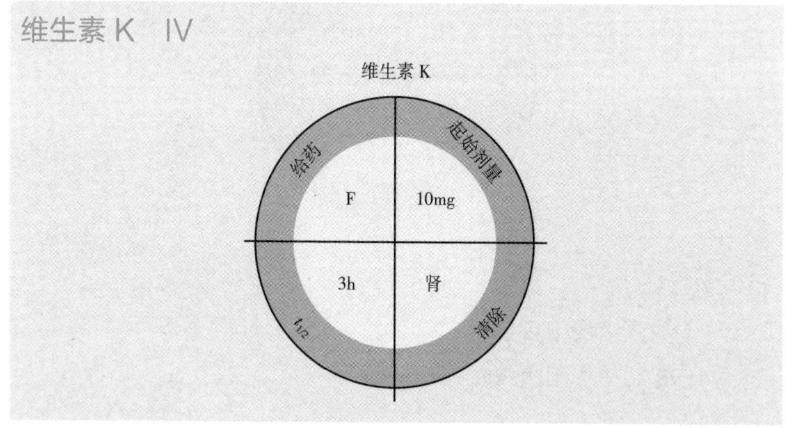

药理学特征

- 使凝血因子Ⅱ，Ⅶ，Ⅸ和Ⅹ再合成
- INR 矫正作用可持续 5~7d
- 皮下、肌内或口服均不能快速起效
- 与 FFP、PCC 联用，逆转华法林的作用
- 不能用于凝血酶抑制剂或Ⅹa 因子抑制剂的逆转

剂量与给药

- 10mg 静脉泵注可完全逆转

监测

- ＞ 5mg 的剂量会影响再次启动华法林的效果
- 过敏反应
- INR 值
- 持续性、活动性出血的改善情况

不良反应

- 过敏反应的发生率约为 3/10 000

新鲜冰冻血浆（FFP） IV

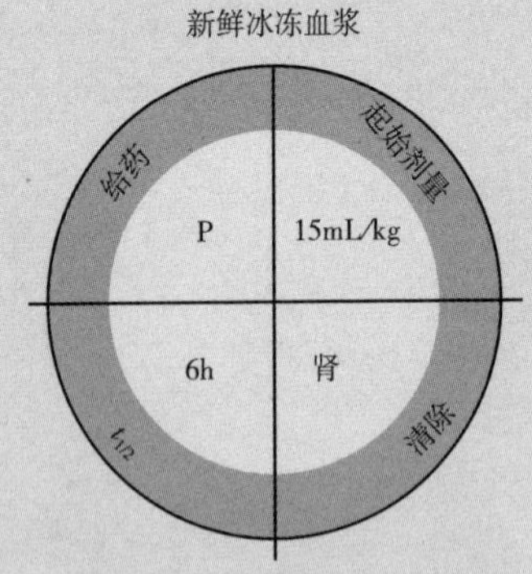

药理学特征

- 包含所有凝血因子
- INR 矫正作用达 30h

· 持续时间：6h
· ABO 血型相容输注，ABO 分型仅需 10min
· 需解冻后给药而延迟治疗 (约 30min)

剂量与给药

· 15mL/kg
· 给药剂量与 INR 的关系（表 7.4）

表 7.4 FFP 对 INR 的逆转

INR	FFP
1.5~1.9	1 单位
2~3	2 单位
3~4	3 单位
4~8	4 单位

改编自 Fakheri R J. Formula for fresh frozen plasma dosing for warfarin reversal. Mayo Clinic Proc, 2013, 88: 440.

· 将 INR 矫正至< 1.5 是不可能的（FFP 的 INR 是 1.5）

监测

· 目标 INR ≤ 1.3（通常与其他逆转剂联用）
· 大容量（1~2L）：慎用于充血性心力衰竭患者
· 给予 3 个单位后，患者体液超载风险高

不良反应

· 输血相关不良反应增加 [急性肺损伤（TRALI）和输血相关循环超负荷（TACO）]
· 过敏反应相对常见，尤其是在 IgA 缺乏症患者中
· 病毒未失活（有感染风险）

凝血酶原复合物浓缩物（PCC） IV

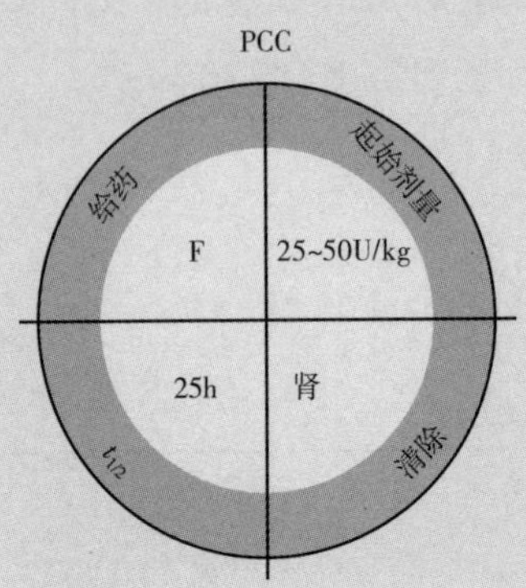

药理学特征

- 三因子 PCC 包含因子Ⅱ、Ⅸ和Ⅹ（含微量肝素）和非治疗水平的因子Ⅶ
- 四因子 PCC 有额外的因子Ⅶ、蛋白 C 和蛋白 S
- 数分钟内快速逆转（10~30min 内，与三因子 PCC 相比，四因子 PCC 起效更快）
- 对于重组冻干产品（室温保存），5min 起效
- 作用持续 12h 以上

剂量与给药

- 以体重为基础确定给药剂量（25~50U/kg；详见表 7.5）
- 给药速率不同（约 15min 给药 1000U）：三因子 PCC（如 Bebulin®），100U/min；四因子 PCC（如 Kcentra®），0.12mL/（kg · min），最大速率为 8.4 mL/min
- 固定剂量 PCC（1000~2000U）可能是有效的，特别在 INR ＜ 2 时，但该用法还需要更多数据支持 [15]
- 可与维生素 K 一同给药，以预防华法林相关出血中 INR 的反弹升高

表 7.5 根据初始 INR 确定 PCC 剂量

INR	三因子 PCC 剂量	
＞4.0	50 U/kg	
3.3~4.0	45 U/kg	
2.6~3.2	40 U/kg	
2.1~2.5	35 U/kg	
1.7~2.0	30 U/kg	
1.4~1.6	25 U/kg	
INR	四因子 PCC 剂量	最大剂量
＜2	不明	不明
2~＜4	25 U/kg	2500 U
4~6	35 U/kg	3500 U
＞6	50 U/kg	5000 U

监测

- 目标 INR ≤ 1.3
- 禁用于弥散性血管内凝血、纤溶症或其他凝血性疾病患者
- 无须 ABO 配型
- 病毒灭活，但仍存在感染风险

不良反应

- 静脉血栓栓塞症风险为 3%

重组因子Ⅶa IV

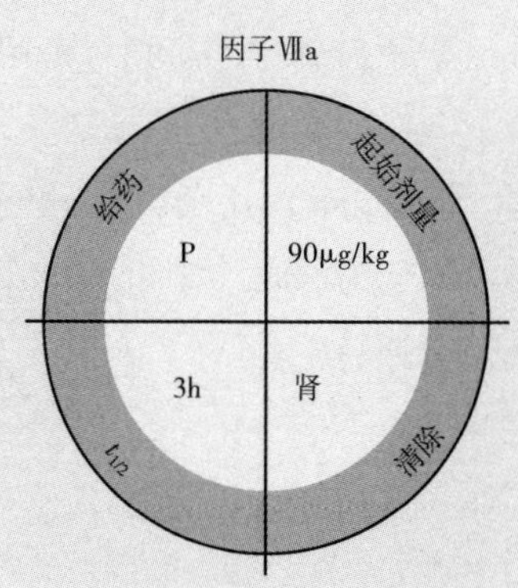

药理学特征

· 快速 INR 逆转

· 大多被 PCC 取代

· 考虑用于磺达肝癸钠的逆转

· 增加外源性组织因子凝血活性

剂量与给药

· 90μg/kg，2~5min 内静脉注射

监测

· 每 4 小时监测 INR

· 目标 INR ≤ 1.3

不良反应

· 静脉血栓栓塞风险可达 10%

· 动脉血栓栓塞风险为 5%

· 血栓栓塞风险与剂量相关

其他逆转策略

临床上常规进行肝素和 LMWH 的逆转。直接口服抗凝剂的逆转方案尚未完全建立，临床上仍期待更多的拮抗剂。第 8 章将讨论静脉 tPA 相关症状性颅内出血（风险 2%~6%）的逆转治疗。

肝素和低分子肝素的逆转

· 中和肝素：1mg 鱼精蛋白中和 100 IU 肝素，10min 内最多给药 50mg（5mg/min）。若 aPTT 高于目标值，可用 1.5mg 中和 100 IU 肝素。可完全逆转。

· 中和依诺肝素：在前 8h 内用药，1mg 鱼精蛋白中和 1mg 依诺肝素，鱼精蛋白最大剂量为 50mg。在超过 8h，0.5mg 鱼精蛋白中和 1mg 依诺肝素。可部分逆转。

因子 Xa 抑制剂的逆转

· 活性炭 50g，Xa 因子抑制剂给药 2h 内给药

· PCC 或重组因子Ⅶa

· 四因子 PCC 50 U/ kg，在给药后 3~5 个半衰期内发生脑出血时应用

· 四因子 PCC 优于因子Ⅶa（血栓栓塞事件较低）

· 血液透析无效

直接凝血酶抑制剂的逆转

· 活性炭（给药 2h 内应用）

· 艾达赛珠单抗（Idarucizumab）为达比加群特异性逆转剂，2.5g × 2 剂量

· 若患者无肾衰竭，且在达比加群用药后 3~5 个半衰期内，应及时给药

· 如无艾达赛珠单抗，可用三因子或四因子 PCC

· 可考虑血液透析

· 因子Ⅶa 或 FFP 无明确疗效[14]

关键点

1. 目前肝素最好的监测方法为抗Ⅹa 因子测定。

2. 肝素常引起轻度血小板减少，但临床应警惕较少见的抗体介导的肝素所致血小板减少症的发生。

3. 因子Ⅹa 抑制剂（如利伐沙班、阿哌沙班、伊度沙班）已被用于预防和治疗深静脉血栓形成。

4.PCC 和维生素 K 10mg，Ⅳ，对维生素 K 拮抗剂相关出血的逆转效果最佳。

5. 在 DOAC 末次给药 2h 内出现的 DOAC 相关出血，可以考虑使用活性炭逆转。

参考文献

[1] Wilson D, et al. Outcome of intracerebral hemorrhage associated with different oral anticoagulants. Neurology, 2017, 88: 1693–1700.

[2] Costin J, et al. The new oral anticoagulants: clinical use and reversal agent development. ISBT Science Series, 2015, 10: 324–331.

[3] Eikelboom J W, et al. Idarucizumab: the antidote for reversal of dabigatran. Circulation, 2015, 132: 2412–2422.

[4] Greinacher A, Thiele T, Selleng K. Reversal of anticoagulants: an overview of current developments. Thromb Haemost, 2015, 113: 931– 942.

[5] Huisman M V, Fanikos J. Idarucizumab and factor Xa reversal agents: role in hospital guidelines and protocols. Am J Emerg Med, 2016, 34: 46–51.

[6] Nutescu E A, et al. Management of bleeding and reversal strategies for oral anticoagulants: clinical practice considerations. Am J Health Syst Pharm, 2013, 70: 1914–1929.

[7] Pollack C V Jr, et al. Idarucizumab for dabigatran reversal. N Engl J Med, 2015, 373: 511–520.

[8] Siegal D M, et al. Andexanet alfa for the reversal of factor Xa inhibitor activity. N Engl J Med, 2015, 373: 2413–2424.

[9] Joy M, et al. Safety and efficacy of high-dose unfractionated heparin for prevention of venous thromboembolism in overweight and obese patients. Pharmacotherapy, 2016, 36: 740–748.

[10] Babin J L, Traylor K L, Witt D M. Laboratory monitoring of low-molecular-weight heparin and fondaparinux. Semin Thromb Hemost, 2017, 43: 261–269.

[11] Patel M R, et al. Rivaroxaban versus warfarin in nonvalvular atrial fibrillation. N Engl J Med, 2011, 365: 883–891.

[12] Won S Y, Dubinski D, Bruder M, et al. Acute subdural hematoma in patients on oral anticoagulant therapy: management and outcome. Neurosurg Focus, 2017, 43: E12.

[13] Grottke O, et al. Efficacy of prothrombin complex concentrates for the emergency reversal of dabigatran-induced anticoagulation. Crit Care, 2016, 20: 115.

[14] Frontera J A, et al. Guideline for reversal of antithrombotics in intracranial hemorrhage: a statement for healthcare professionals from the Neurocritical Care Society and Society of Critical Care Medicine. Neurocrit Care, 2016, 24: 6–46.

[15] Zemrak W R, Smith K E, Rolfe S S, et al. Low-dose prothrombin complex concentrate for warfarin-associated intracranial hemorrhage with INR less than 2.0. Neurocrit Care, 2017, 27:334–340.

第 8 章

抗纤溶和溶栓药物

由于纤维蛋白溶解被认为是再出血的主要机制，因此抗纤溶药物，主要是氨甲环酸（tranexamic acid，TXA），常用于防止急性破裂颅内动脉瘤的再出血。许多神经外科会在动脉瘤手术或弹簧圈栓塞时，会给予一定剂量的抗纤溶药物 [1–2]。抗纤溶药物现在也被用于治疗复发性硬膜下血肿。

在致残性急性缺血性脑卒中，静脉用阿替普酶（IV tPA）是主要的溶栓药物，大量临床证据证明多种类型的卒中患者都可能从中获益 [3]。近期有研究比较了替奈普酶和阿替普酶，发现两者有效性相当，该试验中大多数患者为轻型缺血性卒中 [4]。即便对于接受血管内取栓治疗的患者，静脉 tPA 仍是急性缺血性卒中超急性期的标准治疗 [5–7]。近十余年来，美国的血管内治疗数量明显增加，而对于“已知”大血管闭塞的患者，tPa 是否应用仍存在争议 * [8–9]。对于大多数大血管闭塞的患者，根据临床筛选标准和 CT 灌注错配（而非根据时间），来选择进行血管内治疗的患者是可行的 [30–31]。但若不能早期识别卒中，就无法迅速启动治疗。利用远程卒中服务进行溶栓已经成为普遍的做法，且应用日益广泛 [11]。

机制和作用靶点

在凝血级联反应和纤溶系统之间存在着精密的平衡。纤溶依赖于纤溶酶原激活抑制剂。TXA 与纤溶酶原（在赖氨酸位点上）结合，阻止纤溶酶原对纤维蛋白的激活，从而阻断纤维蛋白溶解（图 8.1）。tPA 与纤溶酶原结合激活纤溶。这两种药物密切相关（TXA 是对抗静

---

* 译者注：根据 IRIS 研究结果，直接取栓与桥接取栓的临床结局相似。

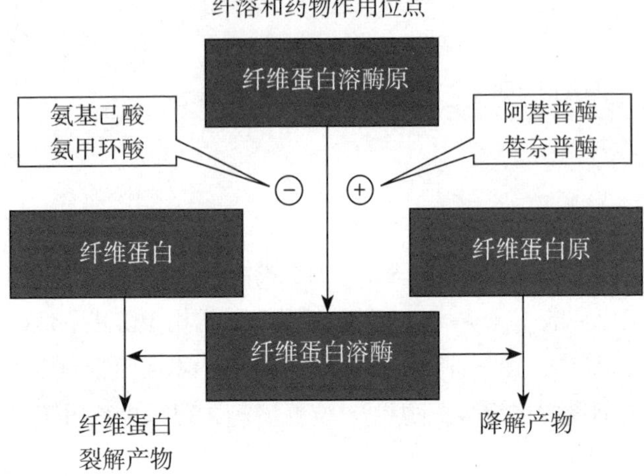

图 8.1 **纤溶和抗纤溶的相互机制**

脉 tPA 相关出血的首选药物）。

抗纤溶药物

TXA 和 ε－氨基己酸常用于治疗病情复杂且危及生命的出血的急救治疗[32]。TXA 也常用于术后出血的患者，以减少输血；但该治疗已不被用于髋关节置换术[12]。

抗纤溶药物的主要应用指征是防止动脉瘤性蛛网膜下腔出血（Aneurysmal subarachnoid hemorrhage，aSAH）后的再出血。SAH 后 12~24h 内，再出血风险约为 15%。该治疗对 SAH 临床结局的改善作用仍有待明确[2,13-14]。一项研究发现[15]，短期应用 ε－氨基己酸再出血概率很低（1.5%）；另一项研究给予 4g 的 ε－氨基己酸负荷剂量及持续 1g/h 泵入，再出血率为 2.7%。大多数美国医疗机构进行短期 TXA 应用。其对 SAH 的疗效概述见框表 8.1。

框表 8.1　氨基己酸在蛛网膜下腔出血中的应用
· 1g，IV，后每 6 小时重复 1g，IV[1] · 不增加早期深静脉血栓形成、肺栓塞或心肌梗死风险[14] · 仅在超早期给药，可能减少再出血的发生 · 若给药频率超过 q6h，且持续数天，可能增加脑梗死风险

TXA 已被用于治疗慢性硬膜下血肿（无须清除手术）和预防术后出血增加。目前，TXA 在慢性硬膜下血肿中的应用正在进行临床试验（TRACS 研究）[16]。TXA 治疗硬膜下血肿的疗效见框表 8.2。

框表 8.2　氨甲环酸在硬膜下血肿中应用
· 1g IV 负荷剂量，后每 8 小时泵注 1g · 能否减少外科手术几率尚不明确 · 早期用药可减低死亡率 · 对挫裂伤的进展无明显作用 [17]

氨甲环酸（TXA） IV

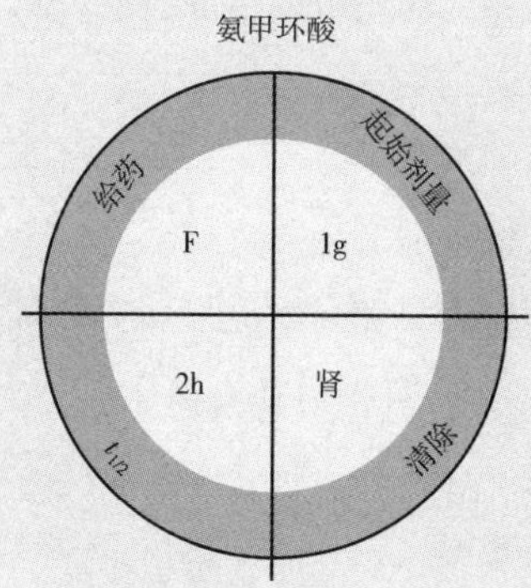

药理学特征

· 赖氨酸的合成衍生物

· 与纤溶酶原结合，形成可逆复合物，抑制纤溶酶原激活

· 竞争性抑制纤溶酶原激活；高浓度时非竞争性抑制纤溶酶

· TXA 的作用是 ε－氨基己酸的 6~10 倍

· 起效时间：5~10min

· 纤溶抑制持续时间 : 可达 17h

剂量与给药

· SAH：1g，IV；后每 6 小时给予 1g，IV，持续 72h 或直到动脉瘤夹闭（ULTRA 试验的给药方案为 1g，IV；后每 8 小时泵注 1g）[18]

· 总剂量：4~6g/d

· 创伤：负荷量 1g，IV，注射 10min；1g 泵注 8h，最大输注速率

为 100mg/min；为防止低血压的发生，应避免快速给药（速度＞ 1mL/min）[19-21]

· 溶栓所致出血 :10~15mg/kg，静脉注射 20min

· 肾功能障碍患者需调整剂量，而肝功能不全者无须调整剂量

监测

· 可延长凝血酶时间

· 增加血清纤维蛋白裂解产物

· 降低 D- 二聚体数值

· 与其他药物的相互作用可能增加血栓风险

不良反应

· 低血压（快速静推）

· 轻度头痛，肠胃不适

· 激素类避孕药应用史和高凝血症病史患者中血栓风险增加

· 癫痫发作 (罕见)，有报道在心血管大手术后高剂量及重复剂量应用时发生

· 严重过敏反应个案

ε－氨基己酸 IV

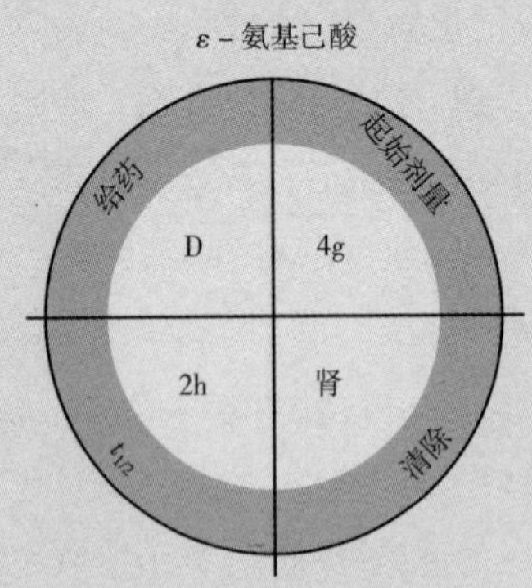

药理学特征

· 比 TXA 作用弱

· 竞争性结合纤溶酶原而抑制纤维蛋白降解，阻止其激活和纤溶

- 临床应用比 TXA 少

剂量与给药

- 4~5g 静脉注射超过 60min，后按 1g/h 维持输注 8h 或直到出血停止；持续应用不超过 72h
- 在脑血管造影前 4h 和动脉瘤血管内治疗前 2h 停止输注
- 肾功能不全患者可能产生蓄积
- 肝病患者无须剂量调整

监测

- 长期使用应监测肌酸激酶水平
- 纤维蛋白原水平
- 肾功能

不良反应

- 过敏反应
- 静脉推注时出现低血压、心动过缓、心律失常（应避免该给药方式）
- 血栓事件，包括动脉栓塞和肺栓塞
- 肌肉坏死、横纹肌溶解
- 癫痫发作
- 肌红蛋白尿

纤溶药物

阿替普酶（tPA）是美国 FDA 批准的唯一一个治疗急性缺血性、致残性脑卒中的溶栓药物，可以提高患者 6 个月时的功能残疾评分。临床考虑患者存在后循环或前循环缺血性卒中，NIHSS 评分 5 分时更倾向于给予静脉 tPA。由于 NIHSS 评分对后循环脑卒中的一些症状识别能力有限，此时临床判断显得更为重要 [10]。临床决策不应仅基于 NIHSS 评分，更应基于完整的神经系统评估。

如前所述，单纯 tPA 静脉溶栓对大血管闭塞患者的疗效欠佳。美国不同医疗机构对血管再通治疗费用标准不一，静脉溶栓及可能需要的血管内治疗相关费用较大[22-24]。对于颈动脉或大脑中动脉闭塞的患者，仅1/10在tPA治疗后实现早期再通；而在高血栓负荷的颅内外动脉闭塞（串联病变）患者中成功率更低[25]。有研究发现静脉tPA治疗可能使血管内治疗开始的时间延迟30min[26]。另一个有待研究的问题是，如果动脉已经再通，是否还需要继续注射tPA？此时tPA应用是否会进一步增加出血转化风险？

一旦确定溶栓，如何迅速（＜30min）给药是临床工作的一项挑战。tPA药物准备耗时，但良好的协作可有效缩短给药前准备的时间。卒中发病3h内是进行静脉溶栓的基准时间*。院前管理通过远程医疗和紧急医疗服务提升了溶栓治疗的比例。治疗的延迟主要发生在头颅影像学检查和给药之间，在这段时间内需要急诊科医师、神经科医师、护士、药剂师和患者家属之间的密切沟通。未能及时与药剂师沟通、未能获得确切的CT扫描结果（当没有神经科医生或远程卒中程序可用时）、未能获得患者及家属知情同意或未能与护士及时沟通，这些都可能直接延误治疗。

当满足纳入标准（如，发病4.5h内的致残性脑卒中）时可给予静脉tPA。这些患者应按照目标流程接受治疗（到院首次评估后60分钟内，且完成CT判读）。致残性脑卒中标准见框表8.3。

框表8.3　考虑行tPA静脉溶栓的致残性卒中标准
· NIHSS评分＞5分 · 严重失语（NIHSS评分的语言评分得3分） · 偏瘫，肌力3级 · 严重共济失调 · 急性复视

溶栓的相对禁忌证发生了一些变化（框表8.4）。适用于各年龄段（无禁忌证）、既往出血（若发生出现可以治疗）、创伤（相对轻微）、

---

* 译者注：脑梗死发病3h内和3~4.5h内为静脉溶栓时间窗，根据近来临床研究结果，基于特定影像学标准，可考虑在扩展时间窗外使用溶栓治疗。

既往卒中（非致残性）和糖尿病。严格的血压控制以及无持续性凝血功能障碍的证据（异常血小板计数、INR、aPTT）是主要的先决条件。

某些情况下，溶栓可能导致患者预后恶化。但并非都是绝对禁忌证，临床上需要个体化决策。溶拴治疗在一些临床场景下存在争议，不同的神经科医生可能有不同的选择（框表 8.5）。

框表 8.4　急性缺血性卒中 3 小时内 rPA 治疗的禁忌证
临床禁忌证 · 3 月内有严重头部外伤或脑卒中 · 顽固性高血压，收缩压＞ 185mmHg 或 舒张压＞ 110mmHg · 活动性出血 · 血糖水平＜ 50mg/dL 且给予葡萄糖后症状缓解 · 颅内出血病史 · 14d 内接受过重大手术或有严重外伤 · 急性出血倾向 ◆ 血小板计数＜ 100×10^9/L ◆ 48h 内接受肝素或肝素类药物治疗导致 aPTT 或抗 Xa 因子升高 ◆ 抗凝治疗导致 INR ＞ 1.7 ◆ 正在接受直接凝血酶抑制剂或因子 Xa 抑制剂治疗，实验室检测结果升高[如，aPTT、TT、蛇静脉酶凝结时间（ecarin clotting time, ECT）或抗 Xa 因子活性] · 妊娠期 · 21d 内消化道或尿道出血 · 3 个月内发生急性心肌梗死 影像学禁忌证 · 明确的大面积脑梗死（CT 低密度区域超过 1/3 大脑中动脉供血区） · 颅内出血

框表 8.5　以下情况需要权衡阿替普酶给药的风险与获益
· 症状显著改善但仍有可能进展为致残性卒中 · 症状仅为完全偏盲 · 产后早期（＜ 14d） · 血小板计数未知（检测异常概率低） · 有低剂量、预防性 LMWH 应用 · 经过治疗的胃肠道出血 · 存在未破裂的颅内大动脉瘤 · 痴呆，但可独立生活或辅助生活 · 糖尿病、出血性视网膜病变

溶栓药物

阿替普酶 IV

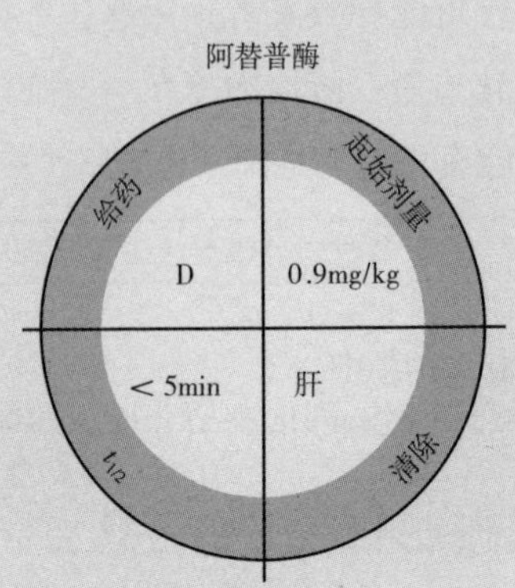

药理学特征

- 由基因工程技术制备
- 促进纤溶酶原向纤溶酶的转化
- 纤溶酶降解血栓中的纤维蛋白原和纤维蛋白
- 作用持续时间：10min 内清除 80%; 纤溶活性可持续达 1h
- 半衰期：5min

剂量与给药

- 0.9mg/kg × 实际体重
- 最大剂量：90mg
- 总剂量的 10%，团注 1min（最多 9mg）
- 总剂量的 90%，泵注 1h（最多 81mg）
- 注意：给药完毕后，应以相同泵速输注 50mL 生理盐水冲管，以确保全部 tPA 被输注
- 经肝脏清除，但由于其代谢迅速，故肝功能不全的患者无须调整剂量

监测

- 给药后，每 15 分钟行 NIHSS 评分 1 次，共 2h；后每 30 分钟评估 1 次，共 6h；后每小时评估 1 次（至 24h）

- 血压管控：tPA 给药前，血压＜ 185/110mmHg；tPA 给药后，血压＜ 180/105mmHg
- 溶栓 24h 后无大出血或出血转化迹象，给予阿司匹林 81mg 或 325mg

不良反应

- 血管源性水肿（1%~8%）
  - 正在服用血管紧张素转换酶抑制剂（ACEI）的患者风险高
  - 血管源性水肿一般症状轻微且短暂。框表 8.6 列举了几种治疗方案

框表 8.6　tPA 相关血管源性水肿的治疗
· 出现新发口唇肿胀，停止输注 · 出现喉部受累或喘鸣，给予插管（可行经鼻气管插管） · 立即给予肾上腺素 0.3mg，IM；地塞米松 10mg，IV；苯海拉明 50mg，IV · 继续使用泼尼松 60mg/d，5d 内逐渐减量

- 颅内出血（ICH）
  - 症状性 ICH 发生率 2%~6%
  - 对于高血清谷草转氨酶（SGOT）（＞ 80）、高 NIHSS 评分（＞ 20）、高血压（收缩压＞ 180mmHg）、高血糖（≥ 150mg/dL）、亚裔患者，ICH 风险增加[28]
  - tPA 相关 ICH 的治疗（框表 8.7）

框表 8.7　tPA 相关脑血肿的治疗
· 在 CT 确诊前，若高度怀疑出血应立即停药[29] · 1 g TXA IV · 将收缩压降至 160mmHg 或以下 · 冷沉淀（10U）——增加纤维蛋白原和因子Ⅷ水平 · 输注血小板 0.15U/kg（6~8U） · 可给予 PCC 或因子Ⅶa（疗效未经证实，但临床可选）

溶栓治疗后的护理

tPA 给药后应密切监测血压。美国心脏与卒中协会（AHA/HSH）指南建议 rPA 给药后 24h 内目标血压应低于 180/105mmHg。临床上常通过静脉泵注降压药物（如拉贝洛尔或尼卡地平）来实现。tPA 治疗后还需注意以下要点：

· 严格卧床 12~24h

· 输注过程中及输注后 30min 内避免导尿操作

· 24h 内不建立中心静脉通路，不进行动脉穿刺或鼻胃管置管

· 24h 内不给予阿司匹林或其他抗血小板药物（血管内治疗支架置入者除外）

· 复查头颅 CT 提示无出血转化后，方可给予肝素或 LMWH

关键点

1.TXA 可能有减少动脉瘤再破裂的作用，但必须早期及时给药。

2.TXA 可防止硬膜下血肿扩大或复发。

3. 在 tPA 静脉溶栓相关出血中，TXA 可以拮抗 tPA 的作用。

4. 即便是需要血管内取栓的患者，tPA 静脉溶栓仍是标准治疗方案。

5. 急性致残性卒中是 tPA 静脉溶栓最适用的人群。

参考文献

[1] Hillman J, et al. Immediate administration of tranexamic acid and reduced incidence of early rebleeding after aneurysmal subarachnoid hemorrhage: a prospective randomized study. J Neurosurg, 2002, 97: 771–778.

[2] Roos Y. Antifibrinolytic treatment in subarachnoid hemorrhage: a randomized placebo-controlled trial. STAR Study Group. Neurology, 2000, 54: 77–82.

[3] Sandercock P A G, Ricci S. Controversies in thrombolysis. Curr Neurol Neurosci Rep, 2017, 17: 60.

[4] Logallo N, et al. Tenecteplase versus alteplase for management of acute ischemic stroke (NOR-TEST): a phase 3, randomized, open- label, blinded endpoint trial. Lancet Neurol, 2017, 16: 781–788.

[5] Fiorella DJ, et al. Thrombectomy for acute ischemic stroke: an evidence-based treatment.

J Neurointerv Surg, 2015. 7: 314–315.

[6] Hirsch J A, et al. Case volumes of intra-arterial and intravenous treatment of ischemic stroke in the USA. J Neurointerv Surg, 2009, 1: 27–31.

[7] Saver J L, et al. Stent-retriever thrombectomy after intravenous t-PA vs. t-PA alone in stroke. N Engl J Med, 2015, 372: 2285–2295.

[8] Chandra R V, et al. Does the use of IV tPA in the current era of rapid and predictable recanalization by mechanical embolectomy represent good value? J Neurointerv Surg, 2016, 8: 443–446.

[9] Adeoye O, et al. Recombinant tissue-type plasminogen activator use for ischemic stroke in the United States: a doubling of treatment rates over the course of 5 years. Stroke, 2011, 42: 1952–1955.

[10] Braksick S A, Wijdicks E F. An NIHSS of 0 and a very disabling stroke. Neurocrit Care, 2016, 26: 444–445.

[11] Kepplinger J, et al. Safety and efficacy of thrombolysis in telestroke: a systematic review and meta-analysis. Neurology, 2016, 87: 1344–1351.

[12] Goobie S M, Frank S M. Tranexamic acid: what is known and unknown, and where do we go from here? Anesthesiology, 2017, 127: 405–407.

[13] Roos, Y B, et al. Antifibrinolytic therapy for aneurysmal subarachnoid haemorrhage. Cochrane Database Syst Rev, 2003, (2): CD001245.

[14] Baharoglu M I, et al. Antifibrinolytic therapy for aneurysmal subarachnoid haemorrhage. Cochrane Database Syst Rev, 2013(8): CD001245.

[15] Harrigan M R, et al. Short-term antifibrinolytic therapy before early aneurysm treatment in subarachnoid hemorrhage: effects on rehemorrhage, cerebral ischemia, and hydrocephalus. Neurosurgery, 2010, 67: 935–940.

[16] Iorio-Morin C, et al. Tranexamic Acid in Chronic Subdural Hematomas (TRACS): study protocol for a randomized controlled trial. Trials, 2016, 17: 235.

[17] Shakur H, et al. Effect of tranexamic acid in traumatic brain injury: a nested randomised, placebo controlled trial (CRASH-2 Intracranial Bleeding Study). BMJ, 2011, 343: d3795.

[18] Germans M R, et al. Ultra-early Tranexamic Acid after Subarachnoid Hemorrhage (ULTRA): Study Protocol for a Randomized Controlled Trial. Trials, 2013, 16: 14:143.

[19] Morrison J J, et al. Military Application of Tranexamic Acid in Trauma Emergency Resuscitation (MATTERs) study. Arch Surg, 2012, 147: 113–119.

[20] Roberts I, et al. The importance of early treatment with tranexamic acid in bleeding trauma patients: an exploratory analysis of the CRASH-2 randomized controlled trial. Lancet, 2011, 377: 1096–1101.

[21] Shakur H, et al. Effects of tranexamic acid on death, vascular occlusive events, and blood transfusion in trauma patients with significant hemorrhage (CRASH-2): a randomized, placebo-controlled trial. Lancet 2010, 376: 23–32.

[22] Ganesalingam J, et al. Cost-utility analysis of mechanical thrombectomy using stent retrievers in acute ischemic stroke. Stroke, 2015, 46: 2591–2598.

[23] Manchikanti L, Hirsch J A. Patient Protection and Affordable Care Act of 2010: a primer for neurointerventionalists. J Neurointerv Surg, 2012, 4: 141–146.

[24] Turk A S, et al. Comparison of endovascular treatment approaches for acute ischemic stroke: cost effectiveness, technical success, and clinical outcomes. J Neurointerv Surg, 2015, 7: 666–670.

[25] Tsivgoulis G, et al. Successful Reperfusion With Intravenous Thrombolysis Preceding Mechanical Thrombectomy in Large-Vessel Occlusions. Stroke, 2018, 49: 232–235.

[26] Menon B K, et al. Optimal workflow and process- based performance measures for endovascular therapy in acute ischemic stroke: analysis of the Solitaire FR thrombectomy for acute revascularization study. Stroke, 2014, 45:2024–2029.

[27] Demaerschalk B M, et al. Scientific rationale for the inclusion and exclusion criteria for intravenous alteplase in acute ischemic stroke: A statement for healthcare professionals from the American Heart Association/ American Stroke Association. Stroke, 2016, 47: 581–641.

[28] Menon B K, et al. Risk score for intracranial hemorrhage in patients with acute ischemic stroke treated with intravenous tissue- type plasminogen activator. Stroke, 2012, 43: 2293–2299.

[29] Frontera J A, et al. Guideline for reversal of antithrombotics in intracranial hemorrhage: A statement for healthcare professionals from the Neurocritical Care Society and Society of Critical Care Medicine. Neurocrit Care, 2016, 24: 6–46.

[30] Mokin M, Pendurthi A, Ljubimov V, et al. ASPECTS Large Vessel Occlusion, and Time of Symptom Onset: Estimation of Eligibility for Endovascular Therapy. Neurosurgery, 2017 Jul 6. doi:10.1093/ neuros/ nyx352. [Epub ahead of print]

[31] Nogueira R G, Jadhav A P, Haussen D C, et al. Thrombectomy 6 to 24 Hours after Stroke with a Mismatch between Deficit and Infarct. N Engl J Med, 2018, 378: 11–21.

[32] Gayet-Ageron A, Prieto-merino D, Ker K, et al. Effect of treatment delay on the effectiveness and safety of antifibrinolytics in acute severe hemorrhage: a meta-analysis of individual patient-level data from 40 138 bleeding patients. Lancet, 2017, pii: S0140-6736(17)32455-8.

第9章

抗血小板药物

在NICU和卒中单元，抗血小板药物基本只用于缺血性卒中患者[1-6]。由于短暂性脑缺血发作（transient ischemic attack，TIA）是卒中最主要的危险因素，年发病风险高达4%，且TIA 90d内发生风险最高[7-8]，此类药物亦被用于TIA。服用阿司匹林在TIA或脑梗死后的6周内获益最强；可以降低50%以上的卒中风险，因此应早期启动治疗[9]。同时，抗血小板药物也有急性适应证。双重抗血小板治疗是急性颈动脉再通和支架置入术后残余狭窄的标准治疗。静脉抗血小板药物用于血管内治疗相关的血栓形成，阿昔单抗最为常用。

脑卒中抗血小板药物的临床研究

一系列具有里程碑意义的研究评估了脑卒中二级预防抗血小板治疗的最佳给药时间和剂量[10-14]。阿司匹林和氯吡格雷双重抗血小板治疗推荐用于某些类型（如颅内动脉粥样硬化）的脑卒中，但不应长期应用。

MATCH研究纳入了超过7500名患者，观察氯吡格雷联合阿司匹林是否比单用氯吡格雷有更大获益。结果发现双重抗血小板治疗超过1年，患者出血风险增加，但在卒中预防方面并未显示出明显的益处[15]。

CHANCE试验评估了5100多名TIA或轻型卒中患者。患者分为2组，① 首剂负荷剂量氯吡格雷300mg，后服用氯吡格雷75mg/d，连续90d，在用药的前21d同时服用阿司匹林；② 单用阿司匹林，75mg/d，连续90d。结果发现双重抗血小板治疗患者卒中发生率为8.2%，单用阿司匹林患者为11.7%，两组有统计学差异[16]；两组间出血性脑卒中发生率没有差异。CAPRIE试验显示对于脑卒中的预防，氯吡格雷不优于阿司匹林，但氯吡格雷可以改善缺血性卒中、心肌梗死或血管原因死亡的综合风险；两组在安全性方面作用类似（如出血、中性粒细胞减少等）[12]。当房颤患者不能耐受抗凝治疗时，氯吡格雷（联合阿司匹林）可作为替代治疗方案（ACTIVE-A 研究）[17]。双嘧达莫和阿司匹林联用已被批准用于预防脑卒中，但作用并不优于氯吡格雷单药治疗（PRoFESS 研究）[18]。

ARCH 试验是一项前瞻性、随机、对照、开放标签试验，研究对象为超声心动图显示胸主动脉粥样硬化斑块至少 4mm 的非致残性缺血性卒中或 TIA 患者[10]。患者被随机分配服用阿司匹林（75~150mg /d）联合氯吡格雷（75mg/d）组或华法林组（目标 INR：2.0~3.0）。中位随访为 3.4 年，双重抗血小板治疗组卒中及其他血管事件发生率为 7.6%，华法林组为 11.3%。大出血发生率两组间无显著差异，但华法林组出血比例有增高的趋势（双抗组为 2.3%，华法林组为 3.4%）。

POINT 试验[13]是一项针对“高危”TIA（ABCD2 评分＞4）或小卒中的随机对照研究，观察氯吡格雷（负荷剂量 600mg，随后 75mg/d）联合低剂量阿司匹林共 90d 与单用低剂量阿司匹林相比，对主要血管事件发生的影响*。

抗血小板药物的现行推荐意见

· 超溶栓窗的缺血性卒中（或 TIA）：入院 48h 内启动阿司匹林 75~325mg/d，口服。

· 缺血性卒中静脉或动脉溶栓：溶栓前及溶栓后 24h 内不服用阿司匹林。

· 腔隙综合征：阿司匹林 325mg/d，氯吡格雷 75mg/d，或阿司匹林 / 缓释双嘧达莫复合制剂（200/25mg，bid，口服）。

· 颅内动脉粥样硬化：阿司匹林（325mg/d）联合氯吡格雷

---

* 译者注：该研究发现，双抗显著降低了卒中复发的风险 [5.0% *vs* 6.5%]，但是也显著增加了严重出血的风险 [0.9% *vs* 0.4%]。

（75mg/d）共 3 个月，后阿司匹林单药治疗；联合高强度他汀（如阿托伐他汀 80mg/d 或瑞舒伐他汀 20mg/d）。

· 动脉粥样硬化斑块包括易损斑块：阿司匹林 325mg/d、氯吡格雷 75mg/d 联合高强度他汀治疗。

· 颈动脉内膜切除术：阿司匹林 75~325mg/d 或氯吡格雷 75mg/d。

· 颈动脉支架置入术：负荷剂量氯吡格雷（300mg）及双抗治疗（氯吡格雷加阿司匹林）共 30d，后阿司匹林单药 325mg/d；联合高强度他汀治疗。

· 颈动脉剥离术：阿司匹林 325mg/d[19]。

抗血小板药物

阿司匹林应用最为广泛。还有几种噻吩吡啶类药物用于临床，但噻氯匹定在美国已经下市。对于已经服用阿司匹林的患者，脑卒中二级预防最常用的药物是氯吡格雷。替格瑞洛在脑卒中的研究尚不充分；普拉格雷禁用于脑卒中[20]。抗血小板药物的主要靶点如图 9.1 所示。

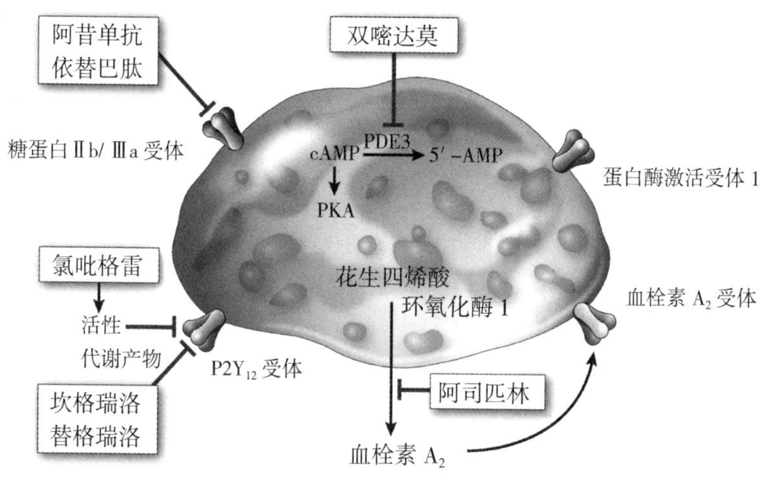

图 9.1 抗血小板药物的作用机制

阿司匹林 PO

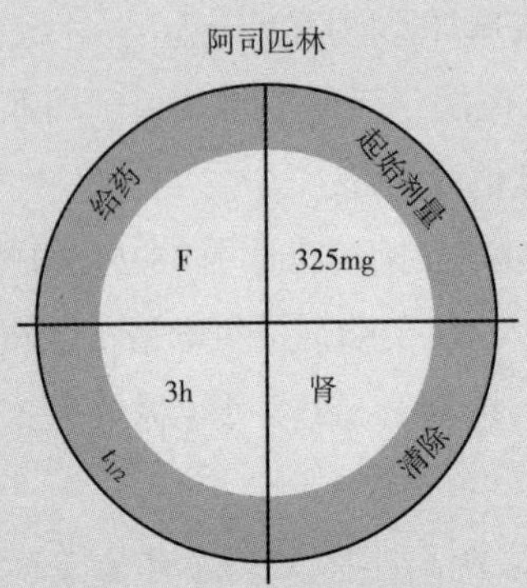

药理学特征

- 不可逆地抑制环氧化酶 1（COX-1）和 2，导致血栓素 A2 的不可逆抑制
- 减少血栓素 A2 的合成，减少血小板聚集
- 单次给药后 COX-1 的抑制作用持续 7~10d
- 非肠溶剂型服药后 30min 内血药浓度达峰值，血小板抑制作用在 1h 出现；咀嚼片服药 20min 内血浆浓度达峰值
- 半衰期（具有剂量依赖性）：3h（300~600mg 剂量），或 10h（更高剂量）
- 严重肝功能障碍患者应避免应用，可能增加出血风险

剂量与给药

- 75~325mg/d 口服
- 300mg 直肠栓剂
- 低剂量单药治疗时可用咀嚼片剂 (如 81mg/d)
- 与食物同服以减轻消化道不适

监测

- 出血
- 卒中复发
- 用血小板反应性评估耐药（COX-1 酶抑制不完全）

不良反应

- 胃肠道溃疡（可能影响 1/3 的患者，大剂量用药时比例更高）
- 上消化道出血
- 血小板减少，全血细胞减少
- 过敏反应与血管性水肿
- 极高剂量（如，高达 4g/d）应用或肾功能不全患者可能出现听力丧失及耳鸣

氯吡格雷　PO

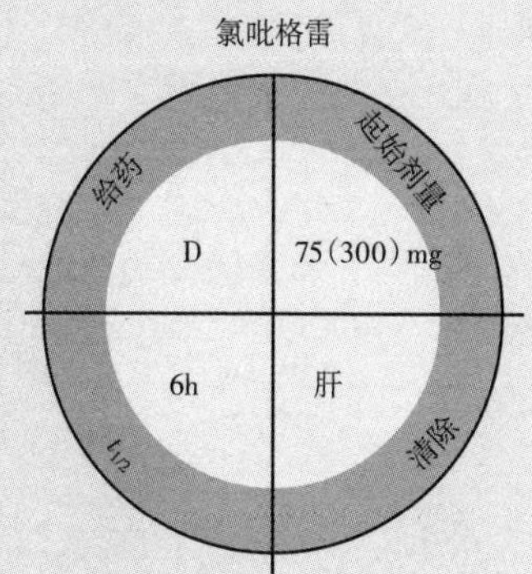

药理学特征

- 不可逆性阻断 P2Y12 受体，阻断腺苷二磷酸酶激活，破坏血小板聚集稳定性，并阻止糖蛋白（GP）Ⅱb/Ⅲa 受体复合物激活
- 2h 内起效（300~600mg 负荷剂量）
- 作用持续时间：5~10d

剂量与给药

- 大多数适应证，75mg，qd
- TIA 及小卒中后 24h 内，300mg 负荷剂量
- 颈动脉支架置入术后 300~600mg 负荷剂量
- 肾功能不全者无须调整剂量，但终末期肾病患者血小板活性较高

· 肝功能不全者无须调整剂量

监测

· 出血迹象
· 全血细胞计数
· 与 CYP2C19 抑制剂的药物间相互作用（如奥美拉唑、西咪替丁、氟西汀、酮康唑、氟康唑），氯吡格雷药效减低可能导致治疗失败

不良反应

· 异常瘀斑或出血
· 创伤后出血
· 皮肤瘙痒

替格瑞洛　PO

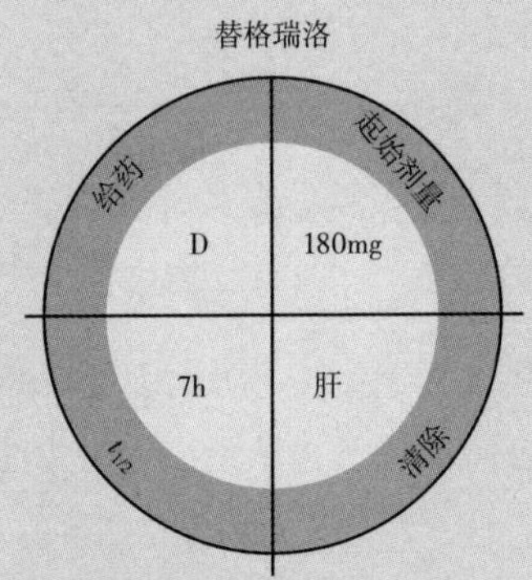

药理学特征

· 可逆性阻断 P2Y12 受体，阻断腺苷二磷酸酶激活，破坏血小板聚集稳定性，并阻止糖蛋白（GP）Ⅱb/Ⅲa 受体复合物激活
· 由于与血小板可逆性结合，血小板功能取决于血清替格瑞洛水平
· 碾碎服药可延长峰效时间，血药浓度轻度升高
· 服药 2h 可达 88% 峰效

剂量与给药

- 负荷剂量 180mg，后 90mg，bid
- 与替格瑞洛同服时阿司匹林最大剂量 100mg（大剂量阿司匹林降低替格瑞洛有效性）
- 肾功能不全患者无须调整剂量
- 肝功能障碍患者无须调整剂量，严重肝功能衰竭者应避免用药

监测

- 呼吸系统症状
- 出血，瘀斑
- 肾功能

不良反应

- 各类型出血事件
- 呼吸困难
- 心动过缓
- 血肌酐升高

双嘧达莫 / 阿司匹林　PO

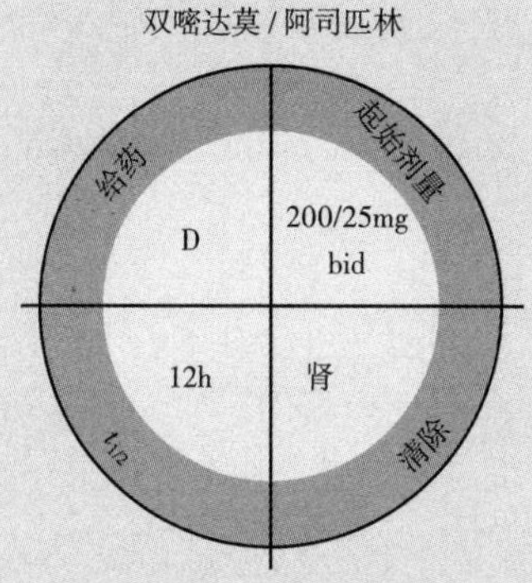

药理学特征

- 磷酸二酯酶抑制剂；提升环磷酸腺苷（cAMP）水平，增强前列环素的抗血小板作用
- 本品为复合制剂，不能与两种单独组分相互换用

剂量与给药

- 200/25mg 胶囊，bid
- 必须完整吞服（缓释剂型）
- 肾功能不全患者无须调整剂量，但 CrCl < 10mL/min 时应避免应用
- 肝功能障碍患者无须调整剂量，严重肝功能衰竭者应避免使用

监测

- 各类型出血
- 吞咽困难（应完整吞服）

不良反应

- 头痛（约半数患者出现）
- 胃肠道不适（约 1/3 患者出现）
- 出血风险

西洛他唑　PO

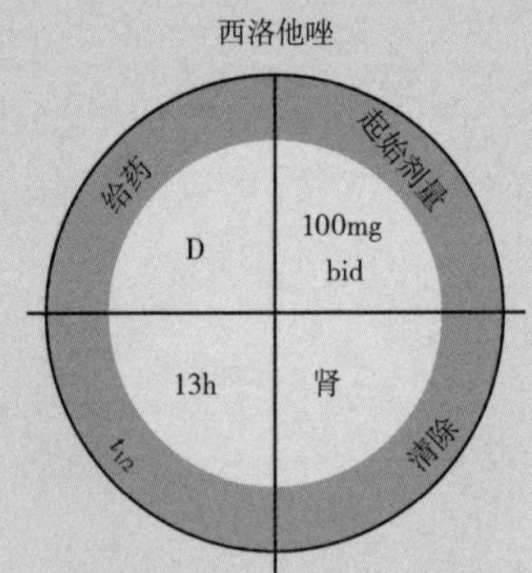

药理学特征

- 磷酸二酯酶 -3 抑制剂
- 可逆性抑制血小板聚集
- 预防脑卒中有效，主要针对亚洲人群
- 建议作为预防脑卒中的三线药物（在氯吡格雷或双嘧达莫 / 阿司匹林之后使用）

- 临床主要用于间歇性跛行预防
- 具有抗动脉粥样硬化作用
- 心衰患者禁用

剂量与给药

- 100mg 口服，bid
- 当与 CYP2C19 抑制剂（如氟康唑、奥美拉唑、伏立康唑）或 CYP3A4 抑制剂（如地尔硫䓬、红霉素、酮康唑、克拉霉素、利托那韦）联合使用时，剂量应减至 50mg，bid
- 肾功能不全患者无须调整剂量，但无终末期肾病患者的相关数据
- 肝功能障碍患者无需调整剂量，但严重肝衰竭患者慎用

监测

- 血小板计数
- 新发的心脏杂音
- EKG

不良反应

- 头痛
- 腹泻
- 心律失常
- 血小板减少症，白细胞减少
- 感染风险

糖蛋白 IIb/IIIa 抑制剂

这类药物通过抑制纤维蛋白原和血管性血友病因子（von Willebrand factor，vWF）来阻止血小板聚集，同时抑制血小板在血管壁上的早期黏附，抑制血小板聚集的终末途径。它们被用于脑血管造影中或血管内治疗中出现栓塞并发症的患者。

阿昔单抗 IV

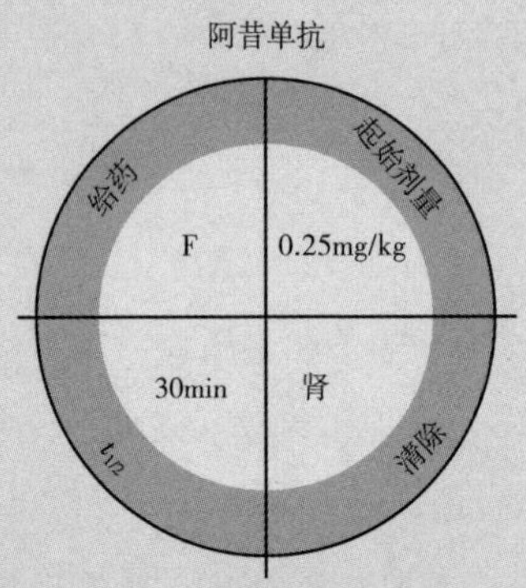

药理学特征

- 人源抗 GP Ⅱb/ Ⅲa 受体单克隆抗体[21]
- 立即起效
- 用药 10min 后血小板聚集能力下降到< 20%
- 血小板功能在给药 24h 内完全阻断，48h 后逐渐恢复，作用持续长达 7d
- 在血小板结合状态下可在体循环中存在 10d

剂量与给药

- 0.25mg/kg 静推 10min 以上，后 0.125μg/(kg · min)（最大剂量 10μg/min）持续泵注 12h
- 肝肾功能障碍者无须调整剂量

监测

- PT、aPTT
- 全血细胞计数
- 基线及静推给药后 2~4h 和 24h 的血小板计数
- 出血，异常瘀斑

不良反应

- 低血压
- 恶心

· 出血
· 产生抗体
· 血小板减少（发生率＜5%，通常较严重；任何 GP Ⅱb/ Ⅲa 拮抗剂反复给药风险增大）

依替巴肽　IV

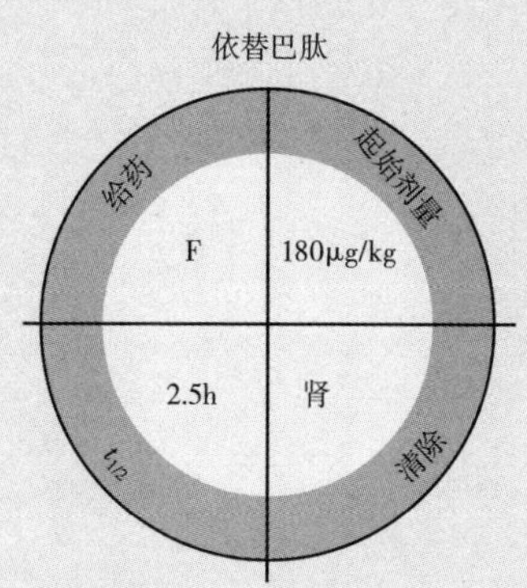

药理学特征

· 血小板 GP Ⅱb/ Ⅲa 受体的环庚肽抑制剂；通过阻断纤维蛋白原，以及阻断 vWF 与受体的结合，可逆性阻断血小板聚集
· 即刻起效（5min 抑制 80% 血小板），峰效时间 1h
· 停药 4~8h 后血小板功能恢复正常

剂量与给药

· 180μg/kg 团注（最大剂量 22.6mg），后 2μg/(kg · min) 泵注（最大剂量 15mg/h）
· 若 CrCl ＜ 50mL/min，团注剂量不变，最快输注速度为 1μg/(kg · min)（最大剂量 7mg/h）
· 肝功能不全患者无剂量调整
· 终末期肾病者禁用

监测

· PT、aPTT
· 全血细胞计数

· 基线、团注给药后 2~4h 和 24h 的血小板计数
· 出血

不良反应

· 各类型出血事件
· 血小板减少（罕见）
· 低血压

替罗非班 IV

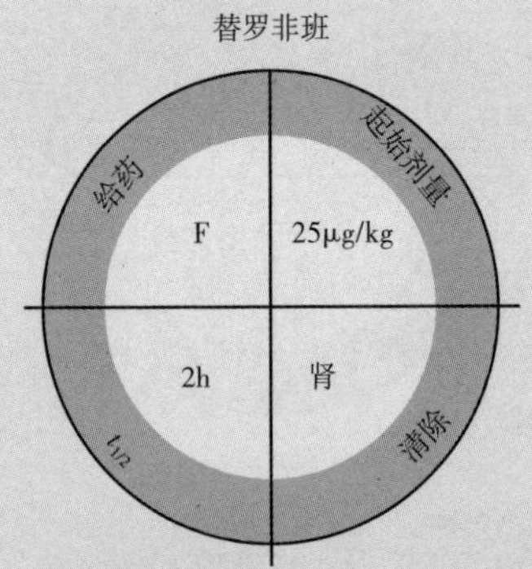

药理学特征

· 可逆性 GP Ⅱb/ Ⅲa 受体抑制剂；具有剂量依赖性抑制血小板聚集的作用
· 起效迅速（5min 抑制 70%~90% 血小板）

剂量与给药

· 25μg/kg，静推 3~5min 以上，后 0.15μg/(kg · min) 持续可达 18h
· 若 CrCl ≤ 60mL/min，输注速度减半为 0.075μg/(kg · min)

监测

· PT、aPTT
· 全血细胞计数
· 出血征象
· 肾功
· 基线、给药后 6h 的血小板计数

不良反应

- 出血
- 血小板减少（罕见）

血小板功能检测

测定出血时间可以评估血小板功能，但准确性欠佳且重复性差。光学聚集法（激动剂诱导血小板聚集检测透光度）的重复性好，被作为标准检测方法。其他方法包括全血聚集法、快速血小板功能分析（VerifyNow®）或血栓弹力图（TEG）。血小板功能检测在临床实践中简便易行，应用普遍。可以检测服用抗血小板药物（阿司匹林、$P2Y_{12}$ 抑制剂或 GP Ⅱb/Ⅲa 抑制剂）患者的血小板功能。

抗血小板药物抵抗

患者的依从性差可能比抗血小板药物抵抗更为常见。对于抗血小板药物抵抗的患者来说，心脑血管事件复发风险更高。阿司匹林抵抗的比例接近 25%，有报道可能高达 60%[22]。其耐药的潜在原因与 COX-1 通路血栓素 A_2 的产生、药物吸收不良、剂量不足和药物相互作用有关。布洛芬及其他非甾体抗炎药（NSAIDs）可降低抗血小板药物的作用。氯吡格雷耐药性与 CYP2C19*2 基因型有关，在亚洲人群中尤其高。在白种人中，耐药率为 5%~30%[23]（框表 9.1）。

框表 9.1　与抗血小板药物抵抗相关的因素
· 女性 · 高龄 · 糖尿病 · 高甘油三酯血症 · 低血红蛋白水平 · 与非甾体抗炎药同服 · 去甲肾上腺素水平升高 · 吸烟 · 高胆固醇血症 · 基因多态性影响 COX-1（如，50T）、COX-2（-765C）、TXA_2 合酶

不建议应用常规血小板功能检测方法检测抗血小板药物抵抗。全血聚集法可识别耐药性（PFA-100）；VerifyNow® 阿司匹林测定法是将纤维蛋白原包被的小珠加入患者血样，观察其与血小板凝集情况。TEG 是评估血小板功能的另一种方法。

医疗操作前抗血小板药物的停药

服用抗血小板药物患者医疗操作后出血风险各不相同：神经外科手术的出血风险较高，而诊断性操作的出血风险较低。任何涉及活检或组织切除的手术都应在术前 5~7d 停用阿司匹林。高危手术前噻吩吡啶类药物的停药：氯吡格雷，术前 5d；替格瑞洛，术前 3~5d；普拉格雷，术前 7d。

抗血小板药物的临床急救

正在服用抗血小板药物的患者，一旦发生出血或需要急诊手术（如侧脑室穿刺引流术），需要紧急逆转治疗。颅内出血——尤其是脑叶或硬膜下出血——可能需要神经外科手术清除。对于全身性出血，如消化道出血，则可能需要内镜检查或其他诊断性手术寻找出血部位。此时需确定末次给药时间并计算五个半衰期，以估计药物的残余作用。大量出血时，应复查全血细胞计数以估计失血量[24]。

目前尚无抗血小板药物特效逆转剂。临床上可输注血小板，但效果仍有待证实。1 个单采单位（“六包”）可增加 3 万 ~6 万血小板。大多数神经外科医生习惯在手术或脑室引流管置入前使用 1~2 个“六包”，但其益处和风险尚不明确。在 PATCH 试验中，给予脑出血患者血小板输注未见任何获益，反而出现更多的不良作用[25]。另一种临床选择是去氨加压素（0.3~0.4μg/kg 静脉注射）[26]，可增加 vWF、因子Ⅷ和促凝血血小板。

在阿昔单抗相关出血的治疗中，应更积极的考虑输注血小板，因为该药可能诱导血小板减少（约 5% 的患者）。

关键点

1. 阿司匹林单药仍然是缺血性脑卒中二级预防的主要治疗方法。

2. 颈动脉支架置入术后需要双重抗血小板治疗。

3. 如果血小板减少症是由 GP Ⅱb/ Ⅲa 抑制剂引起的，则可能需要输注血小板。

4. 在许多临床情况下，输注血小板逆转抗血小板作用的益处尚不明确，并可能导致更多的不良反应。

5. 脑出血时给予去氨加压素可以逆转抗血小板药物的作用。

参考文献

[1] Taylor G, et al. Is platelet transfusion efficient to restore platelet reactivity in patients who are responders to aspirin and/ or clopidogrel before emergency surgery? J Trauma Acute Care Surg, 2013, 74: 1367–1369.

[2] Oprea A D, Popescu W M. Perioperative management of antiplatelet therapy. Br J Anaesth, 2013, 111 Suppl 1: i3–17.

[3] Antithrombotic Trialists C, et al. Aspirin in the primary and secondary prevention of vascular disease: collaborative meta- analysis of individual participant data from randomised trials. Lancet, 2009, 373: 1849–1860.

[4] Topol E J, Byzova T V, Plow E F. Platelet GPIIb- IIIa blockers. Lancet, 1999, 353: 227–231.

[5] Eisert W G. Dipyridamole in antithrombotic treatment. Adv Cardiol, 2012, 47: 78–86.

[6] Gresele P, Momi S, Falcinelli E. Anti-platelet therapy: phosphodiesterase inhibitors. Br J Clin Pharmacol, 2011, 72: 634–646.

[7] Cheng-Ching E, et al. Update on pharmacology of antiplatelets, anticoagulants, and thrombolytics. Neurology, 2012, 79(13 Suppl 1): S68–76.

[8] Kapil N, et al. Antiplatelet and anticoagulant therapies for prevention of ischemic stroke. Clin Appl Thromb Hemost, 2017, 23: 301–318.

[9] Rothwell P M, et al. Effects of aspirin on risk and severity of early recurrent stroke after transient ischaemic attack and ischaemic stroke: time-course analysis of randomised trials. Lancet, 2016, 388: 365–75.

[10] Amarenco P, et al. Clopidogrel plus aspirin versus warfarin in patients with stroke and aortic arch plaques. Stroke, 2014, 45: 1248–1257.

[11] Bhatt D L, et al. Clopidogrel and aspirin versus aspirin alone for the prevention of atherothrombotic events. N Engl J Med, 2006, 354: 1706–1717.

[12] Gent M, et al. A randomised, blinded, trial of clopidogrel versus aspirin in patients at risk of ischaemic events (CAPRIE). CAPRIE Steering Committee. Lancet, 1996,

348: 1329–1339.

[13] Johnston S C, et al. Platelet-oriented inhibition in new TIA and minor ischemic stroke (POINT) trial: rationale and design. Int J Stroke, 2013, 8: 479–483.

[14] Wang Y, et al. Clopidogrel with aspirin in acute minor stroke or transient ischemic attack. N Engl J Med, 2013, 369: 11–19.

[15] Diener H C, et al. Aspirin and clopidogrel compared with clopidogrel alone after recent ischemic stroke or transient ischemic attack in high-risk patients (MATCH): randomized, double-blind, placebo-controlled trial. Lancet, 2004, 364: 331–337.

[16] Pan Y, et al. Risks and benefits of clopidogrel-aspirin in minor stroke or TIA: Time course analysis of CHANCE. Neurology, 2017, 88: 1906–1911.

[17] Connolly S J, et al. Effect of clopidogrel added to aspirin in patients with atrial fibrillation. N Engl J Med, 2009, 360: 2066–2078.

[18] Diener H C, et al. Effects of aspirin plus extended- release dipyridamole versus clopidogrel and telmisartan on disability and cognitive function after recurrent stroke in patients with ischaemic stroke in the Prevention Regimen for Effectively Avoiding Second Strokes (PRoFESS) trial: a double-blind, active and placebo-controlled study. Lancet Neurol, 2008, 7: 875–884.

[19] Kennedy F, et al. Antiplatelets vs anticoagulation for dissection: CADISS nonrandomized arm and meta-analysis. Neurology, 2012, 79: 686–689.

[20] Udell J A, et al. Prasugrel versus clopidogrel in patients with ST-segment elevation myocardial infarction according to timing of percutaneous coronary intervention: a TRITON-TIMI 38 subgroup analysis (Trial to Assess Improvement in Therapeutic Outcomes by Optimizing Platelet Inhibition with Prasugrel-Thrombolysis In Myocardial Infarction 38). JACC Cardiovasc Interv, 2014, 7: 604–612.

[21] Tcheng J E. Clinical challenges of platelet glycoprotein Ⅱb/Ⅲa receptor inhibitor therapy: bleeding, reversal, thrombocytopenia, and retreatment. Am Heart J, 2000, 139(2 Pt 2): S38–45.

[22] Hovens M M, et al. Prevalence of persistent platelet reactivity despite use of aspirin: a systematic review. Am Heart J, 2007, 153: 175–181.

[23] Mijajlovic M D, et al. Clinical consequences of aspirin and clopidogrel resistance: an overview. Acta Neurol Scand, 2013, 128: 213–219.

[24] Makris M, et al. Guideline on the management of bleeding in patients on antithrombotic agents. Br J Haematol, 2013, 160: 35–46.

[25] Baharoglu M I, et al. Platelet transfusion versus standard care after acute stroke due to spontaneous cerebral haemorrhage associated with antiplatelet therapy (PATCH): a randomised, open-label, phase 3 trial. Lancet, 2016, 387: 2605–2013.

[26] Desborough M J, et al. Desmopressin for treatment of platelet dysfunction and reversal of antiplatelet agents: a systematic review and meta-analysis of randomized controlled trials. J Thromb Haemost, 2017, 15: 263–272.

第10章

免疫抑制和免疫治疗

NICU 常用的免疫调节治疗主要包括大剂量糖皮质激素、血浆置换和静脉注射免疫球蛋白（IVIG）。使用糖皮质激素的一个常见指征是近期诊断的存在占位效应的胶质瘤或转移瘤，也可用于急性硬膜外转移性病变所致脊髓压迫症的治疗。

在急性神经肌肉疾病中，血浆置换和 IVIG 经常用于吉兰 – 巴雷综合征以及慢性炎性脱髓鞘性多发性周围神经病和重症肌无力的急性加重期，但短期治疗效果并不确切。

虽然缺乏大规模的病例对照研究结论支持，免疫调节依然被认为是自身免疫性脑炎的基础治疗，建议在这类疾病中联合使用不同类型的免疫调节治疗（糖皮质激素、血浆置换、IVIG、利妥昔单抗或环磷酰胺）[1]。

癌症的免疫治疗也可能出现神经系统并发症，主要与免疫检查点抑制剂有关，可能导致严重的、有时甚至致命的神经系统症状体征。

糖皮质激素

普通 ICU 中，糖皮质激素的常见适应证见框表 10.1。近期一项研究发现，氢化可的松虽然不能降低脓毒性休克的风险，但可显著降低谵妄的发生率[3]。

框表 10.1　糖皮质激素的重症适应证
· 肾上腺功能不全 · 急性呼吸窘迫综合征 · 慢性阻塞性肺疾病急性加重 · 移植手术 · 甲状腺危象 · 黏液水肿性昏迷

在NICU中，糖皮质激素的常见适应证包括脑恶性肿瘤（胶质瘤）或良性肿瘤（脑膜瘤）周围的严重脑水肿、急性脑血管炎、自身免疫性脑炎、急性细菌性脑膜炎，横贯性脊髓炎和急性神经肌肉疾病，特别是重症肌无力（框表10.2）。糖皮质激素经常被用于癌症患者神经系统并发症的控制，也常被神经外科医师用于开颅手术后减轻脑水肿。还有一个少见但紧急的适应证为垂体卒中(脑垂体腺瘤出血）。原发性脑肿瘤患者使用地塞米松的建议见表10.1。

框表 10.2　糖皮质激素的神经重症监护适应证

- 新诊断的胶质瘤
- 中枢神经系统转移瘤
- 中枢神经系统血管炎
- 自身免疫性脑炎
- 暴发性细菌性脑膜炎
- 垂体卒中
- 快速进展的脱髓鞘疾病
- 肌无力危象

表 10.1　地塞米松治疗脑肿瘤患者的剂量和减量推荐

临床情况	地塞米松推荐剂量	减量推荐
局部症状加重	4~8mg/d（qd或bid）	逐渐减量至患者无症状的最低剂量
影像学或临床提示存在严重占位效应	首剂10mg（IV），后4mg，q6h（PO或IV）	术后开始减量
手术后	16mg/d，分2~4次（PO或IV）	对于无症状的术后患者，在5~7d内，每1~2d减少50%的剂量

依据参考文献4

一个经常被提及的问题是糖皮质激素对于严重脑外伤患者是否有益，自20世纪80年代以来，多项临床研究均没有发现糖皮质激素能改善预后或增加死亡率[5-6]。临床上，糖皮质激素有时被用于减轻脑出血或出血性梗死周围的脑水肿，特别是症状性的脑水肿，但无论短期或长期应用均没有循证医学证据。糖皮质激素常用于中枢神经系统感染性疾病。对于细菌性脑膜炎，糖皮质激素须在第一剂抗生素之前使用。对于结核性脑膜炎和肺炎链球菌脑膜炎，糖皮质激素可以降低患者死亡率（对流感嗜血杆菌和脑膜炎奈瑟球菌脑膜炎，并不能降低死亡率），但不能降低致残性神经功能缺损的发生风险[7]。在“高收入”国家展开的临床研究发现，糖皮质激素可以降低儿童和成人患者听力障碍的发生率[7]。对于病毒性脑炎患者，糖皮质激素并未被证实有效（或有不良反应）。

糖皮质激素是急性转移性病变致硬膜外脊髓压迫的首选初始治疗。其可以减轻脊髓水肿，对某些肿瘤（如淋巴瘤）可能具有抗肿瘤作用。一项随机对照研究显示，在同步放疗时，地塞米松首日 96mg 静脉注射，后 96mg/d 口服 3d，而后 10d 内逐渐减量，患者行走能力可改善 20%[8]。比较研究发现，低剂量地塞米松（10mg 首剂，而后 16mg/d，随后逐渐减量）可能与高剂量疗效相当，且副作用较少[9]。

糖皮质激素的等效剂量为：5mg 泼尼松 = 0.75mg 地塞米松 = 4mg 甲泼尼龙。对于神经重症、神经外科、神经肿瘤的医师，地塞米松是首选的糖皮质激素。

地塞米松　IV

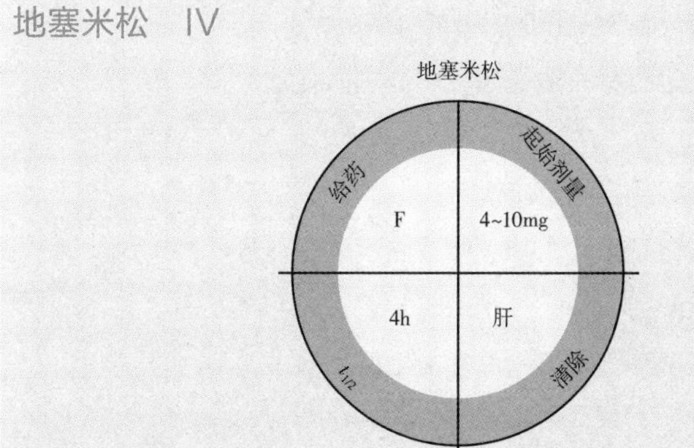

药理学特征

- 抑制炎症级联反应（如前列腺素、白三烯）和炎症细胞的增殖

· 抑制血管内皮生长和肿瘤血管新生
· 减轻脑水肿
· 通过 CYP450 酶在肝脏代谢。CYP3A4 的酶诱导剂（特别是巴比妥类、卡马西平、苯妥英）可以影响药效
· 口服生物利用度从 60%~100%
· 半衰期：1~5h（IV），3~5h（PO）
· 达峰时间：5~10min（IV），1~2h（PO）[10-12]

剂量与给药

· 10mg，IV（超过 5~10min），后 4mg，q6h，IV 或 PO

监测

· 血糖水平（增强肝糖原异生，抑制脂肪组织对葡萄糖的摄取）
· 血清转氨酶
· 皮肤皲裂

不良反应

· 易感患者非酮症高渗状态
· 情绪不稳，急性精神症状、失眠
· 食欲增加（长期应用致体重增加）
· 皮疹，快速静脉注射引起会阴部刺激症状
· 腹胀
· 应激性溃疡致胃肠道出血
· 过敏反应伴血管性水肿、体液潴留和高血压
· 感染风险增加
· 非感染性白细胞增多（中性粒细胞增多）
· 肌病
· 长期应用致骨质疏松
· 伤口愈合障碍

强的松　PO

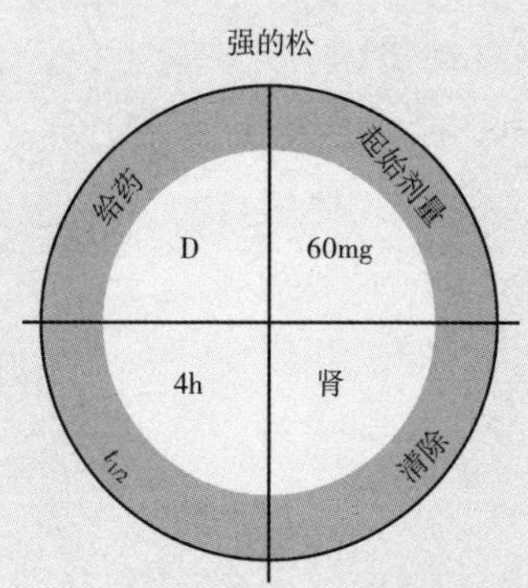

药理学特征

· 最常用的糖皮质激素，无明显的盐皮质激素作用

· 达峰时间：2h

· 经肝脏代谢为活性形式，泼尼松龙

剂量与给药

· 用于抑制炎症 / 免疫反应 60mg/d；用于急性神经系统疾病（如重症肌无力或中枢神经系统血管炎）最多 1mg/(kg · d)

· 给药时间少于 7~10d 时，无须减量可直接停药

· 与食物一起服用以避免肠胃道不适

监测

· 血糖水平（促进肝糖原异生，抑制脂肪组织摄取葡萄糖）

· 血清转氨酶

不良反应

· 精神症状（幸福感提升、欣快感、轻躁狂、失眠），常出现在用药剂量＞ 20mg/d 时

· 食欲增加（长期应用致增加体重）

· 肠胃不耐受

· 增加感染风险

· 非感染性白细胞增多（中性粒细胞增多）

- 低钾血症
- 高钠血症（体液潴留）
- 伤口愈合障碍
- 白内障和青光眼（长期使用）
- 肌病和骨质疏松症（长期使用）
- 医源性库欣病 (长期使用)

甲泼尼龙 IV

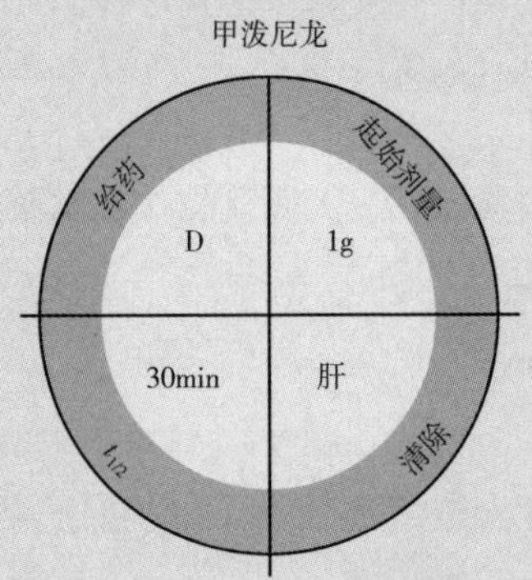

药理学特征

- 用于急性神经系统疾病恶化，如多发性硬化症，自身免疫性脑炎、重症肌无力
- 高剂量的甲泼尼龙曾被用于治疗急性脊髓损伤，但临床研究数据不再支持该应用
- 起效时间：1h 内
- 持续时间（单剂量）：长达 2 周
- 半衰期：30min（IV），2.5h（PO）

剂量和管理

- 1000mg，IV，qd；持续 5d
- Medrol® Dosepak™：4mg 甲泼尼龙片（每 5 天减量一次，从 24mg/d 逐渐减至 4mg/d）

监测

- 高血糖
- 血清转氨酶水平
- 低白蛋白血症

不良反应

- 血糖水平（促进肝糖原异生，抑制脂肪组织摄取葡萄糖）
- 高血压反应
- 精神症状
- 低钾血症
- 高钠血症（由体液潴留引起）
- 口服用药所致急性恶心症状

环磷酰胺　PO

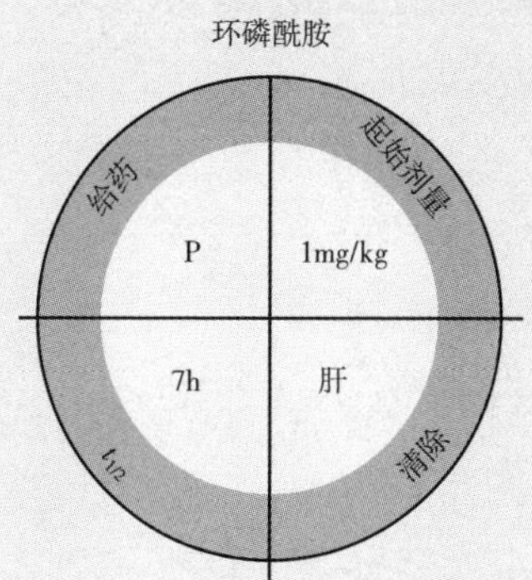

药理学特征

- 烷化剂，阻止细胞分裂
- 导致不育可能性大，需取得知情同意
- 适应证：进展性多发性硬化、B 细胞淋巴瘤、重症肌无力、脑血管炎，抗 NMDAR 受体脑炎
- 可单独应用或与其他免疫治疗联用（如糖皮质激素、IVIG、血浆置换）

- 通过 CYP2B6、CYP2C9 和 CYP3A4 酶在肝脏中代谢为活性成分

剂量和管理

- 1~2mg/(kg · d)，口服，bid
- 或每月 500~1000mg/m^2，IV（0.6~1g/m^2）
- 肝、肾功能不全的患者无须调整剂量，但毒性风险较大（肝功能不全时，活性代谢产物减少，疗效降低）
- 大剂量静脉注射前后建议给予生理盐水水化

监测

- 水化
- 肾功能指标
- 全血细胞计数和转氨酶水平
- 转氨酶水平为上限的三倍时，应用 75% 的剂量

不良反应

- 呕吐（非常常见，建议在用药前使用止吐剂）
- 骨髓抑制
  - 发热性中性粒细胞减少症
  - 白细胞减少
  - 血小板减少症
- 口腔炎
- 出血性膀胱炎（可应用美司钠、水化或膀胱冲洗进行预防）
- 膀胱细胞癌
- 脱发
- 无精症、排卵异常（需进行不孕症咨询）

利妥昔单抗　IV

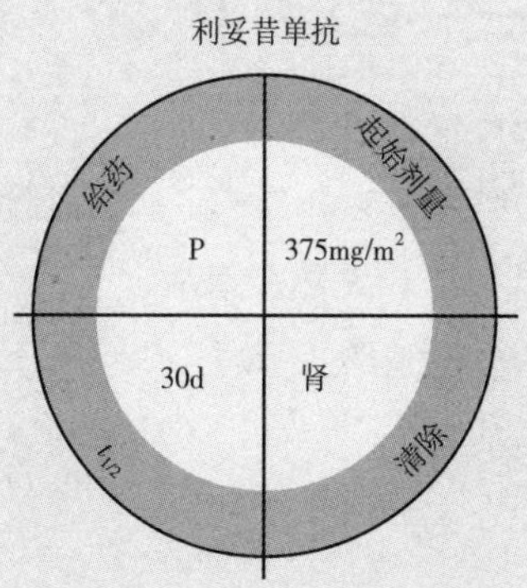

药理学特征

- 针对 B 淋巴细胞 CD20 抗原的单克隆抗体，导致细胞凋亡
- 适应证：自身免疫性脑炎，难治性重症肌无力，视神经脊髓炎谱系疾病

剂量和管理

- 1g，IV，2 周后重复给药
- 每 6 个月重复给药 1 次
- 或者，375mg/m^2；每 4 周给药 1 次；后每 1~3 月给药 1 次
- 起始输注速度为 50mg/h，每 30 分钟滴定输注速度，至最大 400mg/h
- 肝、肾功能不全者无须调整剂量（研究尚不充分）。
- 因存在致命的乙型肝炎复发风险，治疗前需要查乙肝抗原

监测

- 监测全血细胞计数和分类
- 监测肝功能
- 可能发生严重或致命的输液反应

不良反应

- 淋巴细胞减少症、贫血、中性粒细胞减少症
- 头痛
- 皮疹和瘙痒

- 恶心和腹泻
- 转氨酶升高
- 过敏伴血管源性水肿
- 感染风险高（肺结核和肺孢子虫病的风险增加）
- 输液反应（低血压、发热、寒战、支气管痉挛；可应用糖皮质激素、对乙酰氨基酚及苯海拉明预防）
- 乙型肝炎再激活
- 进行性多灶性白质脑病（罕见）

血浆置换

血浆置换的神经系统适应证见表10.2。该治疗是吉兰－巴雷（Guillain-Barre）综合征和肌无力危象的支持治疗，用于其他神经系统疾病的适应证被美国血浆置换协会（ASFA）分类如下[13]。

Ⅰ类：标准治疗，但并非（在所有情况下）强制性治疗。

Ⅱ类：普遍接受的、支持性治疗。

Ⅲ类：获益证据不足。

表10.2　血浆置换的ASFA Ⅰ类和Ⅱ类指征[13]

血浆置换的指征	ASFA分类
急性炎性脱髓鞘性发性神经病变（吉兰－巴雷综合征）	I
慢性炎性脱髓鞘性多发性神经根神经病	I
兰伯特－伊顿（Lambert-Eaton）综合征	II
多发性硬化	
急性中枢神经系统炎症性脱髓鞘疾病	II
神经性脊髓炎	II
重症肌无力	I
副蛋白血症性多发性神经病	
IgG/IgA相关脱髓鞘多发性神经病	I
IgM相关多发性神经病	II
Rasmussen脑炎	II

血浆置换通过静脉通路，使用大型号的透析导管（Quinton-Mahurkar）。单次治疗常需 1.25 倍体积的置换，预估血浆体积为：

0.07 × 体重（kg）×（1−Hct）（Hct，红细胞比容）

血浆可用 5% 白蛋白、白蛋白 – 生理盐水组合、生理盐水或新鲜冰冻血浆替代。根据 IgM 和 IgG 水平的变化确定治疗方案。血浆 IgG 水平一般在 2d 内恢复到治疗前的 40%~50%。常规建议行 5 次标准置换。

并发症和紧急干预措施包括：

- 柠檬酸盐引起的低钙血症和代谢性碱中毒
  - 治疗：10mL 10%$CaCl_2$，IV，30min 以上
- 过敏反应
  - 肾上腺素 0.2~0.5mg，IM
  - 苯海拉明 50mg，IV
  - 雷尼替丁 50mg，IV
- 输血相关急性肺损伤（TRALI）
- 病毒感染风险
- 血栓栓塞（中央静脉置管）
- 气胸（中央静脉置管）
- 低血压（可能需要短期升压治疗）
- 电解液紊乱（体液容量变化）

静脉注射免疫球蛋白（IVIG）

血浆置换和 IVIG 都可用于治疗特定的神经重症疾病，没有文献支持任何一种作为初始选择更优。

美国有多种 IVIG 制剂，其配方中 IgA 含量、渗透压、钠和糖含量各不相同。对于有过敏性输血反应风险以及既往有过敏病史的患者，给药前应预先给予苯海拉明 25mg。应避免摇晃或冷冻药品，避免不同厂家制剂混用。

免疫球蛋白 IV

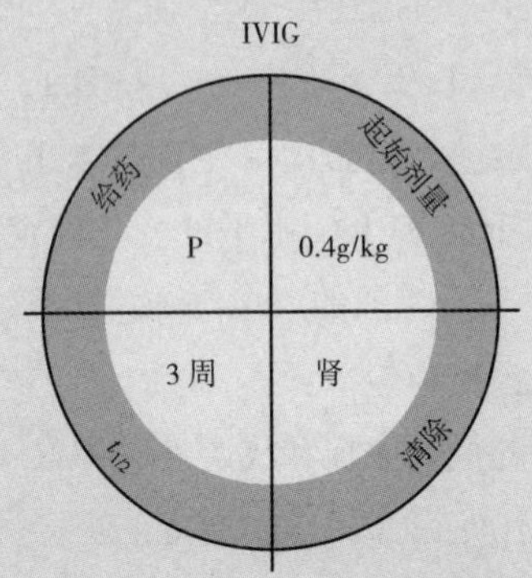

药理学特征

- IVIG 中特异性抗体对细胞因子的中和抑制
- 中和针对细菌、病毒、寄生虫的 IgG 抗体
- 阻断白细胞黏附分子
- 通过提高抗体滴度和抗原–抗体的反应能力进行被动免疫
- 针对循环中的特异型自身抗体的抗特异型抗体
- 清除免疫复合物沉积物
- 调节性 T 细胞的改变
- IVIG 的免疫反应高峰发生在 3~4 周
- 价格昂贵

剂量和管理

- 对于重症肌无力和吉兰–巴雷综合征，每个疗程 2g/kg，分 2~5d 给药 [即 1g/(kg · d)，用 2d；但更倾向于 0.4g/(kg · d)，用 5d]
- 肥胖患者的用药剂量通常按理想体重计算，轻体重者按实际体重计算
- 每种产品都有自己的滴定建议。滴定输注速度是为了尽量减少潜在的过敏反应（血液制品）。每次给予不同剂量均需要重新滴定。

- 需要专用的静脉输液管

监测

- 荨麻疹
- 恶心、呕吐
- 肌肉痉挛
- 寒战、冷汗、发抖（输血相关反应）
- 新发头痛

不良反应

- 20%~50% 出现不良反应
- Stevens-Johnson 综合征
- 无菌性脑膜炎
- IgA 缺乏者出现过敏性休克（少见，可给予肾上腺素和大剂量激素治疗）
- 输血相关循环超负荷和急性肺损伤（TACO 和 TRALI）
- 血栓栓塞事件（动、静脉均可发生），可通过充分的水化来预防
- 既往肾衰竭和糖尿病病史患者可出现肾脏并发症
    - 停用 IVIG 后 10d 内肾脏并发症自行缓解
    - 在某些情况下，可能需要进行透析
    - 含蔗糖的制剂更容易发生
- 假性低钠血症
- 溶血和中性粒细胞减少症
- 感染风险（人类供体汇集，血液制品）

检查点抑制剂的免疫治疗

免疫疗法在治疗黑色素瘤、肾细胞癌、非小细胞肺癌、头颈癌、尿道癌和霍奇金淋巴瘤方面具有巨大前景。这些药物主要分为两类，结合 PD-1 相关受体引起细胞程序性死亡（如帕博利珠单抗，纳武利

尤单抗 [Nivolumab]），或结合抑制细胞毒性 T 淋巴细胞相关抗原的抗体 [如伊匹木单抗（ipilimumab）]。这些药物可能引发一系列特殊的神经系统并发症，如吉兰－巴雷综合征、重症肌无力，可逆性后部白质脑病综合征、无菌性脑膜炎、横贯性脊髓炎及自身免疫性脑炎[14-16]。接受免疫治疗的患者中，有 1%~3% 发生神经系统不良反应。处理方法包括停用免疫治疗、大剂量糖皮质激素或 IVIG，但标准治疗模式尚未确定。

自身免疫性神经系统疾病的其他治疗靶点

有几种药物被用于重症肌无力和肌无力短期恶化的患者，这些患者常需要 NICU 监护及呼吸机支持。吡斯的明是治疗重症肌无力的主要药物，其在机械通气患者中常短期停用，撤机后重启。

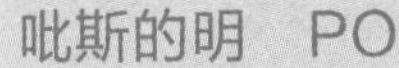

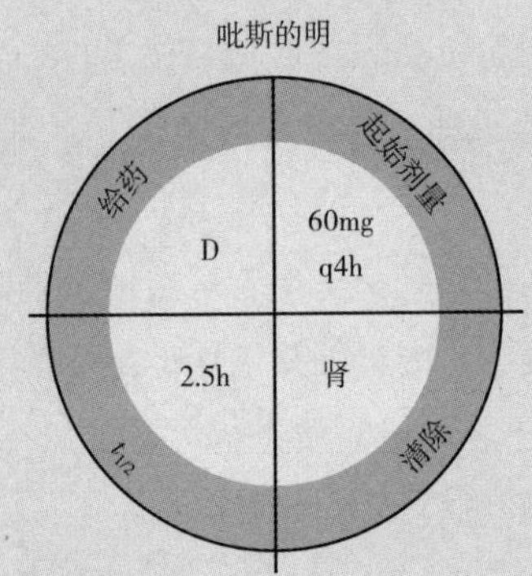

药理学特征

- 乙酰胆碱酯酶抑制剂；阻止乙酰胆碱在神经肌肉接头分解
- 起效时间：30min（PO）；2~5min（IV）
- 持续时间：3~4h（PO）

剂量和管理

- 剂量个体化
- 不适用于机械通气的患者

- 使用双水平气道正压通气（BiPAP）的患者剂量减半
- 60~600mg/d，分 5~6 次服用
- 缓释片
  - 1~2 次 / 天
  - 可提供有效夜间药物剂量
  - 可与速释制剂配合应用
  - 不能压碎服用
- 注射给药
  - 剂量为口服每日总剂量的 1/30
  - 限肌肉注射
  - 静脉输注有心脏骤停风险
  - 连续输注：1~2mg/h；最大 4mg/h（很少使用，谨慎选择）
- 肝、肾功能异常者无须调整剂量

监测

- 血压和心率
- 胆碱能作用

副作用

- SLUDGE：流涎、流泪、排尿、排便、胃肠道痉挛、呕吐
- 剂量过大时出现心动过缓

硫唑嘌呤 PO

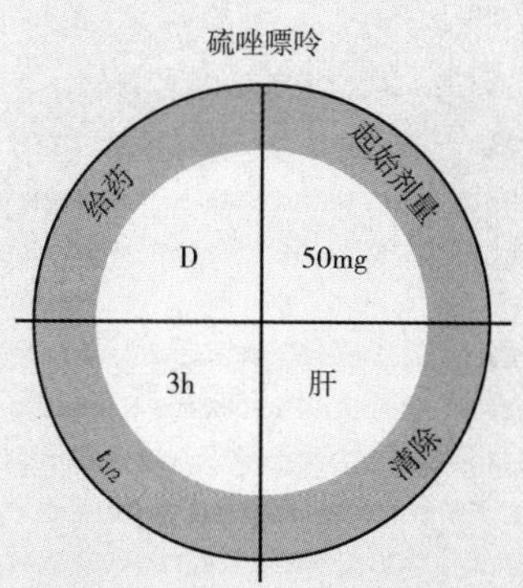

药理学特征

- 代谢物前体药物（代谢为 6- 巯基嘌呤）
- 抑制 T 细胞作用强于抑制 B 细胞
- 强效的抗炎作用
- 超说明书用于重症肌无力和多发性硬化

剂量和管理

- 50mg/d，qd，滴定到 2.5mg/(kg · d)
- 治疗前需行硫代吡啶甲基转移酶（TPMT）的基因分型和表型检查，根据代谢能力评估潜在毒性；缺乏该酶的患者存在较高毒性风险
- 肝、肾功能不全者无需调整剂量，接受肾移植且少尿的患者应减少剂量

监测

- 全血细胞计数和分类
- 转氨酶水平：肝毒性通常在治疗的前 6 个月发生
- 与黄嘌呤氧化酶抑制剂（如别嘌呤醇）同时使用时，骨髓抑制风险高
- 肾功能

副作用

- 感染风险
- 长期免疫抑制引起恶性肿瘤
- 胃肠道不耐受（随餐服用，减轻不良反应）
- 已有引发进行性多灶性白质脑病的报道

吗替麦考酚酯 PO

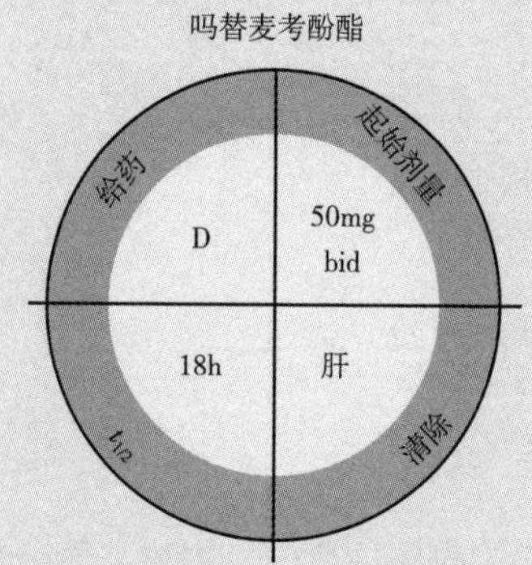

药理学特征

- T 和 B 淋巴细胞抑制剂
- 重症肌无力超说明书用药
- 不可透析

剂量与管理

- 500mg，bid，空腹服用（与食物同服降低吸收速度，但不降低吸收程度），最大量 1500mg，bid
- 接触即有致畸风险，用药前需进行安全处理（对医护人员）
- 不建议与硫唑嘌呤联用
- 肝、肾功能障碍者无须调整剂量
- 活性代谢产物经肝脏清除

监测

- 启动风险评估缓解策略（Risk Evaluation Mitigation Strategy，REMS），评估孕早期流产风险；治疗前应进行妊娠检查；提供合理的避孕咨询
- 全血细胞计数与分类
- 转氨酶水平
- 电解质水平（移植患者中有高 / 低钾血症、低钙血症，低镁血症的报道）

· 肾功能：肾功能不全者，活性代谢产物水平较高

不良反应

· 白细胞减少症，感染
· 进行性多灶性白质脑病
· 血糖升高
· 乳酸脱氢酶水平升高
· 高血压
· 外周水肿
· 胃肠道不耐受（腹泻、溃疡、出血、肠穿孔）

关键点

1. 糖皮质激素对于脑出血、脑外伤或脊髓损伤的患者无效。
2. 糖皮质激素可降低肺炎链球菌脑膜炎的死亡率。
3. 糖皮质激素可用于硬膜外脊髓压迫的治疗。
4. 血浆置换和 IVIG 对吉兰 – 巴雷综合征和重症肌无力的疗效相当。
5. 免疫检查点抑制剂可能导致神经系统并发症。

参考文献

[1] Graus F, et al. A clinical approach to diagnosis of autoimmune encephalitis. Lancet Neurol, 2016, 15: 391–404.
[2] Abdel-Moez W, et al. Corticosteroids in the ICU. Int Anesthesiol Clin, 2009. 47: 67–82.
[3] Keh D, et al. Effect of hydrocortisone on development of shock among patients with severe sepsis: the HYPRESS randomized clinical trial. JAMA, 2016. 316: 1775–1785.
[4] Ly K I, Wen P Y. Clinical relevance of steroid use in neurooncology. Curr Neurol Neurosci Rep, 2017, 17: 5.
[5] Braakman R, et al. Megadose steroids in severe head injury. Results of a prospective double- blind clinical trial. J Neurosurg, 1983, 58: 326–330.
[6] Hoshide R, et al. Do corticosteroids play a role in the management of traumatic brain injury? Surg Neurol Int, 2016, 7: 84.
[7] Brouwer M C, et al. Corticosteroids for acute bacterial meningitis. Cochrane Database Syst Rev, 2015: CD004405.
[8] Sorensen S, et al. Effect of high-dose dexamethasone in carcinomatous metastatic spinal

cord compression treated with radiotherapy: a randomised trial. Eur J Cancer, 1994, 30A: 22–27.

[9] Cole J S, Patchell R A. Metastatic epidural spinal cord compression. Lancet Neurol, 2008. 7: 459–466.

[10] Carmeliet P, Jain R K. Molecular mechanisms and clinical applications of angiogenesis. Nature, 2011, 473: 298–307.

[11] Forster C, et al. Glucocorticoid effects on mouse microvascular endothelial barrier permeability are brain specific. J Physiol, 2006, 573(Pt 2): 413–425.

[12] Roth P, Happold C, Weller M. Corticosteroid use in neuro- oncology: an update. Neurooncol Pract, 2015. 2: 6–12.

[13] Shelat S G. Practical considerations for planning a therapeutic apheresis procedure. Am J Med, 2010, 123: 777–784.

[14] Haddox C L, et al. Pembrolizumab induced bulbar myopathy and respiratory failure with necrotizing myositis of the diaphragm. Ann Oncol, 2017, 28: 673–675.

[15] Jaeger B, et al. Respiratory failure as presenting symptom of necrotizing autoimmune myopathy with anti-melanoma differentiation-associated gene 5 antibodies. Neuromuscul Disord, 2015, 25: 457–460.

[16] Gu Y, Menzies AM, Long GV, et al. Immune mediated neuropathy following checkpoint immunotherapy. J Clin Neurosci, 2017, 45: 14–17.

第11章

中枢神经系统的抗微生物治疗

对任何疑似中枢神经系统（central nervous system，CNS）感染的患者，在确诊病因前，须应用广谱抗生素（具有杀菌作用并能够穿透血脑屏障）。即便感染好转，也需继续使用高剂量抗生素，以确保根治。早期（入院后 1h 内）应用抗生素和糖皮质激素是急性细菌性脑膜炎治疗的关键[1]。

病毒性脑炎的治疗通常针对单纯疱疹病毒（herpes simplex virus，HSV）感染，在得到脑脊液聚合酶链反应（polymerase chain reaction，PCR）结果前，应经验性使用阿昔洛韦静脉给药[2]。若为其他病毒感染，或蚊媒或蜱媒脑炎，往往无特效治疗仅能给予对症支持治疗。

真菌性 CNS 感染多在特殊病史或复杂的免疫功能低下患者中发生，其治疗方案明确。治疗疗程达数月甚至更长，且常引发严重的毒性和不良反应，代价巨大，因此一般不应在诊断不明确时预先给药。

在 NICU 中，明确病原体的 CNS 感染比例并不高，抗生素经常被经验性用于可疑的 CNS 感染。表 11.1 中列出了血脑屏障透过率高的抗生素，临床上通常需要一种或几种药物联用，方案备选以供参考。

表 11.1　CNS 感染时血脑屏障透过率高的抗生素

阿米卡星 5mg/kg, q8h, IV	氨苄西林 2g, q4h, IV*	氨曲南 2g, 6~8h 1 次，IV
头孢吡肟 2g, q8h, IV	头孢噻肟 2g, 4~6h 1 次，IV*	头孢他啶 2g, q8h, IV
头孢曲松 2g, q12h, IV*	氯霉素 1~1.5g, q6h, IV	环丙沙星 400mg, 8~12h 1 次，IV
达托霉素 6~10mg/kg, q24h, IV	庆大霉素 1.7mg/kg, q8h, IV	利奈唑胺 600mg, q12h, IV

表 11.1（续）

美罗培南 2g, q8h, IV	莫西沙星 400mg, q24h, IV	萘夫西林 2g, q4h, IV
苯唑西林 2g, q4h, IV	青霉素 400 万 U, q4h, IV	利福平 600mg, q24h, IV
SMZ/TMP 5~10mg/(kg · d)(TMP 成分)，q6h, IV	妥布霉素 1.7mg/kg, q8h, IV	万古霉素 15~20mg/kg, 8~12h 1 次，IV*

* 建议初治首选

细菌性脑膜炎

临床上诊断细菌性脑膜炎仍然困难，许多病例早期易漏诊。肺炎球菌性脑膜炎仍为最常见的类型，并伴有前驱感染（如中耳炎或肺炎）。肺炎球菌性脑膜炎也常见于营养不良、酗酒、脾功能不全、糖尿病、慢性肾脏疾病或多发性骨髓瘤患者，以及 2 岁以下或 65 岁以上的患者。细菌性脑膜炎的脑脊液特征非常典型，可有显著的白细胞计数增高，糖低和蛋白升高。表 11.2[1,3] 对比了细菌性脑膜炎与病毒性、真菌性和结核性脑膜炎的脑脊液表现。

表 11.2　不同类型脑膜炎的脑脊液特征

	白细胞计数（$\times 10^6$/L）	多核细胞（%）	葡萄糖（mg/dL）	总蛋白（mg/dL）
细菌	＞1000~5000	90~100	＜40	＞150
病毒	100~1000	＜50	40~60	50~100
真菌	100~200	＜50	30~40	100~500
结核	100~200	＜50	30~40	100~500

经验性抗生素治疗

任何疑诊细菌性脑膜炎的患者都应给予万古霉素联合三代头孢菌素治疗，并给予糖皮质激素。老年患者、免疫功能低下患者或接受免疫调节治疗的患者可加用氨苄西林。任何疑诊细菌性脑膜炎的患者都应在抗生素和糖皮质激素应用前进行两次血培养，并行头颅 CT 以及脑脊液检查。启用抗生素后，血培养阳性率明显降低，特别是脑膜炎球菌种。若 CT 提示脑水肿，需给予脱水治疗，如甘露醇或高渗盐水（详见第 5 章）。对于肺炎链球菌和脑膜炎奈瑟菌性脑膜炎，CSF 革兰氏染色有约 90% 的概率可查见细菌[4]。药敏试验可为抗生素应用和剂量调整提供依据（表 11.3）。

表 11.3　急性细菌性脑膜炎的初始治疗

头孢曲松钠	2g, IV	q12h	取决于培养结果
万古霉素	20mg/kg, IV	8~12h 1 次	取决于培养结果
氨苄西林	2g, IV	q4h	取决于培养结果
地塞米松	10mg, IV	q6h	取决于抗生素时机
甘露醇	1g/kg, IV	q6h	取决于 CT 结果

PCR 对肺炎链球菌的敏感性为 79%~100%，对脑膜炎奈瑟菌的敏感性为 91%~100%。革兰氏阴性菌在社区获得性脑膜炎患者中并不常见。穿通伤所致感染多与金黄色葡萄球菌、表皮葡萄球菌或需氧革兰氏阴性杆菌有关，可用万古霉素联合抗假单胞 β－内酰胺类抗生素治疗。

不同病原体的抗生素治疗

肺炎链球菌（革兰氏阳性球菌）

- 经验性治疗：万古霉素 + 头孢曲松 / 头孢噻肟
- 如分离株敏感：青霉素 G
- 替代药物：氯霉素（若 β－内酰胺类过敏）、氟喹诺酮（莫西沙星或环丙沙星）
- 疗程：10~14d

奈瑟菌属（革兰氏阴性球菌）

- 经验性治疗：头孢曲松钠或头孢噻肟
- 如分离株敏感：青霉素 G

- 替代药物：氯霉素、氟喹诺酮类（如莫西沙星、环丙沙星）、氨曲南
- 根除鼻腔微生物：利福平或环丙沙星
- 疗程：7d

单核细胞增多性李斯特菌（革兰氏阳性杆菌）

- 经验性治疗：氨苄西林或青霉素 G，联合或不联合氨基糖苷（增加协同作用）
- 替代药物：磺胺甲噁唑 / 甲氧苄啶（SNZ/TMP）
- 疗程：21d
- 对于应用庆大霉素治疗的患者，若治疗一周后症状好转，可以停用庆大霉素

B 型流感嗜血杆菌（革兰氏阴性杆菌）

- 经验性治疗：头孢噻肟或头孢曲松
- 替代药物：氯霉素、头孢吡肟、美罗培南、氟喹诺酮（环丙沙星或莫西沙星）
- 疗程：至少 7d

金黄色葡萄球菌（革兰氏阳性球菌）

- 经验性治疗：万古霉素
- 如分离株敏感：萘夫西林或苯唑西林（甲氧西林敏感金黄色葡萄球菌，MSSA）
- 替代药物：利奈唑胺、达托霉素（联合利福平）、SMZ/TMP
- 疗程：14d

其他革兰氏阴性菌(如肺炎克雷伯菌、肠杆菌科、大肠杆菌、铜绿假单胞菌)

- 经验性治疗：头孢曲松或头孢噻肟
- 疑诊或确诊假单胞菌：美罗培南、头孢他啶或头孢吡肟
- 比革兰氏阳性菌更难治愈：治疗后 2~3d 复查脑脊液
- 疗程 :21d

地塞米松辅助治疗

- 成人肺炎球菌脑膜炎
- 增加良好预后
- 不能逆转脑水肿或直接神经损伤造成的损害
- 10mg q6h，连用 4d
- 抗生素应用前 10~20min 给药
- 如果抗生素已输注，可不给药，因不太可能影响患者预后
- 仅当革兰氏染色显示双球菌，或血液培养为肺炎链球菌阳性时才应继续使用。

病毒、真菌和寄生虫感染

病毒感染是成人急性脑炎最常见的原因。流行性暴发常由虫媒病毒（节肢动物媒介如蚊子传播的病毒）的季节性传播造成。这些脑炎限于特定的地理位置，如西尼罗河病毒已被确定为许多国家夏季脑炎暴发的原因。

HSV-1 是免疫力正常患者散发性病毒性脑炎的主要病因。当发热患者出现意识障碍伴有（局灶性）癫痫发作或局灶性神经功能缺损时，应考虑该病。通过脑脊液中查见该病毒确诊；PCR 可检测出脑脊液中 HSV-1 DNA，具有较高的敏感性和特异性。若 PCR 结果为阴性，但临床/影像学特征高度怀疑HSV-1感染,则应在3~5d再次送检脑脊液标本。

水痘带状疱疹病毒（VZV）脑炎的发病率约 2/100 000 例，常表现为共济失调伴非特异的广泛神经系统症状。巨细胞病毒（CMV）脑炎在发展中国家和免疫缺陷患者中更为常见，有效的抗反转录病毒治疗可以降低其发病率。所有这些疱疹病毒都可通过 PCR 检出。另一种需要识别的重要病毒是人类疱疹病毒 6 型（HHV-6），其临床表现与自身免疫性脑炎类似。HHV-6 是移植后急性边缘脑炎最常见的原因，主要发生在异体干细胞移植的受者。

虫媒病毒具有季节性特征，通过节肢动物、蚊子、蜱虫和苍蝇传播。

被广为熟知的有西尼罗河病毒脑炎、蜱传脑炎和日本脑炎，均夏季爆发。还有其他一些与动物传播有关的病毒性脑炎，主要宿主为啮齿类动物。汉塔病毒脑炎通常以呼吸肾综合征和血小板增多症为前驱症状。病毒性脑炎的种类多，但抗病毒治疗的选择非常有限（表 11.4）。

表 11.4 急性病毒性脑炎的抗病毒药物

HSV 脑炎	阿昔洛韦	10mg/kg, q8h，连续 3 周
CMV 脑炎	更昔洛韦	5mg/kg, q12h，连续 4 周
VZV 脑炎	阿昔洛韦	10mg/kg, q8h，连续 3 周

长期应用免疫抑制剂或血液肿瘤疾病患者存在较高真菌和寄生虫感染的风险。移植受者机会性感染并不常见（表 11.5）[5–7]。

表 11.5 机会性感染的临床表现、诊断和治疗

感染	特殊脑脊液结果（敏感度 / 特异度）	治疗
隐球菌性脑膜炎	腰穿测压初压升高；隐球菌抗原	两性霉素 B 和氟胞嘧啶
弓形虫脑膜炎	弓形虫 PCR（50%~80%/100%）	乙胺嘧啶、亚叶酸、磺胺嘧啶或 SMZ/TMP
结核性脑膜炎	培养及抗酸染色（> 80%）	利福平、异烟肼、吡嗪酰胺、乙胺丁醇
急性梅毒性脑膜炎	CSF VDRL（CSF FTA-ABS 敏感性高，特异性低）	青霉素，每 4 小时 300~400 万单位，连续 10~14d

移植后的 2~6 个月期间，患者发生免疫抑制相关中枢神经系统感染的风险最高。这些感染病原体通常是曲霉属、诺卡菌属或刚地弓形虫属，偶有 CMV、HSV、HHV- 6 和 VZV 引起的。晚发感染，定义为移植 6 个月后出现的感染，主要为新型隐球菌、荚膜组织胞浆菌或粗球孢子菌炎所致脑膜炎；这些感染均有地域特异性。

隐球菌性脑膜炎可见于有器官移植病史、人免疫缺陷病毒（HIV）

感染患者。脑脊液血清乳胶凝集试验结果和隐球菌抗原阳性可确诊。

病毒、真菌或寄生虫引起的中枢神经系统感染在免疫正常的个体中相对少见*。因为没有细菌参与，它们被归类无菌性脑膜炎。肠病毒是病毒性脑膜炎最常见的病因；隐球菌和球孢子菌是真菌性脑膜炎最常见的病因；无菌性脑膜炎还可由药物引起。该过程通常具有自限，无须特异性治疗。

抗真菌治疗非常复杂，非确诊不应启动。移植受体的主要感染特征见表 11.6。

表 11.6　移植受体的 CNS 感染

病原体	移植后时间（月）	临床表现	CT/MRI	CSF
单增李斯特菌	1~6	头痛、麻木（前驱症状：腹部绞痛和腹泻）	仅脑膜强化；常见脑干受累	可能正常
诺卡菌	1~6	局灶性症状，头痛、麻木	脑脓肿（可能单发）	白细胞计数升高
曲霉菌	1~6	迅速进展的昏迷，癫痫发作（前驱症状: 肺部感染）	环状病变，散在出血	白细胞计数升高
新型隐球菌	＞6	不明原因头痛、发热、认知功能改变，局灶性体征较少	丘脑、基底神经节；广泛性病变；无明显脑水肿	白细胞计数可升高；可能正常
刚果弓形虫	＞6	癫痫发作，昏迷，局灶性体征较少	多发病灶，皮层下区域常受累	白细胞计数升高；可能正常

MRI：magnetic resonance imaging，磁共振；CT：computed tomography，CT；CSF：Cerebrospinal fluid，脑脊液

*译者注：中国人群中，84% 的隐球菌性脑膜炎与 HIV 感染无关，且 25%~68% 的感染发生在免疫功能正常的个体。

抗菌药物

氨苄西林　IV

药理学特征

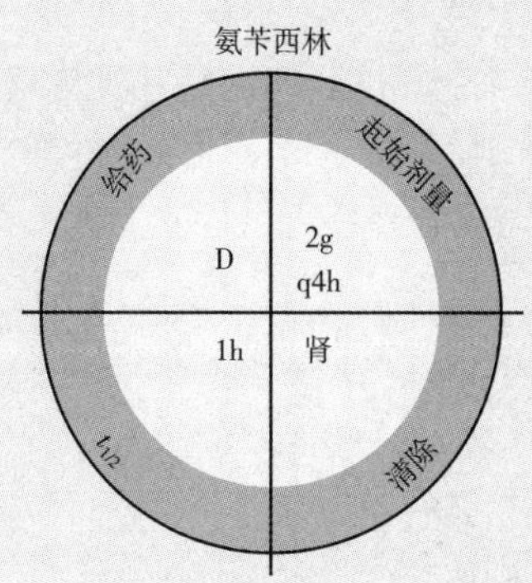

- 半合成青霉素
- 破坏细胞壁合成和细胞壁完整性
- 杀菌或抑菌作用取决于药物浓度
- 脑膜炎症时才能透过血脑屏障
- 用于李斯特菌、B 族链球菌和肠球菌脑膜炎

剂量与给药

- 2g, IV, q4h；肾功能不全者给药间隔延长
- 在 50 岁以上的患者中经验性覆盖万古霉素及第三代头孢菌素
- 输注时间 15min 以上（团注给药可能增加癫痫发作风险）
- 肝功能不全者无须调整剂量

监测

- 肾功能
- 血常规
- 细菌培养

不良反应

- 皮炎，皮疹，荨麻疹
- 癫痫发作（团注给药，血药浓度高）
- 肝功异常
- 间质性肾炎（罕见）
- 血液系统：粒细胞增多、嗜酸性粒细胞增多、白细胞减少、血小板减少（罕见）

头孢吡肟 IV

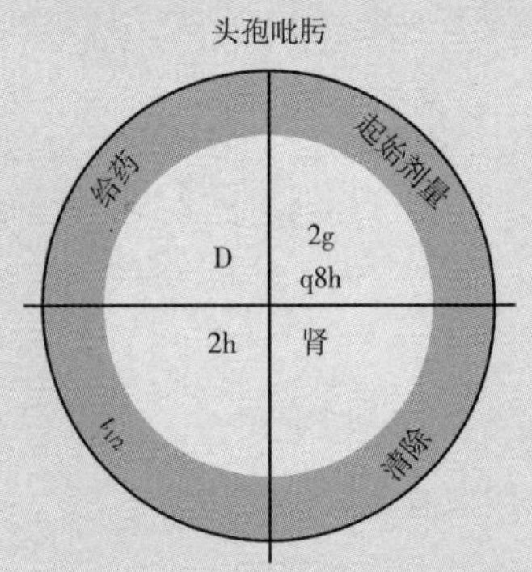

药理学特征

- 第四代头孢菌素
- 抑制细胞壁合成
- 代谢：极少（注：85% 以原型从尿液排出）

剂量和给药

- 2g, IV, q8h；肾功能不全患者减少剂量或延长间隔
- 静脉推注 5min 以上或输注 30min 以上
- 剂量＞ 4g/d 对假单胞菌感染有效
- 肝病患者不调整剂量

监测

- 细菌培养及药敏

- 肾功指标
- 过敏反应

不良反应

- 直接 Coombs 试验阳性，但无溶血
- 皮疹
- 神经毒性（可逆性脑病伴肌阵挛）
- 低磷血症（罕见）
- 轻度血小板减少和凝血功能障碍（罕见）

头孢噻肟　IV

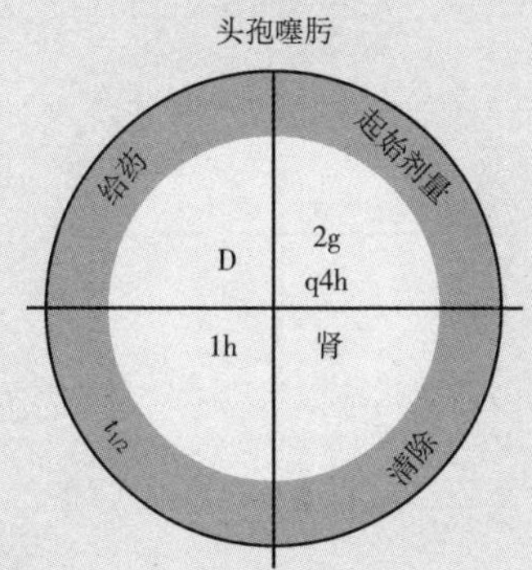

药理学特征

- 第三代头孢菌素
- 抑制细菌细胞壁合成，在 β－内酰胺酶存在时具有一定活性
- 脑膜炎治疗中，血脑屏障透过率高

剂量及给药

- 2g, IV, q4~6h
- 肾功能不全患者应减少剂量（低剂量或延长间隔）
- 输注时间 15min 以上
- 在肝功能不全患者中药物半衰期可能稍长，但肝病患者无须调整剂量

监测

· 血常规

· 肾功能

不良反应

· 过敏反应

· 轻度血小板减少和凝血功能障碍（罕见）

· 皮疹（罕见）

头孢曲松　IV

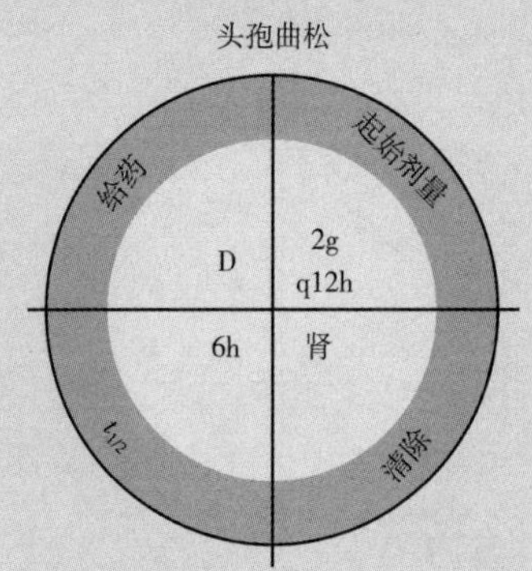

药理学特征

· 第三代头孢菌素

· 抑制细菌细胞壁合成

· 中枢神经系统分布好，在脑膜炎症时血脑屏障透过率更高

剂量及管理

· 2g, IV, q12h

· 肝肾功能障碍患者的最大给药剂量：2g/d

· 静脉输注 30min 以上，静脉推注 1~4min 以上

监测

· 肝功能

· 过敏反应

不良反应

- 嗜酸性粒细胞增多症、血小板减少症、白细胞减少症
- 胆囊假性结石
- 腹泻
- 肝酶升高
- 继发于胆道淤积的胰腺炎
- 高达 3% 的过敏反应发生率（轻度）
- 静脉炎

达托霉素　IV

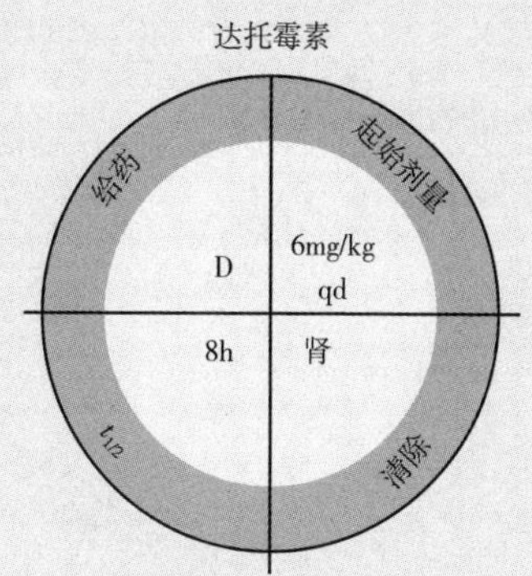

药理学特征

- 适用于对青霉素过敏且不能应用万古霉素（耐药或过敏）的患者
- 环脂肽类抗生素，去极化细胞膜电位导致 RNA、DNA 和蛋白质合成破坏
- 杀菌剂，具有浓度依赖性杀伤力

剂量和给药

- 6~10mg/kg, IV, qd
- 成人：输注时间 30min 以上，或静推 2min 以上

· 如果 CrC ＜ 30mL/min，则增加给药间隔至隔天给药
· 轻、中度肝功能障碍患者无须减少剂量；尚无在重症肝病中的研究
· 不能与葡萄糖溶液配伍

监测

· 每周监测肌酸激酶水平；若同服 HMG-CoA 还原酶抑制剂（如阿托伐他汀、辛伐他汀）应增加监测频率
· 肾功能
· 血压

不良反应

· 肌酸酐激酶水平升高，可导致严重横纹肌溶解（同服 HMG-CoA 还原酶抑制剂时风险增加）
· 高血压
· 瘙痒
· 嗜酸性粒细胞性肺炎（罕见）
· 肾衰竭（罕见）
· 失眠

庆大霉素　IV

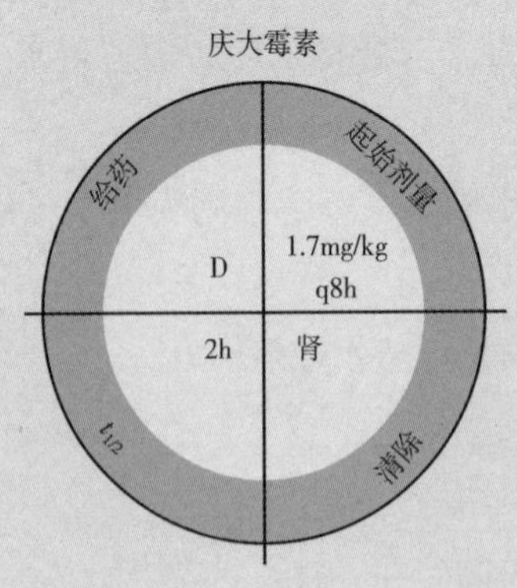

药理学特征

- 氨基糖苷类抗生素
- 抑制蛋白质合成，致细胞膜破坏
- 广谱抗革兰氏阴性菌作用
- 与抑制细胞壁合成的抗革兰氏阳性菌药物有协同作用
- 慎用于重症肌无力患者或应用神经肌肉阻断剂的患者
- 不易透过血脑屏障；脑脊液浓度依赖于剂量、给药频率和脑膜炎症程度
- 脑脊液浓度较低（无脑膜炎症时10%的血清水平，脑膜炎症时25%的血清水平）

剂量和给药

- 1.7mg/kg, IV, q8h
- 肾功能下降患者延长给药间隔（q12h或q24h）
- 鞘内给药剂量：4~8mg/d
- 输注时间30min以上
- 可通过脉冲/延长间隔给药（降低肾毒性风险）
- 肝功能障碍患者无须调整剂量

监测

- 肾功能
- 电解质（如钾、镁、钙）
- 血药浓度
  - 峰浓度：7~10g/mL
  - 谷浓度：0.6~1.2μg/mL
  - 避免峰浓度＞12μg/mL，或谷浓度＞2μg/mL

不良反应

- 肾毒性
- 耳毒性（以头晕、耳鸣为首发症状）
- 血液系统：粒细胞减少症、血小板减少症

· 癫痫 / 神经毒性

美罗培南 IV

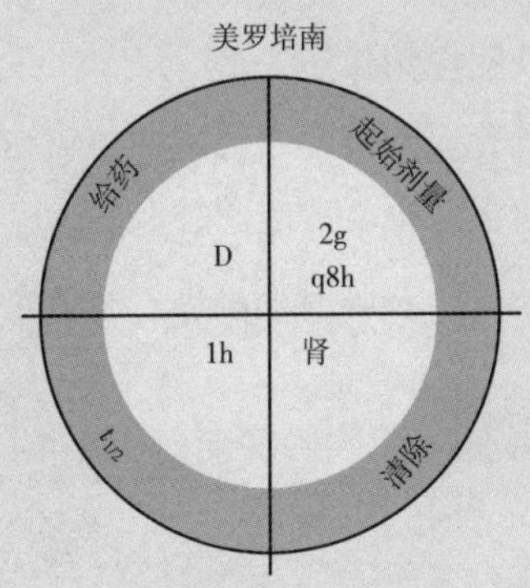

药理学特征

- 抑制细胞壁合成
- 对单核细胞增多性李斯特菌作用有限
- 脑膜炎症时 CSF 浓度升高

剂量和给药

- 2g, IV, q8h
- 肾功能不全患者延长间隔或减少剂量
- 肝功能不全患者无需调整剂量
- 输注时间 15~30min 以上；可延长给药时间 3h 以上（室温下需注意药物稳定性）；静推 3~5min 以上

监测

- 全血细胞计数
- 肾脏功能
- 肝功能（长期用药）

不良反应

- 头痛
- 癫痫（低风险）

- 恶心、腹泻

青霉素G　IV

药理学特征

- 干扰细胞壁合成
- 对易感病原体有杀菌活性
- 脑膜炎症时透过血脑屏障能力也较弱
- 脑脊液浓度为血清水平的2%~6%

剂量和管理

- 400万U, IV, q4h
- 可24h持续给药
- 间断给药时，每次15~30min以上
- 根据肾功能不全的程度酌情调整每日总剂量
- 肝功能不全的患者无须调整剂量

监测

- 肾功能
- 细菌培养和药敏
- 全血细胞计数
- 电解质（钾盐或钠盐配方）

不良反应

- 局部静脉炎
- 癫痫发作（高剂量）
- 血液系统：中性粒细胞减少
- 超敏反应
- 间质性肾炎

利福平　IV

药理学特征

- 广谱抗生素，具有革兰氏阳性、革兰氏阴性和厌氧菌抗菌活

性，以及抗真菌特性

- 杀菌作用，抑制 RNA 聚合酶，阻止 DNA 转录为 RNA
- 炎症存在时 CSF 浓度较高，约为血清药物浓度的 20%；亲脂性高

剂量和给药

- 600mg, IV, qd，与三代头孢菌素联用
- 输注 30min 以上
- 肾病或者肝病患者无须调整剂量

监测

- 肝功能
- 血细胞计数
- 药物相互作用（CYP1A2、2A6、2C19、2C8、2C9、3A4、P-糖蛋白的强诱导剂）

不良反应

- 药物热，嗜酸性粒细胞增多，皮疹（罕见）
- 流感样症状
- 肝毒性
- 渗出性结膜炎

磺胺甲噁唑 / 甲氧苄啶 (SMZ/TMP)　IV

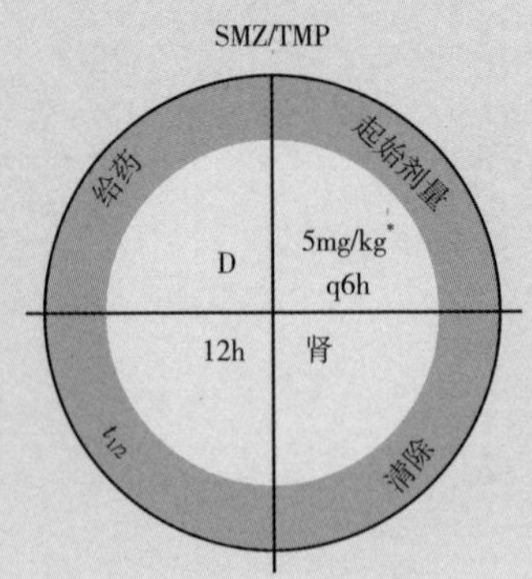

* 译者注：以磺胺甲噁唑成份计。

药理学特征

- 干扰细菌叶酸合成（SMZ），抑制叶酸合成代谢（TMP）
- 通常具有杀菌作用，联用时有协同作用
- CSF 穿透性好

剂量和给药

- TMP 成分 10~20mg/(kg · d)；q6h，IV
- 在肾功能不全的患者中减少剂量或延长给药间隔
- 给药时间 60min 以上
- 大容量给药（本药液体容量 > 1L/d）
- 肝功能不全者无须调整剂量
- SMZ 主要在肝脏代谢

监测

- 药疹
- 电解质（如钾）
- 肾功能
- 容量状态（SMZ 可抑制碳酸酐酶）
- 耐药性（对多种微生物的耐药性增强）
- 磺胺过敏反应
- 药物相互作用：与维生素 K 拮抗剂同服，可显著增加 INR

不良反应

- 高剂量给药可能出现高钾血症（TMP 在结构上与保钾利尿剂类似）
- 低钠血症（罕见）
- 光过敏
- 叶酸缺乏症
- 血液系统：溶血性贫血、粒细胞缺乏症、白细胞减少症、血小板减少症
- 肝毒性（罕见）

· 低血糖（罕见）

万古霉素 IV

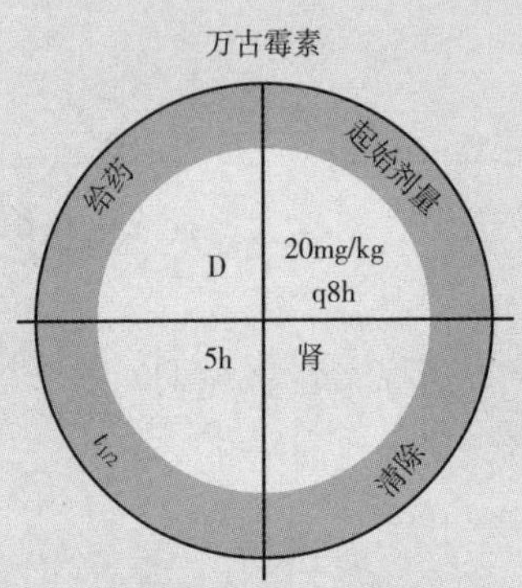

药理学特征

- 抑制细菌细胞壁合成：糖肽类抗菌药物
- 影响细胞膜的渗透性和抑制 RNA 合成
- 对大多数革兰氏阳性菌具有杀菌特性
- CNS 渗透性不稳定；脑膜炎症时血脑屏障的透过性增强
- 与其他抗菌剂联合使用时有协同作用
- MIC ＞ 2μg/mL；否则易出现耐药，治疗失败风险高
- 限制液体患者的药物浓度可达 10mg/mL
- 脑脊液浓度为血清药物水平的 15%~19%

剂量和给药

- 15~20mg/kg，IV
- 如 BMI ＞ 40，或体重＞ 120kg，根据体重调整剂量
- 用于严重感染的危重患者时，首剂给予负荷剂量（20~30mg/kg）
- 1h 给予 1g，随后每给药 500mg，增加 30min 输注时间
- 鞘内给药：10~20mg（1mg/0.1mL 生理盐水）
- 给药间隔取决于患者的肾功能和感染严重程度（表 11.7）

表 11.7　万古霉素剂量间隔

肌酐清除率（mL/min）	给药间隔（h）
＞90	8
70~90	12*
35~69	24†
21~34	48
＜20	72
* 重症感染考虑间隔 8h；† 重症感染考虑间隔 12h 给药，根据血药浓度滴定	

监测

- 肝功能不全患者无须调整剂量
- 谷浓度维持在 15~20μg/mL
- 病态肥胖患者峰浓度目标：20~40μg/mL
- 肾功
- 应用其他肾毒性药物

不良反应

- 耳毒性（血清浓度＞ 80μg/mL），与其他耳毒性药物联用风险增加，可能导致永久性损害
- 肾毒性（大多出现在未调整剂量的情况下）：剂量＞ 4g/d，肥胖，与其他肾毒性药物联用
- 间质性肾炎
- "红人"综合征：突发；严重低血压伴面部、颈部、躯干潮红及瘙痒；可预防性给予抗组胺药（如苯海拉明），并降低后续输注频率
- 低血压伴面部潮红（快速输注时）
- 血液系统：嗜酸性粒细胞增多、中性粒细胞减少
- 皮疹
- 静脉炎
- 药物热

抗病毒药物

阿昔洛韦 IV

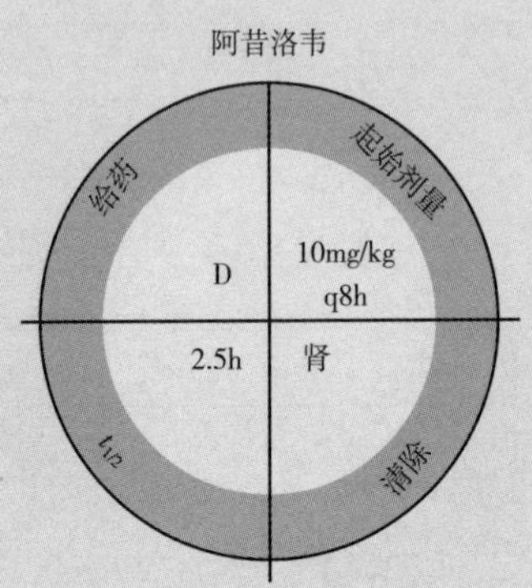

药理学特征

- 合成嘌呤核苷类似物
- 抑制 DNA 合成和病毒复制
- 适用于 HSV 、VZV(免疫缺陷)、带状疱疹病毒（免疫缺陷）脑炎、脑膜炎
- 对虫媒病毒或 CMV 感染无效
- CSF 浓度约为 50% 血浆浓度

剂量和给药

- 10mg/kg，IV，q8h，连用 21d（肥胖者按理想体重给药，体重过轻者按实际体重给药）
- 输注 1h 以上；快速给药增加肾毒性
- 输液前后充分水化（200mL 0.9% NaCl）
- 肾功能损害者延长给药间隔
- 肝功能障碍者无须调整给药剂量

监测

- 肾脏功能
- 肝功能

· 全血细胞计数

不良反应

· 胃肠道：恶心、呕吐
· 肾毒性
· 肝功能检测结果异常
· 神经毒性（如震颤 / 肌阵挛、意识模糊、嗜睡）
· 注射部位炎症反应

更昔洛韦　IV

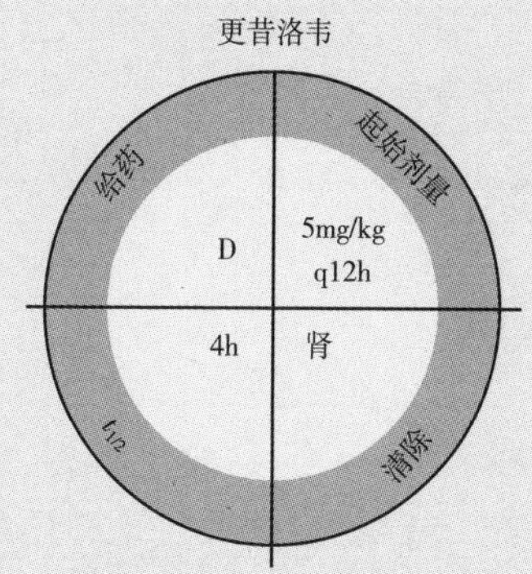

药理学特征

· 脱氧鸟苷的无环核苷类似物，抑制 CMV 和 HSV 的复制；抑制病毒 DNA 合成
· 适应证为 CMV 脑炎或病毒血症
· 比阿昔洛韦毒性更大

剂量和给药

· 5mg/kg，IV，q12h，连用 21~28d
· 肾功能不全者应减少给药剂量并延长给药间隔
· 对于肝功能不全的患者，商品说明书未说明如何调整剂量
· 输注时间 > 1h：快速输液会增加毒性和血药浓度

监测

- 血常规变化，血小板计数
- 肾功能

不良反应

- 发热（可见于半数患者）
- 贫血
- 血小板减少（常见）、白细胞减少（常见）、中性粒细胞减少（少见）
- 多汗
- 瘙痒
- 腹泻、呕吐、厌食
- 血清肌酐升高

抗真菌药物

两性霉素 B　IV

药理学特征

- 对真菌的抑制或杀菌作用取决于药物浓度及菌种
- 与真菌细胞膜结合，改变胞膜通透性
- 通常需要在用药前使用抗组胺药、糖皮质激素、对乙酰氨基酚、NSAIDs 或哌替啶以防止输液反应（如寒战）
- CSF 浓度＜血清水平的 2.5%；无论是否存在炎症，CSF 透过性差
- 勿与两性霉素 B 脂质体或脂质复合物相混淆

剂量和管理

- 0.5~1.5mg/kg，IV，qd；如剂量达标，可隔日给药，1~1.5mg/kg，IV，输注 4~6h 以上

    - 曲霉菌、颅内广泛毛霉菌感染：1~1.5mg/kg，IV，qd；每日不超过 1.5mg/kg
    - 组织胞浆菌病：0.25~1mg/kg，IV，qd
    - 隐球菌：0.7~1mg/kg，IV，qd
  - 试验注射剂量（test dose）：1mg，IV，20~30min 以上
  - 鞘内注射：初始 0.01~0.05mg，IV，qd；如耐受，可每日增加 0.025~0.1mg，IV（极量：1.5mg/d；CSF 指标好转后，逐周降低给药频率）；通常不建议鞘内使用
  - 输注时间 2~6h 以上
  - 若发生药物相关性肾功能不全，按 50% 减量或改为隔日给药
  - 不易被透析清除
  - 肝功能不全者无须调整剂量

监测

  - 肾功能
  - 肝功能
  - 血细胞计数
  - 电解质（特别是镁、钾）
  - 输液反应

不良反应

  - 肾毒性
  - 低血压
  - 低钾血症、低镁血症
  - 恶心、呕吐、腹泻
  - 耳痛、肌痛

氟胞嘧啶　PO

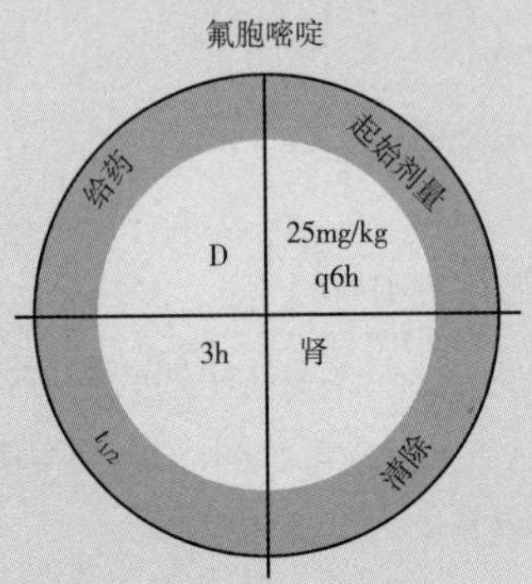

药理学特征

- 穿透真菌壁，转化为氟尿嘧啶；与真菌 RNA 和蛋白质竞争合成
- 最好每 6 小时给药一次，确保血药峰谷水平稳定
- 避免单次给药（耐药可能性大）

剂量和给药

- 中枢神经系统念珠菌病: 25mg/kg, q6h, 与两性霉素 B(脂质体）联用，直到降阶梯治疗（肥胖患者以校正体重计算剂量）
- 隐球菌性脑膜炎: 25mg/kg, q6h, 与两性霉素 B 联用, 共 4 周; 如病情好转，逐步降阶梯至氟康唑维持
- 根据肾功能情况减量或延长给药间隔；肾病患者慎用
- 肾功能不全患者，药物半衰期明显延长
- 肝病患者无须调整剂量
- 口服制剂昂贵

监测

- 谷浓度：25~50μg/mL（无须常规检测），峰浓度 50~100μg/mL; 避免＞ 100μg/mL（骨髓毒性）
- 肾功能

- 恶心和呕吐（服用胶囊 15min 以后）
- 肝功能不全，肝毒性（剂量相关）
- 骨髓毒性（剂量相关）
- 电解质

不良反应

- 血液系统（如：粒细胞缺乏、贫血、骨髓增生不良、白细胞减少、全血细胞减少、血小板减少）
- 消化系统：腹痛、恶心、呕吐、腹泻
- 幻觉（罕见）
- 肾衰竭
- 心脏毒性、胸痛
- 低钾血症
- 肝毒性、肝功能异常

氟康唑　IV 或 PO

药理学特征

- 抗真菌药物
- 干扰真菌 CYP450 活性；抑制细胞膜形成；降低麦角甾醇的合成（真菌细胞壁成分）
- 广谱抗真菌活性（芽生菌病、白色念珠菌、球孢子菌病、隐球菌）
- 正常时 CSF 浓度约为血清的 50%，CNS 炎症时升高至 80%

剂量和给药

- 口服及静脉日剂量相同
- 念珠菌感染：首日 800mg（12mg/kg），然后每日 400mg [6mg/(kg · d)]，连用 14d
- CNS 芽生菌病：800mg，qd，连用 1 年或更长（两性霉素 B 及氟尿嘧啶之后的降阶梯治疗）

- 隐球菌脑膜炎：400mg 负荷量，然后 200~400mg，qd，连用 10~12 周，直至培养阴性
- CNS 念珠菌病：400~800mg/d，6~12mg/(kg·d)，作为初始治疗（通常为两性霉素 B 联合氟胞嘧啶）之后的降阶梯治疗；继续应用直到体征、症状和脑脊液、影像学异常均好转
- 肾功能不全患者，减少负荷 / 维持剂量和（或）延长间隔时间
- 肝功能不全患者无须调整剂量，但需慎用
- 输注时间 > 1~2h，最快速度：200mg/h
- 对于病态肥胖患者，以去脂体重计算剂量

监测

- 肝功能
- 肾功能
- 药物相互作用（CYP2C19 的强抑制剂）
- EKG

不良反应

- 头痛
- 低钾血症
- 腹痛、腹泻、恶心、呕吐
- 粒细胞缺乏、白细胞减少、血小板减少
- 肝炎
- QT 间期延长（高剂量或与其他延长 QT 间期药物联用时，可致尖端扭转型室性心动过速）

伏立康唑　IV

药理学特征

- 三唑类抗真菌药物，抑制 CYP450 麦角固醇合成，导致真菌细胞壁功能障碍 / 破坏
- 对曲霉菌病、大多数念珠菌种、球孢子菌病有效

- CSF 浓度：42%~67% 的血清浓度

剂量和管理

- 经验性：6mg/kg，IV，q12h × 2 剂，后 4mg/kg，IV，q12h 维持
- 念珠菌性脑膜炎：6mg/kg，IV，q12h × 2 剂，后 4mg/kg，IV，q12h 维持。替代方案：200~300mg，q12h，PO（3~4mg/kg）；若患者不能耐受，可将维持剂量减至 3mg/kg，q12h
- 如果静脉药物治疗患者无改善，考虑添加两性霉素 B（脂质体）
- 输注时间＞ 1~2h
- 口服给药应与进餐间隔 1h

监测

- 严重感染的治疗浓度：2~5μg/mL
- 药物相互作用
- EKG
- 肾功能：在肾损害（CrCl ＜ 50mL/min）时避免静脉应用，因为静脉制剂中可溶性颗粒可发生蓄积
- 肝功能
- 电解质

不良反应

- 电解质异常
- 肝衰竭（可能与黄疸有关）
- 胰腺炎
- 幻觉
- 视觉障碍、畏光
- 血清肌酐水平升高
- 恶心、呕吐、腹泻
- 发热
- QT 延长（罕见）
- 皮疹（罕见）

关键点

1. 血培养可发现 60% 以上细菌性脑膜炎患者的病原体，但必须在应用抗生素或糖皮质激素之前取样。

2. 对于 50 岁以上、疑似细菌性脑膜炎的患者来说，需要联用万古霉素、头孢曲松和氨苄西林以覆盖病原体。

3. 肺炎球菌性脑膜炎病情恶化时，地塞米松辅助治疗是必要的。

4. 阿昔洛韦适用于任何等待 CSF PCR 结果的疑似病毒性脑炎的患者，但对于肾功能不全的患者需要进行剂量调整和水化。

5. 抗真菌治疗的临床实施非常复杂，只有在临床症状较重时才考虑启动。用药方案因真菌类型不同而不同。

参考文献

[1] Tunkel A R, et al. Infectious Diseases Society of America’s clinical practice guidelines for healthcare-associated ventriculitis and meningitis. Clin Infect Dis, 2017, 64(6): e34–e65.

[2] Whitley R J. Herpes simplex virus infections of the central nervous system. Continuum (Minneap Minn), 2015, 21(6 Neuroinfectious Disease):1704–1713.

[3] Segreti J, Harris A A. Acute bacterial meningitis. Infect Dis Clin North Am, 1996, 10: 797–809.

[4] Brouwer M C, van de Beek D. Management of bacterial central nervous system infections. Handb Clin Neurol, 2017. 140: 349–364.

[5] Albarillo F, O’Keefe P. Opportunistic neurologic infections in patients with acquired immunodeficiency syndrome (AIDS). Curr Neurol Neurosci Rep, 2016, 16: 10.

[6] Bowen L N, et al. HIV-associated opportunistic CNS infections: pathophysiology, diagnosis and treatment. Nat Rev Neurol, 2016, 12: 662–674.

[7] Dorsett M, Liang S Y. Diagnosis and treatment of central nervous system infections in the emergency department. Emerg Med Clin North Am, 2016, 34: 917–942.

第12章

血管升压药和正性肌力药

确定NICU患者的目标血压是一个难点问题。低血压时，血管升压药和正性肌力药物可维持平均动脉压（mean arterial pressure，MAP），但只有在患者容量复苏后才有效[1]。血管升压药还可能有助于以下患者的脑灌注，包括蛛网膜下腔出血伴严重脑血管痉挛、重度颈动脉或颅内动脉狭窄导致远端脑血流受损或药物诱导性昏迷（如癫痫持续状态）。在急性神经系统疾病患者中使用血管升压药最常见的适应证为纠正因麻醉药、静脉抗癫痫持续状态药物（如异丙酚、氟苯妥英）或围插管期发生的低血压，通常为团注式给药或短期输注。

低血压可由脓毒症、脑外伤及长骨骨折的大出血、腹部外伤或神经源性应激性心肌病引起的心脏功能障碍所引起[1-3]。血流动力学相对稳定的神经损伤患者新发急性低血压，通常提示新的菌血症和脓毒症、脑损伤进展为脑死亡导致血管张力丧失，以及多发伤患者的创伤性出血。NICU患者最佳收缩压或MAP目标尚无定论。65mmHg的标准MAP对于新发卒中、大血管闭塞或既往有慢性肾衰竭的患者可能过低。神经重症医生诊疗工作中，将MAP维持在至少85mmHg可能是合理的。

作用机制

血管升压药引起血管收缩，正性肌力药增强心脏收缩力。α_1肾上腺能受体和α_2受体都能引起血管平滑肌收缩。α_1受体同时位于心脏，增加心肌收缩力。β肾上腺素能受体分为两组：β_1肾上腺素能受体兴奋交感神经，加快心率和收缩力，而β_2受体介导平滑肌松弛，引起血管舒张。因此，血管升压药与正性肌力药物在受体机制上有相似之处。除血管升压素外，大部分血管升压药作用于血管平滑肌上的 α_1 受体，导致动脉阻力和压力增加，并恢复适当灌注。血管升压药还可以通过改善冠状动脉灌注来改善心脏功能。这在临床发生肺栓塞或收缩性心力衰竭等情况下尤其重要。此外，正性肌力药的作用是剂量依赖性的。低剂量的多巴胺刺激 β_1 受体和多巴胺受体，但高剂量时刺激 α_1 受体，以及更强的 β_1 受体反应。其作用机制见表 12.1。

表 12.1　正性肌力药物和血管升压药物的靶点

受体	靶点	作用
α_1	血管平滑肌，心室	血管收缩，增加心肌收缩力
α_2	血管平滑肌	血管收缩
β_1	窦房结和房室结，心肌	增加心肌收缩力，加快心率
β_2	心脏、皮肤、肺、骨骼肌小动脉	血管舒张

还有一个重要的问题是血管升压药是否会影响脑血管系统。考虑到颅内血管 α 受体密度极小，且血管活性药物不能穿过血脑屏障，因此去甲肾上腺素或肾上腺素对颅内血管没有直接作用[4–8]。

血管升压药

血管升压药需经中心静脉导管给药，经外周给药可导致组织坏死。因此，若必须经外周使用（如在急救情况下没有其他通路），可以以最低浓度短时间给药，直到建立中心静脉通路。升压药有组织外渗的风险，酚妥拉明在大多数情况下可用于升压药所致的外渗。临床常用的四种血管升压药讨论如下。

去甲肾上腺素　IV

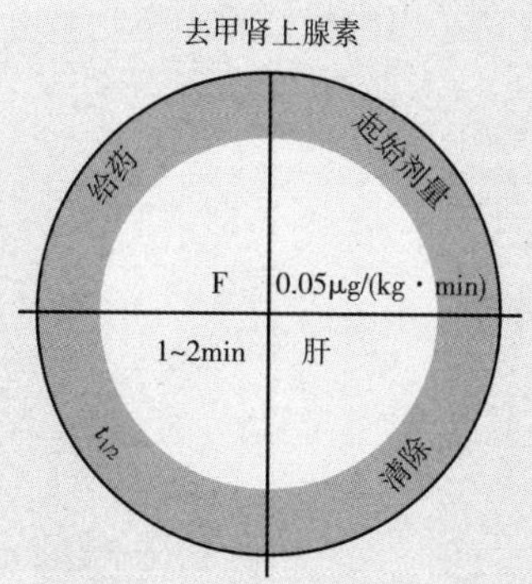

药理学特征

- 脓毒性休克患者一线药物[9-10]
- 在脓毒性休克的治疗可能优于多巴胺
- 强 β_1 激动剂（弱于肾上腺素）
- 强 α_1 激动剂（强于肾上腺素）
- 显著收缩动脉和静脉作用
- 主要作用是增加血管阻力
- 增加心率和收缩力，但不增加心排血量

剂量和途径

- 起始剂量：0.05μg/(kg・min)
- 最大剂量：3μg/(kg・min)
- 起始反应：立即起效，1min 内升高 MAP

监测

- 血压
- 心率和心律

不良反应

- 反射性心动过缓
- 快速性心律失常（剂量高于 30μg/min）

- 低灌注（肢端缺血、胃肠道）
- 组织坏死（长期或高剂量应用）
- 头痛

去氧肾上腺素 IV

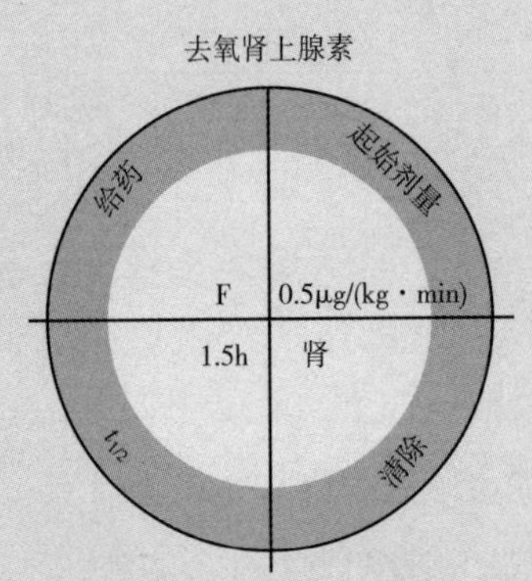

药理学特征

- 单纯 α 肾上腺素能激动剂
- 动脉收缩作用强，增加系统血管阻力，升血压
- 致心律失常风险低

剂量和途径

- 团注给药：100~500μg 每 10~15min
- 静脉输注：20~40μg/min 或 0.5~1.5μg/(kg · min)
- 休克时高剂量应用，最高 6μg/(kg · min)
- 起始反应：立即起效，1min 内升高 MAP

监测

- 在心输出量良好或进行挽救性治疗时，若发生严重心律失常，可加入去甲肾上腺素

不良反应

- 反射性心动过缓
- 外周缺血

· 降低心排血量
· 外渗时组织缺血风险
· 外周血管收缩引起肢端坏死或干性坏疽

肾上腺素 IV

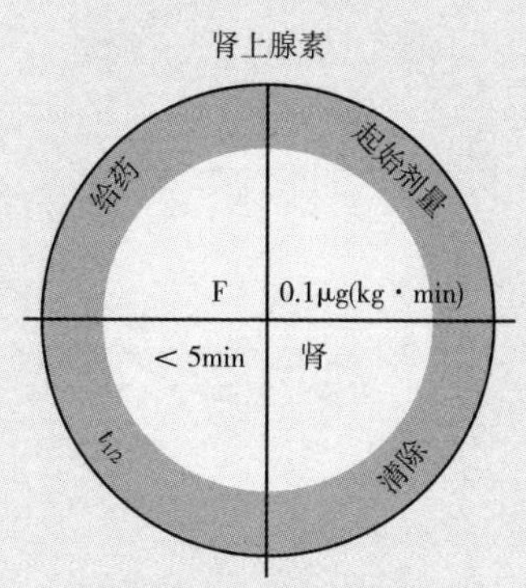

药理学特征

· 常用于过敏性休克
· 脓毒性休克中去甲肾上腺素后的二线选择
· 强 β_1 激动剂（强于去甲肾上腺素）
· 中 α_1 激动剂（低剂量），强 α_1 激动剂（高剂量）
· 显著增加心排血量和收缩力
· 不能透过血脑屏障

剂量和途径

· 剂量：0.1~1μg/(kg · min)

监测

· 增加心肌氧耗
· MAP

不良反应

· 心律失常（常见）
· 心肌缺血

- 外渗时组织坏死风险

血管升压素 IV

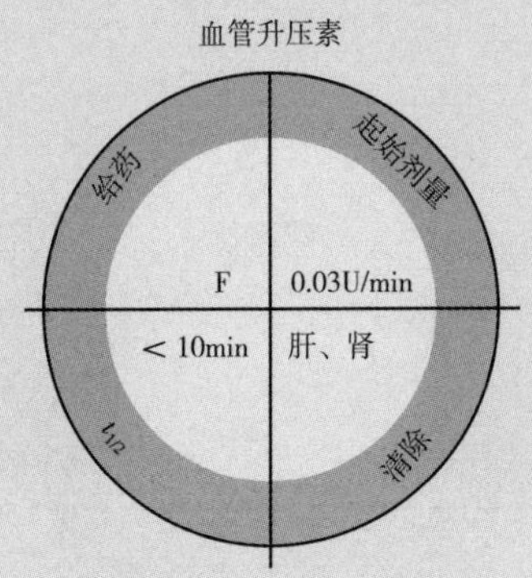

药理学特征

- V_1 受体的作用是血管收缩，位于血管平滑肌和其他器官
- V_2 受体的作用是水的重吸收，位于肾小管的集合管，减少尿量，增加渗透压
- 无脑血管收缩作用
- 不影响心排血量及心率
- 不会反射性增加迷走张力
- 和其他血管升压药物相比，心律失常风险低
- 改善冠脉血供
- 起效迅速，15min 达峰值

剂量和途径

- 剂量：0.03~0.07U/min

监测

- 剂量＞ 0.03U/min，可能导致冠脉或肠系膜缺血，用于挽救性治疗
- 缓慢撤药，避免低血压；血压稳定 8h 后，每小时减量 0.005U/min

- 对 1~2 种儿茶酚胺类药物反应不足时考虑使用（去甲肾上腺素减省作用）

不良反应

- 低灌注（胃肠道缺血）
- 心律失常

正性肌力药

正性肌力药在心肌功能不全导致心排血量减少时应用[11-12]。正性肌力药能改善心肌收缩力并代偿心肌氧耗的增加。心肌抑制常伴随明显的血管舒张（如脓毒症），通常需要联用血管升压药和正性肌力药[13-14]。

多巴胺 IV

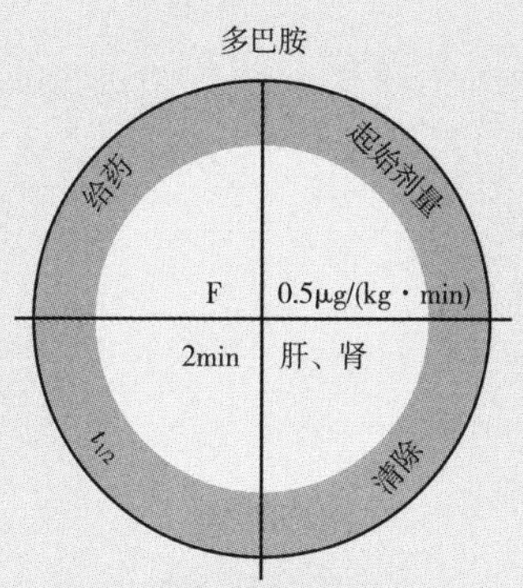

药理学特征

- 常用的正性肌力药，单用或和血管升压药物联用
- 增加肾脏血流（低 – 中等剂量）
- 不能透过血脑屏障
- 起效时间：5min
- 持续时间：10min

剂量和途径

- 剂量 1~2μg/(kg · min) 时，选择性舒张肾脏、肠系膜、脑及冠脉血管床
- 剂量 5~10μg/(kg · min)，刺激 β_1 和 β_2 肾上腺素能受体，增加心输出量
- 剂量 10~20μg/(kg · min)，失去多巴胺效应，有强 α_1 和 β_1 激动作用，和中等的 β_2 激动作用

监测

- 剂量 ＞ 15μg/(kg · min) 时和去甲肾上腺素作用类似
- 剂量 ＞ 20μg/(kg · min) 血压无进一步受益，增加心律失常风险
- 如需高剂量，应考虑应用更直接的血管升压药（如去甲肾上腺素或肾上腺素）

不良反应

- 脓毒症时，和去甲肾上腺素相比增加短期死亡率
- 心律失常事件多于去甲肾上腺素 [15]
- 快速心律失常
- 外渗时有组织坏死风险

多巴酚丁胺 IV

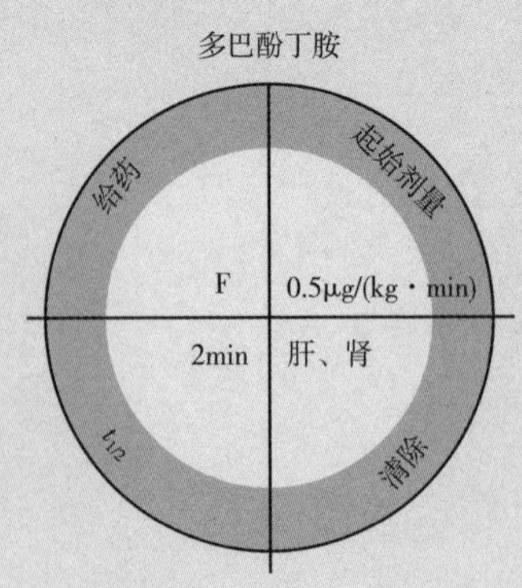

药理学特征

- 常用于心源性休克或有低灌注征象时
- 主要为 β_1 激动剂活性
- 心衰患者低剂量使用，最大 20μg/(kg · min)
- 起效时间：1~10min
- 达峰时间：10~20min

剂量和途径

- 起始 0.5~1μg/(kg · min)
- 维持：2~15μg/(kg · min)
- 常规最大剂量 20μg/(kg · min)，可高至 40μg/(kg · min)

监测

- 心排血量
- 血压

不良反应

- 快速心律失常
- 心肌缺血
- 外渗时有组织坏死风险

米力农 IV

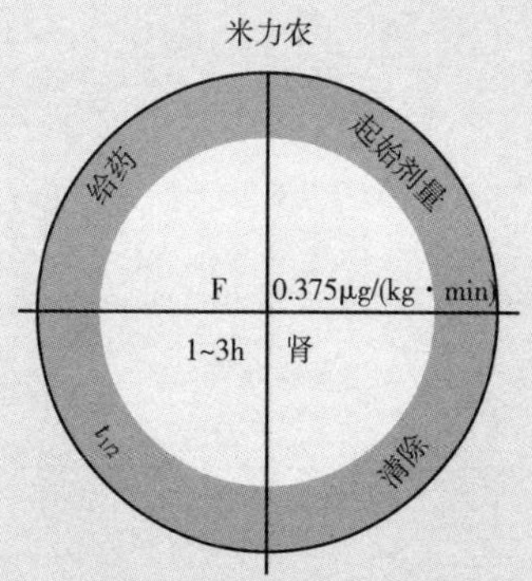

药理学特征

- 磷酸二酯酶抑制剂，舒张心脏和血管平滑肌，通过减少钙储

备增加肌肉收缩力
- 通过增加氧耗改善心排血量
- 舒张血管和气道平滑肌
- 降低左室舒张末压
- 高剂量可能减少脑血管痉挛
- 起效时间：5~15min
- 持续时间：1~3h

剂量和给药

- 剂量：0.375~0.75μg/(kg・min)

监测

- 心率
- 血压
- 肾功能

不良反应

- 血小板减少（可逆）
- 肝毒性
- 室上性心动过速
- 室性心律失常

异丙肾上腺素 IV

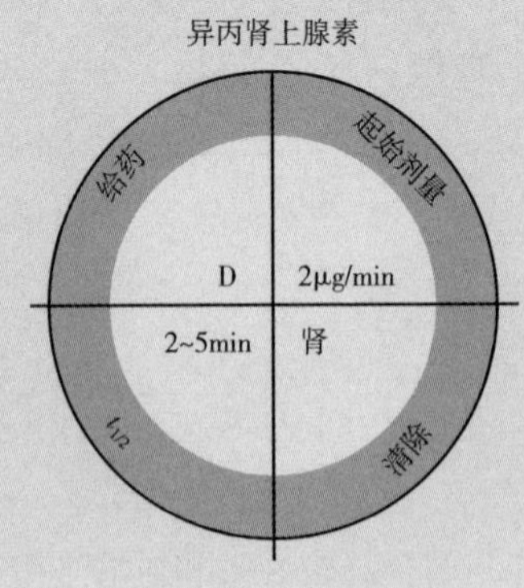

药理学特征

- 强效 β_1、β_2 受体激动剂
- 适度降低 MAP
- 舒张支气管、胃肠和子宫平滑肌
- 起效时间：立即
- 持续时间：10~15min

剂量和给药

- 剂量：0.2~10μg/min 或 0.05~0.2μg/(kg・min)
- 用于心源性休克，低射血分数，慢速心律失常，难治性尖端扭转型室性心动过速的辅助治疗

监测

- 心率
- 血压
- EKG

不良反应

- 心房纤颤
- 快速型心律失常
- 心绞痛（心肌耗氧量明显增高）
- 低血压和晕厥

不同血管升压药和正性肌力药物对于血压、心脏收缩力和心率均有不同作用（表 12.2）。

表 12.2　血管升压药和正性肌力药的作用

药物	α_1	α_2	β_1	β_2	多巴胺	血流动力学作用				
						MAP	心率	心排量	SVR	PCWP
多巴胺										
1~3μg/(kg·min)	–	–	+	–	++++	↔	↔	↔	↔	↔
3~10μg/(kg·min)	–	–	++++	++	++++	↔			↔或 –	↔
＞10μg/(kg·min)	+++	–	++++	+	–					
去甲肾上腺素										
0.02~3μg/(kg·min)	++++	++	++	–	–		↔	↔		
去氧肾上腺素										
0.5~9μg/(kg·min)	++++	+	–	–	–		↔	↔或 –		
肾上腺素										
0.01~0.05μg/(kg·min)	+	++	++++	++	–			↔	↔或 –	↔
＞0.05μg/(kg·min)	+++	++++	+++	+	–					
血管升压素										
0.01~0.04U/min	–	–	–	–	–	↔	↔	↔	↔或 –	–

表 12.2（续）

药物	α_1	α_2	β_1	β_2	多巴胺	血流动力学作用				
						MAP	心率	心排量	SVR	PCWP
多巴酚丁胺										
2~10μg/(kg · min)	+	–	+++	++	–	↔		↔	↔或 –	–
＞10~20μg/(kg·min)	++	–	++++	+++	–	↔或 –			–	–
米力农										
0.375~0.75μg/(kg·min)	–	–	–	–	–	↔或 –	↔		–	–

SVR, systemic vascular resistance，系统性血管阻力；PCWP，pulmonary capillary wedge pressure，肺毛细血管楔压；MAP, mean arterial pressure，平均动脉压

临床应用

临床医生可通过以下流程判断急性低血压患者。

1. 低血压是否由系统性外周血管阻力降低所致（如脓毒症、糖皮质激素突然停药或近期应用麻醉药品）？

2. 低血压是否由心输出量降低所致（如容量不足、左 / 右心功能不全）？

低血压（如收缩压＜ 70mmHg 以及 MAP ＜ 65mmHg）可表现为意识水平下降、少尿、毛细血管再充盈时间延迟和皮温低。此外，突发组织缺血可导致血乳酸升高。多数情况下，血流动力学不稳定多源于后负荷减少而非心输出量下降。

休克的药物治疗

休克处理包括液体复苏，当血红蛋白小于 7g/dL 或者红细胞比容小于 30% 时应用浓缩红细胞，纠正低体温以及应用血管升压药。有人习惯用去甲肾上腺素；有人习惯用多巴胺和多巴酚丁胺，单独或联用血管加压素。ICU 中部分医生会使用 200μg 去氧肾上腺素团注来纠正血压的短暂下降。在无中心静脉通路时，立即继续给予去氧肾上腺素 0.5~9μg/(kg·min) 持续泵入，同时建立去甲肾上腺素的中心静脉通路。如床旁心脏超声提示心收缩力下降，可输注多巴胺替代一组血管升压药。

如果去甲肾上腺素或者去氧肾上腺素效果欠佳，应尽快加用血管升压素，其可以减少血管升压药用量。血管升压素从低剂量（0.01U/min）起始，根据目标 MAP 或者目标血压滴定剂量。

根据休克类型不同，有不同的疾病特异性推荐。心源性休克最好起始联用多巴酚丁胺和多巴胺，以改善心肌收缩力 [两药常用剂量均为 7.5μg/(kg · min)]。如果血压仍不稳定或患者收缩压仍低于 70mmHg，需加用去甲肾上腺素。在血管舒张性休克中，应使用肾上腺素或去甲肾上腺素，也常与血管升压素联用。

血管舒张性或低血容量性休克患者应接受积极的液体复苏（快速

给予 1~2L 晶体液并输注红细胞）。血清乳酸值可作为复苏参考依据；高于 4mmol/L 提示组织低灌注并需要积极的血流动力学支持。如果血压未达标，去甲肾上腺素可联用低剂量血管升压素。去氧肾上腺素一般不用于脓毒症休克的患者，因其可降低心排血量，而脓毒症患者本身心功能不全。对这些处置反应不佳的脓毒性休克患者可给予糖皮质激素（每 6 小时静注氢化可的松 50mg）[5, 9, 14–16]。

蛛网膜下腔出血的升压治疗

蛛网膜下腔出血应持续预防性应用尼莫地平（详见第 17 章），除非血压过低。蛛网膜下腔出血后脑血管痉挛患者的升压治疗常需要血管升压药；若床旁心脏超声发现应激性心肌病伴有显著的射血分数下降，可能需要联用正性肌力药物。药物剂量取决于临床体征是否缓解，疗效不显可给予更高剂量。去氧肾上腺素通常是首选，但去甲肾上腺素临床成功率可能更高。正性肌力药物很少用于这种情况，其疗效难以预测且更易诱发心律失常。

米力农因其兼有正性肌力药和血管扩张作用引起人们的兴趣。米力农使用剂量通常为 0.75~1.25μg/(kg·min)。临床起效后，药效可持续数天，并可在 3d 后停药。脑血管痉挛中应用米力农的证据并不确定，但高剂量时可能逆转显著缩小的血管直径。我们曾在血管痉挛症状复发的患者应用米力农，但多在动脉内给予维拉帕米后应用[17–18]。

多种血管升压药和正性肌力药仅适合短期应用，并随时评估考虑降低剂量。如找到休克诱因并予以纠正，当应用抗生素感染控制，或血清肌钙蛋白检测排除了心肌梗死等，可考虑停用血管升压药。口服米多君有助于血管升压药的减停，它可以激活动静脉的 α_1 肾上腺素受体，引起血管收缩，减少 25% 的静脉血管升压药的使用[19–21]。通常标准起始剂量是每 8 小时 10mg，最大剂量为 40mg。

关键点

1. 血管升压药可增加系统性血管外周阻力且几乎不影响心排血量。

2. 当心输出量降低及射血分数降低时应用正性肌力药。

3. 联合应用正性肌力药和血管升压药可避免高剂量单药应用的不良反应。

4. 血管升压素可用于 1~2 种儿茶酚胺类药物反应不佳时。其对心排血量和心率无影响。

5. 米多君可辅助部分患者撤除血管升压药。

参考文献

[1] Zafar S N, et al. Presenting blood pressure in traumatic brain injury: a bimodal distribution of death. J Trauma, 2011, 71: 1179–1184.

[2] Berry C, et al. Redefining hypotension in traumatic brain injury. Injury, 2012. 43: 1833–1837.

[3] Sookplung P, et al. Vasopressor use and effect on blood pressure after severe adult traumatic brain injury. Neurocrit Care, 2011, 15: 46–54.

[4] Dagal A, Lam A M. Cerebral blood flow and the injured brain: how should we monitor and manipulate it? Curr Opin Anaesthesiol, 2011, 24: 131–137.

[5] Meng L, et al. Effect of phenylephrine and ephedrine bolus treatment on cerebral oxygenation in anaesthetized patients. Br J Anaesth, 2011, 107: 209–217.

[6] Olesen J. The effect of intracarotid epinephrine, norepinephrine, and angiotensin on the regional cerebral blood flow in man. Neurology, 1972, 22: 978–987.

[7] Strandgaard S, Sigurdsson S T. Point:Counterpoint: Sympathetic activity does/does not influence cerebral blood flow. Counterpoint: Sympathetic nerve activity does not influence cerebral blood flow. J Appl Physiol (1985), 2008, 105: 1366–1368.

[8] van Lieshout J J, Secher N H. Point:Counterpoint: Sympathetic activity does/does not influence cerebral blood flow. Point: Sympathetic activity does influence cerebral blood flow. J Appl Physiol (1985), 2008, 105: 1364–1366.

[9] Morelli A, et al. Phenylephrine versus norepinephrine for initial hemodynamic support of patients with septic shock: a randomized, controlled trial. Crit Care, 2008, 12: R143.

[10] Vasu T S, et al. Norepinephrine or dopamine for septic shock: systematic review of randomized clinical trials. J Intens Care Med, 2012, 27: 172–178.

[11] Lollgen H, Drexler H. Use of inotropes in the critical care setting. Crit Care Med, 1990, 18(1 Pt 2): S56–60.

[12] Stratton L, Berlin D A, Arbo J E. Vasopressors and inotropes in sepsis. Emerg Med Clin North Am, 2017, 35: 75–91.

[13] Havel C, et al. Vasopressors for hypotensive shock. Cochrane Database Syst Rev, 2011. CD003709.

[14] Hollenberg S M. Vasoactive drugs in circulatory shock. Am J Respir Crit Care Med, 2011,

183: 847–855.
[15] De Backer D, et al. Comparison of dopamine and norepinephrine in the treatment of shock. N Engl J Med, 2010, 362: 779–789.
[16] Annane D, et al. Norepinephrine plus dobutamine versus epinephrine alone for management of septic shock: a randomised trial. Lancet, 2007, 370: 676–684.
[17] Baumann A, et al. Seeking new approaches: milrinone in the treatment of cerebral vasospasm. Neurocrit Care, 2012, 16: 351–353.
[18] Lannes M, et al. The use of milrinone in patients with delayed cerebral ischemia following subarachnoid hemorrhage: a systematic review. Can J Neurol Sci, 2017, 44: 152–160.
[19] Anstey M H, et al. Midodrine as adjunctive support for treatment of refractory hypotension in the intensive care unit: a multicenter, randomized, placebo controlled trial (the MIDAS trial). BMC Anesthesiol, 2017, 17: 47.
[20] Hammond D A, Smith M N, Meena N. Considerations on midodrine use in resolving septic shock. Chest, 2016, 149: 1582–1583.
[21] Poveromo L B, Michalets E L, Sutherland S E. Midodrine for the weaning of vasopressor infusions. J Clin Pharm Ther, 2016, 41: 260–265.

第13章

降压药和抗心律失常药

急性脑损伤会导致反应性高血压，这很大程度上是由应激引起交感亢进的结果。此外，ICP急性增高会导致血压急剧上升（库欣反射）。降压治疗看似紧急，但在任何高血压急症患者中，血压的降低会导致脑血流和肾血流的明显减少，这在一定程度上无法通过血管自动调节来代偿[1-2]。

与高血压急症有关常见NICU疾病包括脑出血、急性小脑出血、急性桥脑出血、动脉瘤性蛛网膜下腔出血，或伴有急性内科疾病（如主动脉夹层）的急性脑梗死。脑炎或严重吉兰－巴雷综合征的自主神经功能障碍可能导致难以控制的不稳定性高血压[3-4]。医生面临的主要挑战是如何积极治疗明显的高血压，但又不能太过激进，以免引发低血压而造成继发性低灌注损伤。

NICU住院患者中，静脉降压药的使用（团注或持续输注）非常普遍。降压药使用时应注意成本、起效时间和不良反应的发生。由于新药上市或价格波动，一些药物可能花费过高。药物的安全性也需要考量，如硝普钠的氰化物毒性风险[5]。

心律失常在急性脑损伤患者中非常常见，大多具有短暂性、自限性的特点，较急性心脏病患者的危险性低。许多抗心律失常药物也有降血压作用，因此本章节合并介绍这两类药物。快心室率心房颤动临床常见且通常容易治疗；偶发性心动过缓很少需要急性药物治疗；短暂的室上性或室性心律失常较常见，有些时候通过补充钾、钙或镁即可改善，无须抗心律失常药物。

高血压定义和血压目标

传统的长期降血压目标可能不适用于急性脑损伤的患者。高血压常被模糊地理解为在某些情况下血压过高。过低的血压会影响缺血性脑卒中的代偿性侧支循环。过高的血压可能会引起颅内血肿增大以及血肿周围水肿加剧。精准的血压管控阈值尚未确定，也尚未建立不同合并症（如存在慢性肾衰竭）时的个体化血压目标。这些年来，一些血压目标经过演变，已经确立了标准，但仍缺乏直接的支持性证据。为指导临床工作，一些专家共识给出了不同疾病降压目标（表 13.1）。

表 13.1　急性脑损伤血压目标

诊断	收缩压目标
急性缺血性脑卒中	≤ 180mmHg
蛛网膜下腔出血	≤ 160mmHg
脑出血	≤ 140mmHg
可逆性后部白质脑病	小于基线 20%
子痫	小于基线 20%

不同类型脑卒中的血压目标各不相同。对于缺血性脑卒中，维持脑灌注是关键，因此建立了“允许性高血压”的目标。对于出血性脑卒中，避免压力相关的血肿扩大是血压管控的主要原因，但同时应注意避免血压的剧烈波动[6]。血压的骤然升高可能参与脑动脉瘤的再破裂，但同时其他原因（如纤维蛋白溶解）也可能导致这一后果（详见第 8 章）。目前对于控制血压（收缩压和舒张压）的获益，认识依然有限，但可总结为以下几点。

- 脑卒中后 24h 血压大多可保持在收缩压 140mmHg，舒张压 90mmHg。
- 脑出血后，收缩压降至 140mmHg 不会降低脑灌注，也不会减少血肿扩大[7]。

- 收缩压降至 140mmHg 以下可能会增加肾衰竭的风险 2%[8]。
- 如果血压得到控制，不应停用降压药，特别是 β 受体阻断剂和 α 受体阻断剂，因为可能出现严重的反跳现象。
- 当收缩压＞ 185mmHg 或舒张压＞ 110mmHg 时，不能进行溶栓治疗。
- 溶栓后 24h 内保持收缩压＜ 180mmHg，舒张压＜ 105mmHg。在最初的 6~8h 内，每 30 分钟监测一次血压。

一旦血压得到控制，应进一步评估导致血压升高的原因和可能的并发症（框表 13.1）。

框表 13.1　血压控制的监测
· 心电图（或超声心动图） · 胸部 X 线 · 钠、钾、血肌酐、血尿素氮 · 血清肌钙蛋白 · 尿液分析 · 肾脏超声

降压药的实践

降压药物 ABCDs 如下。

- 血管紧张素转移酶（ACE）抑制剂或血管紧张素Ⅱ受体阻断剂（ARBs）（如卡托普利、依那普利、利辛普利、氯沙坦）。
- β 受体阻滞剂，如阿替洛尔、拉贝洛尔、美托洛尔、普萘洛尔。
- 钙通道拮抗剂，如氨氯地平、克利维地平、地尔硫䓬、尼卡地平、硝苯地平、维拉帕米。
- 利尿剂（如呋塞米、氢氯噻嗪）和血管扩张剂（如水蛭素、硝普钠）[1–2,9–15]。

一般原则为，首先使用静脉 β 受体阻断剂或血管扩张剂进行初始血压控制。下一步添加钙通道阻断剂（持续输注），但可能过度治疗。高血压的一线治疗为拉贝洛尔（IV），可同时阻断 α 肾上腺素能、β_1 肾上腺素能和 β_2 肾上腺素能受体；因同时阻断 α 和 β 受体，不影响心排血量。常用的二线药物是尼卡地平（IV），有效剂量为 5~15mg/h。因并不影响心脏传导系统，降压的同时致心律失常风险低。

对于病情较重的昏迷患者，高血压可以是阵发性和迟发性的，也被称为阵发性超兴奋性综合征或交感风暴。常用加巴喷丁（与脊髓背角的电压门控钙通道相结合）及阿片类药物（吗啡或芬太尼）控制症状。其他可供选择的治疗有普萘洛尔（非选择性 β 受体阻滞剂）、氯尼丁（一种具有中枢作用的 α_2 受体激动剂）、右美托咪啶（另一种中枢作用的 α_2 受体激动剂），溴隐亭（多巴胺 D_2 受体激动剂），巴氯芬（GABAB 受体激动剂）以及苯二氮䓬类药物（GABAA 受体激动剂，如劳拉西泮或地西泮）。

主要靶点见于图 13.1

先兆子痫引起的妊娠高血压急症是一个临床棘手的问题[16]。多种降压药物在妊娠期禁用。几乎所有的降压药都可不同程度透过胎盘屏障，但 β 受体阻滞剂可以使用。孕妇禁用的药物包括 ACEI、ARBs 和盐皮质激素阻断剂（存在胎儿生长迟缓、先天性畸形以及母体肝毒性等风险）。目前仍缺乏不同类别降压药在妊娠期应用疗效的数据。子痫的治疗主要是静脉滴注镁剂，直到腱反射消失、血压控制，常用剂量为硫酸镁 2g 静脉输注[17]。

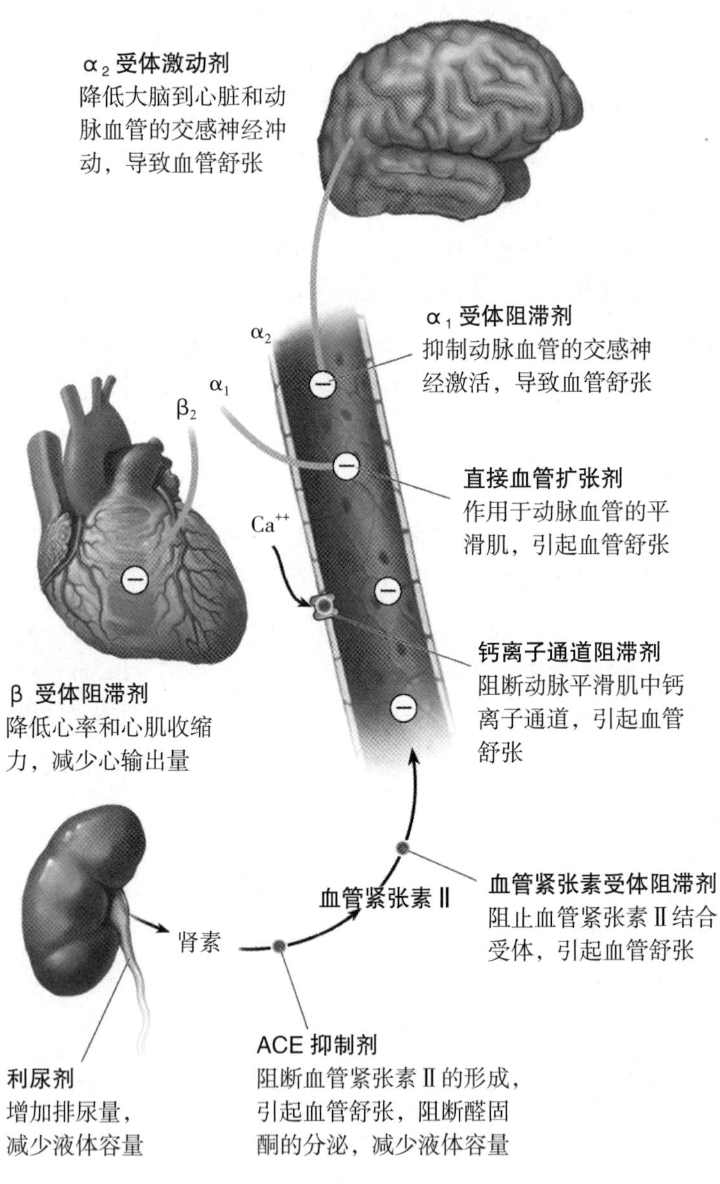

图 13.1　主要类型降压药物的靶点

拉贝洛尔 IV

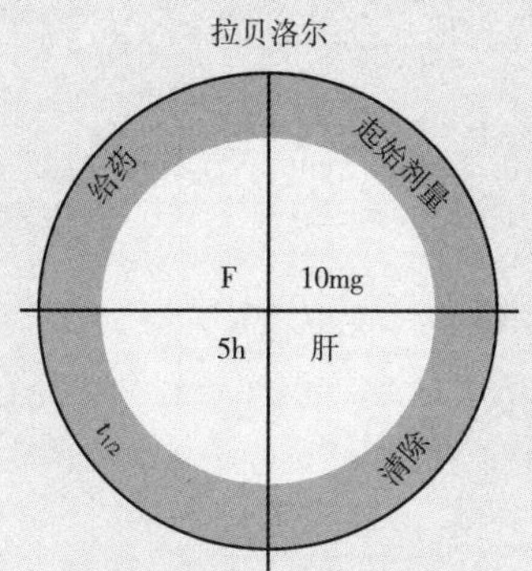

药理学特征

- 选择性 α_1 肾上腺素能和非选择性 β 肾上腺素能阻断剂
- 起效时间：静脉给药后 2~5min
- 峰效时间：2~4h
- 禁忌证：严重心动过缓、I 度以上心脏传导阻滞、心源性休克、失代偿性心力衰竭、阻塞性气道疾病
- 肺部疾病患者应谨慎使用，可能引起支气管痉挛
- 高肾上腺素能状态，如嗜铬细胞瘤或可卡因或甲基苯丙胺中毒的患者应谨慎使用，除非已充分阻断（若 β 受体阻断不完全，可使血压升高）

剂量与管理

- 10~20mg 静脉团注，每 10 分钟 1 次（最大累积剂量 300mg）
- 静脉输注：0.5~2mg/min
- 从静脉改为口服：先口服 200mg，然后 6~12h 内停止输注时再给予 200~400mg 口服 1 次

监测

- 肝病患者慎用：首过代谢减少导致药物生物利用度增加
- 突然停药可能导致反跳性心动过速、高血压或心肌缺血
- 心率

- 血压
- 气道疾病患者的呼吸系统影响

副作用

- 呕吐
- 支气管痉挛
- 心脏传导阻滞，直立性低血压

艾司洛尔 IV

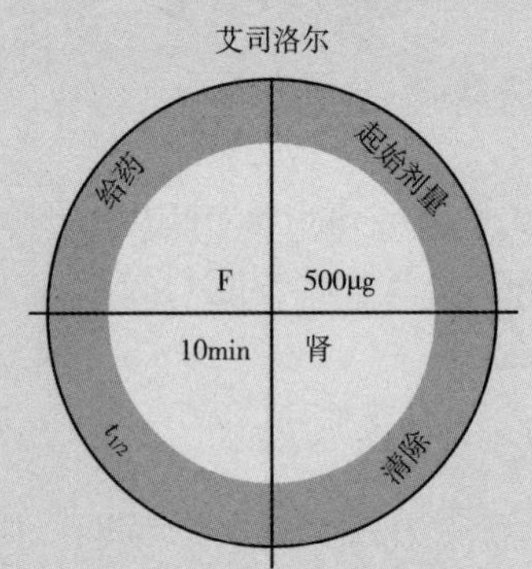

药理学特征

- 主要是β肾上腺素能拮抗剂（选择性β_1）
- 禁忌证：严重的窦性心动过缓、Ⅰ度以上心脏传导阻滞、舒张性心力衰竭、肺动脉高压、支气管痉挛、传导异常
- 无血管扩张特性
- 降低心率、收缩力（下降明显）和心排血量
- 无内源性拟交感活性，Ⅱ类抗心律失常药
- 起效时间：1~5min
- 达峰时间：5min

剂量与管理

- 负荷剂量：1分钟内静脉推注500~1000μg/kg（通常是500μg）
- 静脉输注：5~100μg/(kg · min)，最大200μg/(kg · min)

- 可持续 48h
- 过渡到口服药：服药 30min 后，静脉泵注速度减少 50%，第二次口服后停止静脉用药，并监测血压
- 肾功能不全者无须调整剂量，血液透析不能清除。肾病患者活性代谢物蓄积。
- 肝功能不全的患者无须调整剂量

监测

- 药物相互作用：联用地高辛和钙通道阻滞剂时增加心脏传导阻滞的风险
- 心率
- 血压
- 肾功能

副作用

- 低血压（与剂量有关）
- 指端缺血
- 输液部位反应（包括液体外渗）
- 高钾血症
- 糖尿病患者低血糖时加剧低血糖反应*
- 支气管痉挛

肼屈嗪　IV

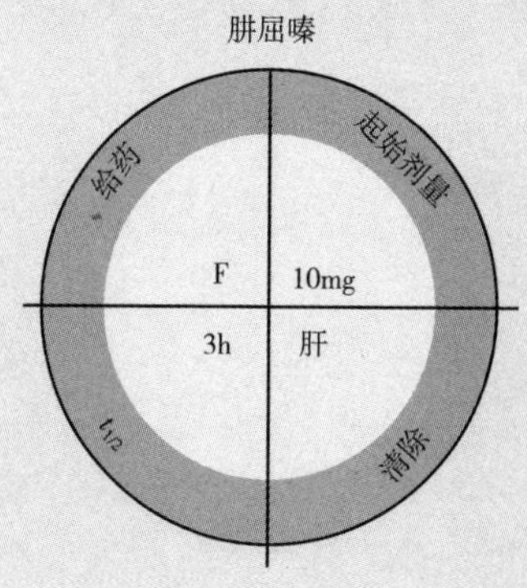

*译者注：心动过速明显。

药理学特征

- 直接的动脉血管扩张剂，对静脉循环影响很小
- 心动过缓患者的替代选择
- 可应用于妊娠相关高血压急症[24]
- 起效时间：静脉注射 5~20min，口服 20~30min
- 持续时间：2h

剂量与管理

- 5~10mg 静脉团注，后每 30 分钟给予 5~10mg，最大剂量 20mg

监测

- 与其他降压药相比，低血压反应更难以预测
- 全血细胞计数
- 逐渐减停以避免反弹效应

副作用

- 心动过速
- 呕吐
- 可能加重心绞痛
- 粒细胞减少

尼卡地平 IV

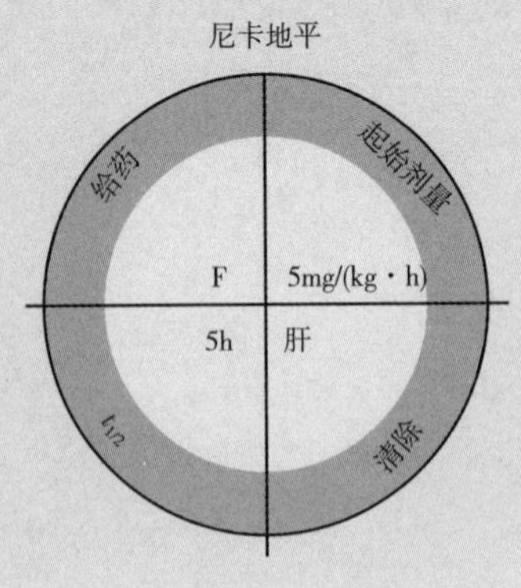

药理学特征

- 具有血管舒张作用的二氢吡啶钙通道阻滞剂
- 持续输注时血压控制比间歇团注给药更稳定
- 起效时间：给药后 5~10min
- 持续时间：2h

剂量与管理

- 静脉输注：起始 5mg/h，后每 15 分钟增加剂量 2.5mg/h，至血压控制
- 最大输注剂量：15mg/h
- 首选中心静脉给药，亦可外周静脉输注

监测

- 可导致严重低血压
- 若快速停药，常见反弹效应

副作用

- 低血压
- 恶心、面色潮红
- 心动过速
- 呕吐

硝普酸盐 IV

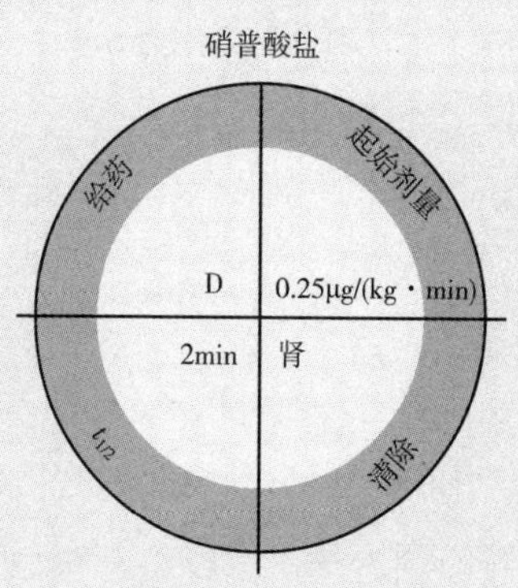

药理学特征

- 可用于已使用拟交感神经药物和可卡因的病人
- 避免用于急性脑损伤，可能增加颅内压，注意氰化物毒性
- 常与 β 受体阻滞剂（如艾司洛尔、拉贝洛尔）联用于主动脉夹层患者
- 因药物成本上升，应用减少
- 起效：迅速，1~2min
- 持续时间：短，< 10min

剂量与管理

- 静脉输注：0.25~0.5μg/(kg · min)，增加到有效剂量 8~10μg/(kg · min)。避免使用更高剂量或限制短期（10min 内）应用

监测

- 可产生突然或急剧的血压下降
- 剂量相关的冠状动脉、肾脏和脑的灌注下降

副作用

- 可能导致氰化物毒性蓄积
  - 输液 4h 后即可出现症状
  - 表现为乳酸酸中毒
  - 氰化物毒性危险因素包括肝肾功能损伤，剂量超过 2μg（kg · min）且持续 2~3d（长期），或 10μg/(kg · min) 持续 10min 以上（大剂量）
  - 硫代硫酸钠输注可提供硫黄供体对氰化物进行解毒
- 心绞痛
- 共济失调
- 癫痫发作
- 卒中

氯维地平 IV

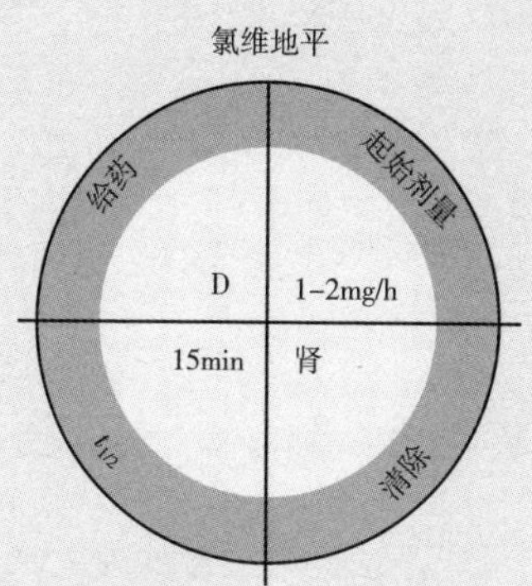

药理学特征

- 第三代钙通道阻断剂
- 起效迅速，＜ 1min
- 对心脏充盈压无影响
- 反射性心动过速
- 禁用于重度主动脉瓣狭窄的患者（有严重低血压的风险）
- 与其他药物相比，半衰期更短（15min），停药后可能引起血压迅速反跳
- 价格高

剂量与管理

- 静脉输注 1~2mg/h（最大剂量为 21mg/h）
- 每 90 秒剂量加倍以达到控制血压的目的
- 给药时需要专用管路
- 可通过外周静脉给药

监测

- 每 12 小时更换
- 溶剂含有脂质，可提供 2kcal/mL 的热量，热量应计入每天的营养供给量

· 使用超过 72h 的经验有限
· 对鸡蛋或大豆（在注射乳液中使用）过敏

副作用

· 恶心
· 血脂异常（脂质溶剂）

氨氯地平 PO

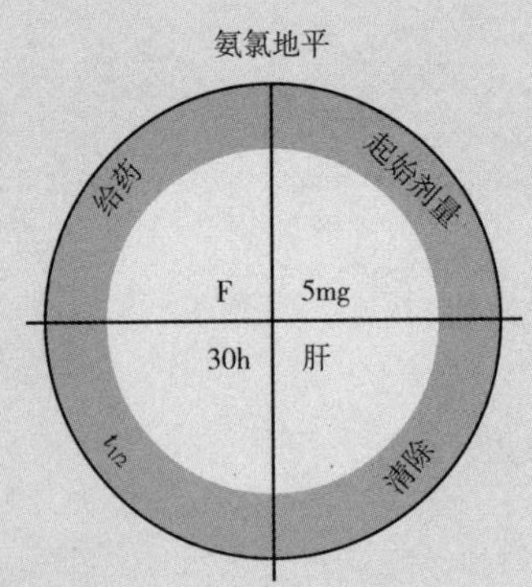

药理学特征

· 钙通道阻断剂
· 周围动脉血管扩张剂
· 24~48h 血压下降（起效较慢）
· 起效时间：30~50min；达峰时间：6~9 h（单次剂量）

剂量与管理

· 初始剂量：5mg/d
· 最大剂量：10mg，qd（范围 2.5~10mg，qd）
· 每 7~14 天滴定一次，2.5mg，qd

监测

· 肾功能受损的患者无须调整剂量
· 与辛伐他汀联用时，辛伐他汀的最大剂量不超过 20mg/d，以避免增加肌痛和横纹肌溶解的风险（由于 CYP3A4 抑制辛伐

他汀的代谢）

· 同时摄入葡萄柚汁可增加氨氯地平药物浓度，增加低血压风险

副作用

· 周围水肿（最常见的副作用，可在 2~3 周内发生）
· 肺水肿（心力衰竭患者慎用）
· 增加心绞痛风险

赖诺普利 PO

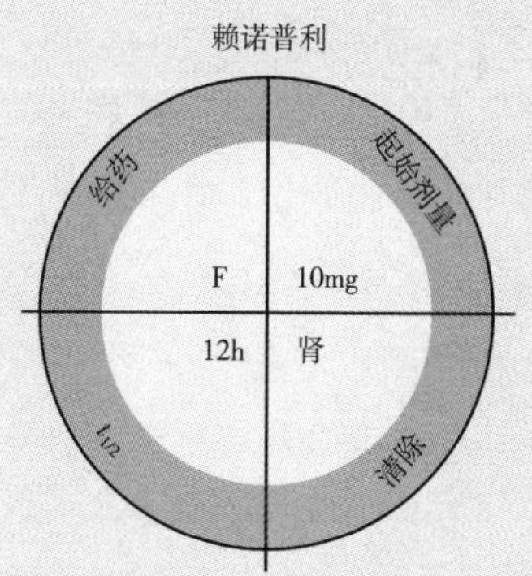

药理学特征

· ACE 抑制剂和有效的血管扩张剂（防止血管紧张素 I 转化为血管紧张素 Ⅱ，导致血浆肾素水平增加和醛固酮分泌减少）
· 推荐作为改善高血压和慢性肾病患者肾功能的一线药物（不考虑种族和糖尿病因素）
· 禁忌证：使用其他 ACE 抑制剂出现血管性水肿、特发性或遗传性血管性水肿、妊娠期（X 类致畸药物）、血浆置换（引起缓激肽释放导致血压下降）
· 起效时间：7h；持续时间：24h

剂量与管理

· 10mg，口服，qd；目标剂量 40mg
· 若患者持续使用利尿剂， 5mg 口服 qd

· 剂量达到 80mg/d 时，降压反应显著
· 中度肾功能障碍患者（CrCl 10~30mL/min），起始剂量 5mg/d
· 重度肾功能障碍患者（CrCl < 10mL/min），起始剂量 2.5mg/d
· 血液透析患者，从 2.5mg/d 开始
· 肝功能障碍患者无须调整剂量

监测

· 电解质（如血钾）
· 血压
· 肾功能变化，血清肌酐

副作用

· 急性肾衰竭
· 血管性水肿
· 眩晕
· 咳嗽
· 高钾血症
· 胆汁淤积性黄疸

氯沙坦 PO

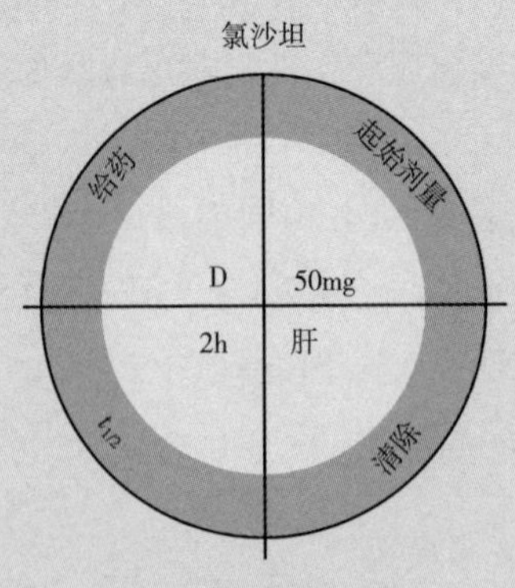

药理学特征

- ARB：阻断血管紧张素Ⅱ对血管的收缩作用，从而扩张血管
- 升高肾素、血管紧张素Ⅰ和血管紧张素Ⅱ水平
- 降血压的作用与 ACE 抑制剂相似
- 不建议用于非裔的血压管理
- 起效缓慢：每周调整剂量，达到充分疗效可能需要 2~3 周

剂量与管理

- 初始剂量：50mg，qd，口服；用药范围为 25~100mg/d
- 若使用利尿剂，起始剂量为 25mg，qd，口服
- 可能需要每天两次给药以达到充分的血压控制（更好的稳态维持）
- 肾功能不全的患者无须调整剂量
- 肝功能障碍的患者，剂量减至 25mg，qd

监测

- 血压
- 肾功能，血清肌酐
- 电解质（如血钾）

副作用

- 咳嗽（较 ACE 抑制剂发生率低）
- 低血压
- 高钾血症
- 血管源性水肿
- 肾衰竭

依那普利拉 IV

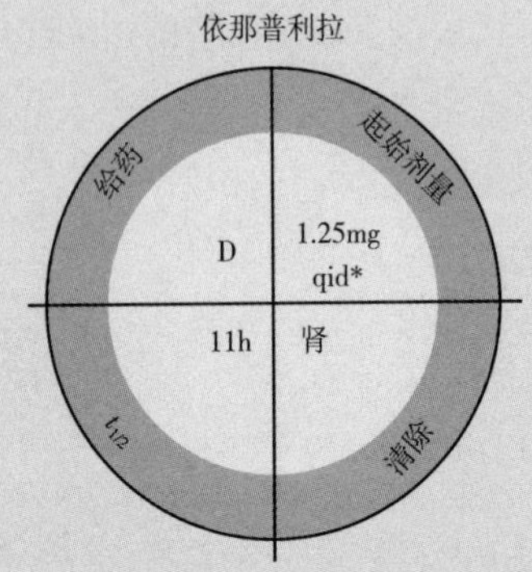

药理学特征

- ACE 抑制剂依那普利的活性酯制剂
- 血管扩张剂
- 起效时间：15min
- 达峰时间：用药后 4h

剂量与管理

- 初始剂量：1.25mg 静脉团注
- 最大剂量：5mg，每 6 小时 1 次，静脉注射
- 静脉到口服的转换（依那普利拉 → 依那普利）：1.25mg，q6h, IV；剂量相当于 5mg 口服，qd

监测

- 血压波动
- 肾功能
- 电解质

副作用

- 降压作用取决于血浆容量和肾素活性
- 对于高肾素血浆活性的低血容量患者，低血压反应更明显
- 咳嗽

---

* 译者注：qid，每日 4 次。

· 血管源性水肿
· 高钾血症
· 肾功能恶化

维拉帕米　PO

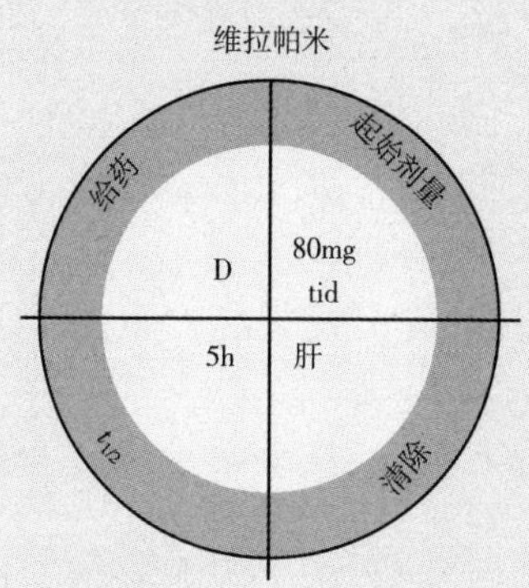

药理学特征

· 慢性肾病患者控制高血压的首选药物
· 钙通道受体阻断剂，具有抗心绞痛、房室结阻滞和抗心律失常作用
· 减少通过房室结的信号传导
· 增加心肌供氧，减少氧供需求
· 与其他钙通道阻断剂相比，血管扩张作用最小
· 起效时间：30min。达峰时间：1~2h

剂量与管理

· 80~120mg，tid，PO
· 最大剂量：360mg/d
· 缓释剂型不能碾碎服用
· 肝硬化患者需减少给药剂量
· 肝功能障碍患者药物半衰期延长

监测

· 监测心电图的变化

- 应避免用于心力衰竭（不能获益），左心室功能障碍，Ⅱ度、Ⅲ度房室阻滞的患者
- 增加幕上脑肿瘤患者颅内压

副作用

- 传导异常，导致Ⅰ度房室传导阻滞伴窦性心动过缓
- 头痛
- 便秘
- 转氨酶水平升高

氢氯噻嗪（Hydrochlorothiazide，HCTZ） PO

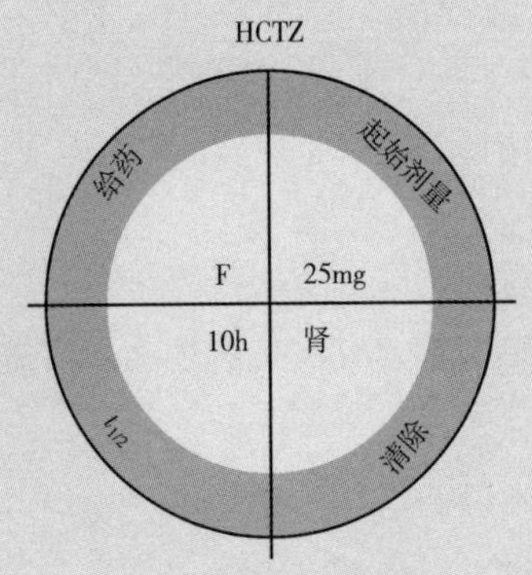

药理学特征

- 噻嗪类利尿剂
- 禁用于对磺胺类药物过敏的患者
- 对 CrCl < 30mL/min 的患者无效，除非与袢利尿剂联合使用

剂量与管理

- 12.5~25mg, qd, PO，可增加到最大剂量 50mg/d
- 肾功能损害患者无须调整剂量，但无尿患者禁用

监测

- 高剂量时电解质异常多见（剂量 > 50mg/d）
- 血压反应

· 液体平衡，体重

副作用

· 低血压
· 高钙血症、高血糖、高尿酸血症
· 低钾血症、低钠血症、低镁血症
· 过敏反应
· 溶血性贫血
· 血小板减少症、白细胞减少症
· 药物光敏反应

可乐定 PO

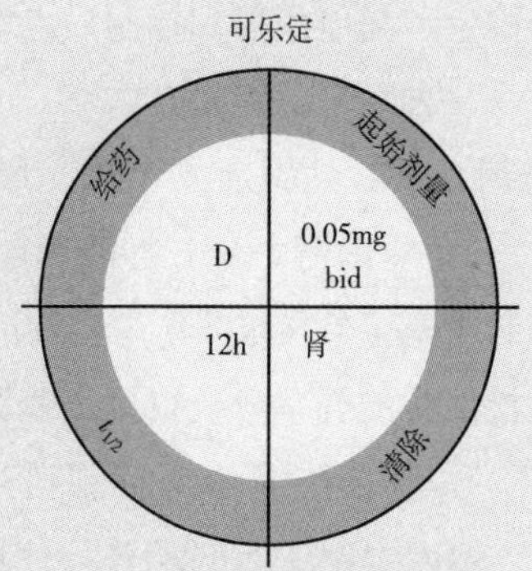

药理学特征

· 作用于中枢的 α_2 受体激动剂
· 通过减少中枢神经系统的交感神经传出，利于交感风暴的治疗
· 降低外周阻力、肾血管阻力、血压和心率
· 起效时间：30~60min。达峰时间：2~4h
· 透皮贴剂：2~3d 后起效（不用于急性降血压）

剂量与管理

· 0.1mg，bid，PO，最大剂量 2.4mg/d，分次服用
· 肾功能不全者清除时间延长

监测

· 突然停药导致明显反弹效应
· 对于透皮贴剂，应每周更换贴片
· 血压、心率

副作用

· 心动过缓明显
· 低血压
· 反弹性高血压

急性期降压后的血压控制

在神经系统损伤稳定、高血压得到控制后，静脉用药可过渡到口服用药。口服给药时，几种降压药物经常联用。一线降压药是噻嗪类利尿剂、钙通道阻滞剂、ACE 抑制剂或 ARB，最好避免 ACE 抑制剂和 ARB 的联合使用。对于非洲裔，ACE 抑制剂和 ARB 的效果不佳，建议使用钙通道阻断剂或噻嗪类利尿剂作为初始治疗[18]。

目前基于八项随机试验的荟萃分析得到了控制血压预防卒中复发的药物最佳证据建议[19]，联合使用 ACE 抑制剂和长效钙通道阻滞剂作为首选已达成共识。ACCOMPLISH 试验建议使用氨氯地平和贝那普利[20]。老年患者首选低剂量噻嗪类药物、ACE 抑制剂或长效钙通道阻滞剂。

抗心律失常药

NICU 最常见的心律失常是窦性心动过速或窦性心动过缓、心房颤动（或扑动）伴快速心室率、阵发性室上性心动过速，以及罕见的室性心动过速和尖端扭转型室速[21]（表 13.2）。心律失常多被归因于“中枢效应”（急性脑损伤所致），但电解质异常、药物影响或结构性心肌疾病的也是需要鉴别的潜在原因。

表 13.2　神经重症监护室心律失常类型

· 药物诱导性心律失常	· 左氧氟沙星 · 磷苯妥英 · 尼卡地平 · 喹硫平 · 昂丹司琼
· 电解质紊乱	· 低镁血症 · 低钾血症 · 低钙血症
· 急性肺栓塞 · 急性心肌缺血 · 后颅窝手术 · 脑干压迫或移位 · 动脉瘤性蛛网膜下腔出血 · 呕吐引起的明显血管迷走神经反应	

患者的最快心率随着年龄增长而下降，心动过速可能导致需氧量增加。一般认为，能耐受的最快心率是 210 – 年龄（岁）。抗心律失常药物的应用见表 13.3。

表 13.3　抗心律失常药物

心律失常类型	常用药物
窦性心动过速	美托洛尔
心房颤动合并快速心室率	美托洛尔 [22–23]、地尔硫䓬、胺碘酮
阵发性室上性心动过速	维拉帕米
室性心动过速	硫酸镁 [21]、胺碘酮
窦性心动过缓	阿托品

地尔硫䓬 IV

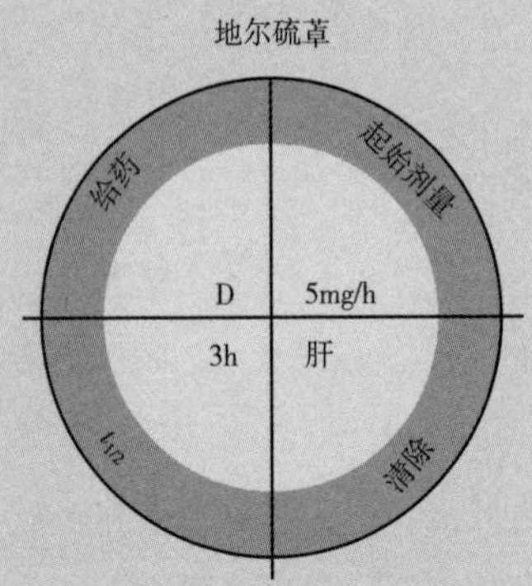

药理学特征

- 中度血管扩张作用
- 降低心脏收缩力、窦房结的自律性和房室结传导
- 针对心房颤动或心房扑动（心率 > 120/min）的心率控制
- 起效时间（静脉注射）：即刻，3min

剂量与管理

- 负荷剂量 0.25mg/kg（约 20mg）静脉注射 2min 以上；若控制不佳 15min 后重复给药至 0.35mg/kg
- 输注剂量：5~15mg/h
- 静脉向口服过渡 [输注速率（mg/h）× 3+3] × 10
  - 3mg/h：120mg/d，口服
  - 5mg/h：180mg/d，口服
  - 7mg/h：240mg/d，口服
  - 11mg/h：360mg/d，口服
- 肝脏代谢；肝功能不全的患者可能需要调整剂量

监测

- 静脉应用 > 24h 可能使药物清除率降低，半衰期延长，地尔硫䓬或代谢物浓度增加
- 间断透析不能清除

- 心电图
- 血压、心率
- 肝功能检测（定期）

副作用

- 心动过缓
- 低血压

胺碘酮 IV

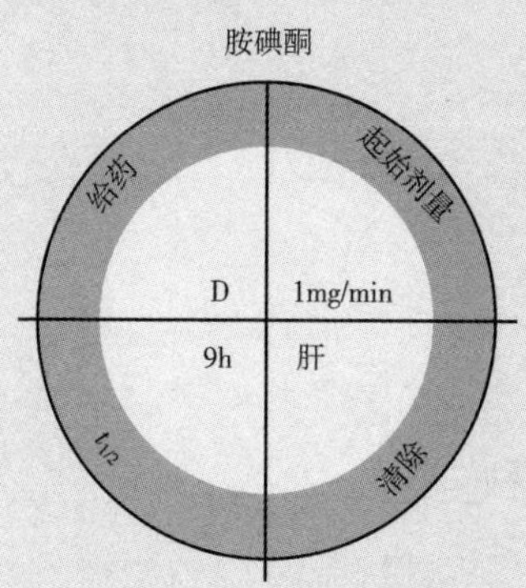

药理学特征

- 阻断钠通道（Ⅰ类抗心律失常作用）
- 阻断心肌钾通道和钙通道（Ⅱ类抗心律失常作用）
- 治疗室性心动过速，控制房颤心率
- 延长心脏动作电位（Ⅲ类抗心律失常作用）
- 负性肌力作用（Ⅳ类抗心律失常作用）
- 通过 CYP 酶被肝脏广泛代谢
- 半衰期延长：53d（长期应用后），9h（单次静脉应用后）

剂量与管理

- 150mg 负荷剂量，静脉注射 10min 以上
- 1mg/min 输注（6h），然后 0.5mg/min 输注持续 18h
- 口服剂量：800mg，血压控制后减量（目标是每天减量

200~400mg）

监测

- 肝功能检测
- 甲状腺功能（长期使用）
- 药物间相互作用（CYP3A4、1A2、2C9 和 2D6 的强效抑制剂）
- 电解质（镁和钾）
- 心电图
- 心率和血压
- 基线胸部 X 线

副作用

- 间质性肺炎
- 静脉炎
- QT 间期延长
- 甲状腺功能减退
- 肝脏毒性

美托洛尔　IV

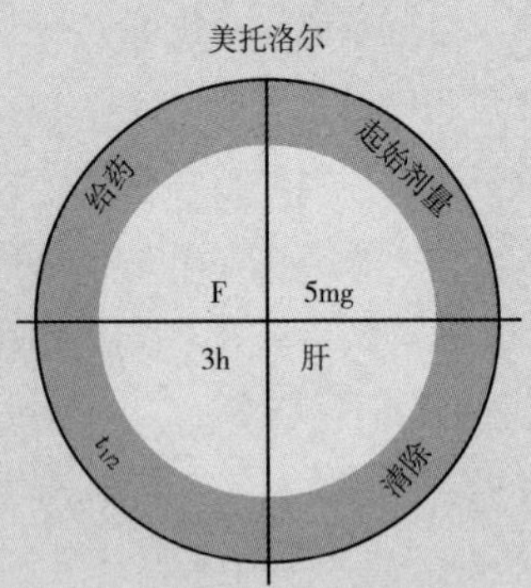

药理学特征

- 选择性 β_1 受体阻断剂（阻断儿茶酚胺与心脏平滑肌的 β_1 受体结合）

· 抑制肾上腺素能对房室结的刺激，减慢传导速度
· 用于窦性心动过速和心房颤动的心率控制

剂量与管理

· 2.5~5mg，IV，2min以上；可重复给药，最多15mg
· 25mg，PO，bid；逐步增加到100mg，bid（最大剂量为150mg，tid）
· 静脉与口服剂量转换比例为1∶2.5（如，5mg，IV，q6h；相当于25mg，PO，bid）
· 肝功能不全者半衰期延长
· 肾功能受损者无须调整剂量

监测

· 肝功能检测，若异常需调整剂量
· 心率、血压
· 心电图

副作用

· 低血压
· 心动过缓
· 支气管痉挛（大剂量时）
· 高钾血症（轻度增高）
· 引起长期低血糖反应（Ⅰ型糖尿病患者）

阿托品 IV

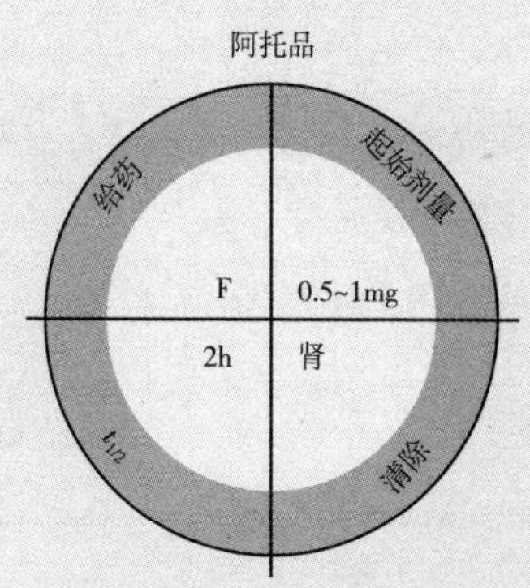

药理学特征

· 抗胆碱能药物；拮抗乙酰胆碱的毒蕈碱样作用

· 用于急性症状性心动过缓（如低血压、晕厥、房室传导阻滞）

剂量与管理

· 每 3~5 分钟静脉注射 0.5mg，最大总剂量为 3mg

监测

· 心动过速

· 肾功能不全者慎用

副作用

· 昏睡

· 抗胆碱作用，瞳孔散大、面色潮红

· 前列腺肥大患者尿潴留

· 发热、口干、肠鸣音减弱

关键点

1. 急性脑损伤高血压的首选一线治疗是静脉注射拉贝洛尔或尼卡地平。

2. 多数患者的血压可以控制在收缩压 140mmHg 和舒张压 90mmHg，持续 24h。

3. 溶栓治疗后维持收缩压 < 180 mmHg，舒张压< 105mmHg 至少 24h。

4. 最常见的心律失常是心房颤动伴快速心室率，可使用静脉注射美托洛尔、地尔硫䓬或胺碘酮治疗。

5. 静脉注射阿托品仅用于症状性心动过缓。

参考文献

[1] Papadopoulos D P, et al. Cardiovascular hypertensive emergencies. Curr Hypertens Rep, 2015, 17: 5.

[2] Ipek E, Oktay A A, Krim S R. Hypertensive crisis: an update on clinical approach and management. Curr Opin Cardiol, 2017, 32: 397–406.

[3] Ropper A H, Wijdicks E F. Blood pressure fluctuations in the dysautonomia of Guillain-Barre syndrome. Arch Neurol, 1990, 47: 706–708.

[4] Shannon J R, et al. Sympathetically mediated hypertension in autonomic failure. Circulation, 2000, 101: 2710–2715.

[5] Pollack C V, et al. Clevidipine, an intravenous dihydropyridine calcium channel blocker, is safe and effective for the treatment of patients with acute severe hypertension. Ann Emerg Med, 2009, 53: 329–338.

[6] Lattanzi S, et al. Blood pressure variability and clinical outcome in patients with acute intracerebral hemorrhage. J Stroke Cerebrovasc Dis, 2015, 24: 1493–1499.

[7] Butcher K S, et al. The Intracerebral Hemorrhage Acutely Decreasing Arterial Pressure Trial. Stroke, 2013, 44: 620–626.

[8] Qureshi A I, et al. Intensive blood-pressure lowering in patients with acute cerebral hemorrhage. N Engl J Med, 2016, 375: 1033–1043.

[9] Cohn J N, McInnes G T, Shepherd A M. Direct-acting vasodilators. J Clin Hypertens (Greenwich), 2011, 13: 690–692.

[10] Elliott W J, Ram C V. Calcium channel blockers. J Clin Hypertens (Greenwich), 2011, 13: 687–689.

[11] Epstein M, Cal houn D A. Aldosterone blockers (mineralocorticoid receptor antagonism) and potassium- sparing diuretics. J Clin Hypertens (Greenwich), 2011, 13: 644–648.

[12] Frishman W H, Saunders E. Beta-adrenergic blockers. J Clin Hypertens (Greenwich), 2011, 13: 649–653.

[13] Grimm R H Jr, Flack J M. Alpha 1 adrenoreceptor antagonists. J Clin Hypertens (Greenwich), 2011, 13: 654–657.

[14] Izzo J L Jr, Weir M R. Angiotensin-converting enzyme inhibitors. J Clin Hypertens (Greenwich), 2011, 13: 667–675.

[15] Taylor A A, Siragy H, Nesbitt S. Angiotensin receptor blockers: pharmacology, efficacy, and safety. J Clin Hypertens (Greenwich), 2011, 13: 677–686.

[16] Olson-Chen C, Seligman N S. Hypertensive emergencies in pregnancy. Crit Care Clin, 2016, 32: 29–41.

[17] ElFarra J, Bean C, Martin Jr J N. Management of hypertensive crisis for the obstetrician/gynecologist. Obstet Gynecol Clin North Am, 2016, 43: 623–637.

[18] James P A, et al. 2014 evidence-based guideline for the management of high blood pressure in adults: report from the panel members appointed to the Eighth Joint National Committee (JNC 8). JAMA, 2014, 311: 507–520.

[19] Lee M, et al. Renin-angiotensin system modulators modestly reduce vascular risk in persons with prior stroke. Stroke, 2012, 43: 113–119.

[20] Jamerson K, et al. Benazepril plus amlodipine or hydrochlorothiazide for hypertension in high-risk patients. N Engl J Med, 2008. 359, 2417–2428.

[21] Hsia H H. Ventricular tachycardias. Card Electrophysiol Clin, 2016, 8: 75–78.

[22] Khoo C W, Lip G Y H. Acute management of atrial fibrillation. Chest, 2009, 135: 849–859.

[23] Hassan O F, Al Suwaidi J, Salam A M. Anti-arrhythmic agents in the treatment of atrial fibrillation. J Atr Fibrillation, 2013, 6: 864.

[24] Sharma C, et al. Hydralazine vs nifedipine for acute hypertensive emergency in pregnancy: a randomized controlled trial. Am J Obstet Gynecol, 2017, pii: S0002-9378(17)30965–1.

第 14 章

液体治疗

尽管静脉输液以及更重要的液体复苏严格来说并非药物，但都是危重症患者常用治疗手段。目前的临床调查显示，重症医师更偏好晶体液。有很多原因导致医生对目前的液体复苏策略越来越不满意，大量重症医师主张更严格的液体限制。过度液体治疗可能导致液体超负荷、肺水肿，增加心脏负担（“fluid creep”液体蠕变）；也可能影响机体免疫状态，增加感染风险；并可能影响凝血功能，特别是晶体液输注可能促进血液高凝状态。此外，液体治疗导致的血液稀释状态常造成不必要的输血。危重症患者输注大量生理盐水可能导致高氯血症性酸中毒，并影响凝血和肾功能，是近期发现的另一个风险。综上所述，液体管理已经成为一种复杂的治疗手段。

机体的体液调节

除了细胞内液，细胞外也有体液，分布在组织间隙和血管内。机体内 2/3 的水位于细胞外，通过复杂的机制维持体液平衡。体液在不同腔隙的运动主要依赖渗透压。不能自由通过细胞膜的溶质产生的渗透梯度影响着体液分布。动态的渗透压状态（通常产生在由细胞膜隔开的细胞内液和细胞外液之间）称为张力。钠是一种不能自由穿过细胞膜并产生张力的典型溶质。血浆渗透压的主要决定因素是血钠浓度，这也是跨腔隙液体转移的主要因素。

低血容量至少诱发三种生理通路：抗利尿激素（ADH）、肾素和去甲肾上腺素，均可增加钠的重吸收。在集合管，ADH 通过与受体结合，激活水通道蛋白，增加了水、钠重吸收。在近曲小管细胞，肾素 – 血管紧张素 Ⅱ 增加钠的重吸收。在远曲小管和集合管，醛固酮也可激活并增加钠的重吸收。去甲肾上腺素和肾上腺素降低肾小球滤过率并增加近曲小管钠的重吸收。

高血容量与之相反，通过尿钠肽以及抑制血管升压素促进排钠。尿钠肽抑制交感张力和肾素－血管紧张素－醛固酮轴，阻断 ADH 在肾脏的作用。心房尿钠肽可抑制口渴和摄盐需求。

液体管理的一般原则

急性脑损伤的液体管理要求维持足够的血管内容量，进而维持血流动力学和生命体征稳定，优先使用等渗液。生理盐水（0.9% NaCl）被广泛应用，其可维持血清渗透压，并常用于复苏时的液体团注。

液体的选择和维持最重要的目标是评估肺、皮肤的隐性失水，以及补偿过度利尿和发热带来的液体丢失（图 14.1）。临床上，隐性失水常被低估。

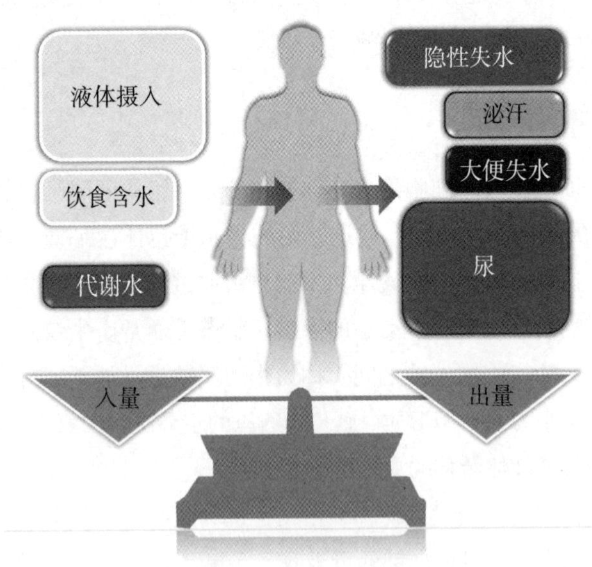

图 14.1　**液体摄入与丢失**

每日所需液体量见框表 14.1。胃肠道失水约 250mL/d，发热导致的蒸发失水量，可按每升高 1℃丢失 500mL 估计。肠内营养相关的腹泻可导致额外的隐性失水常被忽视。大量泌汗可见于创伤性脑损伤患者，常伴有心动过速、高热和呼吸急促（阵发性交感神经超兴奋）[1]。

框表 14.1　每日液体需要量
· 30~40mL/(kg · d) · 维持尿量 ≥ 0.5mL/(kg · h) · 匹配尿量 · 如发热，每升高 1℃增加 500mL · 伴低钠血症趋势，应用 1.5% NaCl · 伴高钠血症趋势，应用 0.45% NaCl

液体种类及应用

晶体液是一类以钠为主要渗透活性颗粒的溶剂（包括等渗盐水、乳酸林格液、高渗盐水）。0.9% NaCl 溶液渗透压略高于血浆（308mOsm/kg *vs* 289mOsm/kg）。液体输注后的分布遵循正常比例，输注 1L NaCl 仅 250mL 保留在血管腔内。

胶体可改变血管内血浆的胶体渗透压，一般与间质胶体渗透压保持平衡。因为胶体液中的大分子不能通过毛细血管膜并能够吸引水分，因此可改变血液流变学。使用胶体液，血管内容量不会向管外分布，输注 250mL 等渗胶体（5% 白蛋白），血管内容量改变大致相同。高渗胶体液（25% 白蛋白）将大大增加血管内容量，并将脑组织中的液体吸引至血管系统；相反，低渗液将穿过血脑屏障，导致液体流向脑组织，可能加重脑水肿。5% 白蛋白每克仅可扩张 15mL 血管内容量，而 25% 白蛋白扩容效果可达输注容量的 5 倍；这种差异是更高的胶体渗透压所导致的，决定着不同程度的液体分布。白蛋白的扩容效果可维持 24h，但体内大部分白蛋白仍会逐渐转移至细胞外间隙。

总结如下：晶体液输注后血管内外分布比例按液体容量，约为 1∶3 分布；即输注 1L 液体，250mL 在血管内，750mL 在组织间隙，作用维持不超过 1h。胶体液含有大分子，可增加血浆有效渗透压，因此在血管内留存时间更长，达 16h。和晶体液相反，胶体液的血管内外分布比例为 3∶1；即输注 1L 液体可有 750mL 在血管内。更重要的是，和晶体液相比，白蛋白的扩容效应为 1∶1.5L[1–2]。高渗盐水是最基本的扩容剂，可直接吸引组织间隙液体入血。应用 7.5% NaCl 250mL，可吸引 750mL 组织间隙液体，血管内容量将增加 3 到 4 倍（图 14.2）。

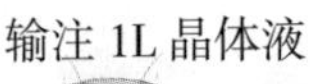

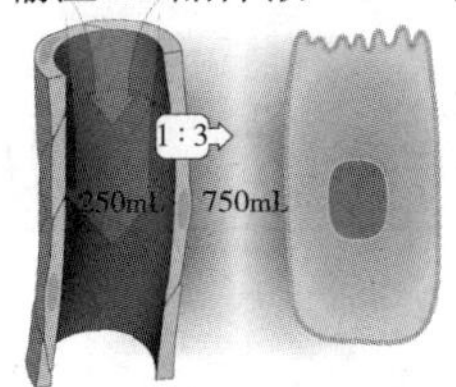

输注 250mL 7.5% 高渗盐

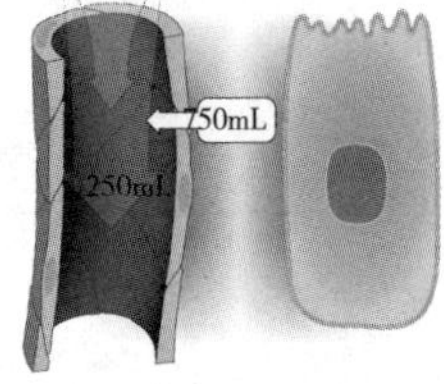

输注 1L 5% 白蛋白

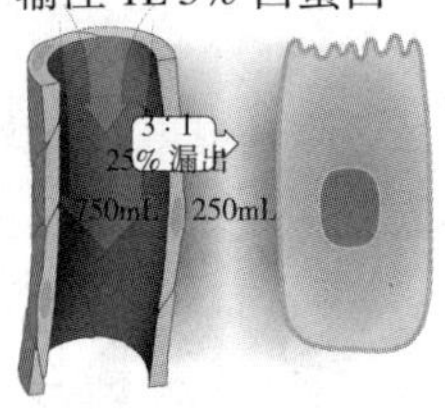

图 14.2　**晶体液（等渗及高渗盐水）和胶体液的血管内外分布**

临床医生应时刻牢记，积极的液体复苏后组织间隙增加，3:1（组织间:血管内）的比例可能翻倍。随时间进展，存留在血管腔内的液体更少，扩容效果降低。

急诊复苏时，通常建立两条大口径通路（16–gauge）；若静脉穿刺困难，可考虑紧急胫骨骨髓腔穿刺（低血压或低血容量时，骨髓腔血管网不会塌陷，重力驱动的输液流速可达 4mL/min）。

建立稳定的静脉通路后，液体复苏应立即启用 500mL 液体，以 70~100mL/h 的速度输注；若未见显效，可应用输液加速技术（框表 14.2）。

框表 14.2　不同输液技术的速度
· 静脉滴注速率通常不高于 125mL/min · 加压袋静脉输液速率为普通的 3 倍 · 手挤压，静脉输液速度加倍 · 骨髓腔输液速度变异度较大；可接近加压袋速度[3–4]

医院常用各种液体的药学特征和不良反应见表 14.1。应注意，静脉药物多用盐或糖为溶剂，故多种药物治疗的患者接受静脉液体容量可能很大。表 14.2 列出了部分药物液体容量的示例。

表 14.1 常用晶体液、胶体液

	0.9% NaCl	乳酸林格液	10% 右旋糖酐	5% 白蛋白	25% 白蛋白
渗透压（mOsm/L）	285~310	250~270	280~325	290	310
半衰期	0.5h	0.5h	48h	20d	20d
不良反应	高氯血症性酸中毒风险	高钾血症、血管内皮功能障碍风险	过敏反应 凝血障碍	过敏反应 液体超负荷 创伤性脑损伤患者死亡率增高	过敏反应 液体超负荷
扩容持续时间	1~4h	1~4h	6h	12~24h	12~24h
钠（mmol/L）	154	130	154	130~160	130~160
氯（mmol/L）	154	109	154	130~160	130~160

表 14.2 一些静脉用药的配制容量

药物	输液量
头孢唑林	1g，50mL
头孢吡肟	1g，50mL
法莫替丁	20/40mg，50mL
左乙拉西坦	所有剂量，100mL
泮托拉唑	40mg，100mL
氯化钾	10mEq/100mL
丙戊酸	所有剂量，50mL
万古霉素	＜ 1750mg，250mL；＞ 1750mg，500mL
哌拉西林 / 他唑巴坦	2.25g，50mL；3.375g, 50mL；4.5g, 100mL

不同类型的液体

乳酸林格液

药理学特征

- 渗透压：250~275mOsm/L

· 相对低渗
· 生理条件下，扩容持续时间：1~4h
· 对比 0.9% NaCl 溶液，含更多乳酸、钾离子，但钠离子较少

剂量和途径

· 起始 250~500mL，输注＞ 30min

监测

· 腹部超声
· 乳酸和钾
· 胸部 X 线片

不良反应

· 血容量过多风险增加
· 低钠血症风险增加
· 多次输注后增加代谢性碱中毒风险（乳酸升高 pH）
· 高钾血症

晶体液

药理学特征

· 生理盐水（0.9% NaCl）渗透压 285~310mOsm/L
· 等渗 [5]
· 扩容持续时间：1~4h

剂量和途径

· 神经重症患者常用的维持液体
· 起始 250~500mL，输注＞ 30min

监测

· 腹部超声
· 电解质（钠、氯）
· 胸部 X 线片

不良反应

· 大量输注可导致高氯性代谢性酸中毒

- 可能引起高钠血症（排钠延迟时）和水负荷过多
- 高氯负荷可降低肾功（诱导肾动脉收缩）

胶体液

药理学特征

- 可扩张输入量 5 倍的容量
- 扩容持续时间：12h
- 5% 白蛋白
  - 分布半衰期：16~24h
  - 渗透压：290mOsm/L
  - 患者血容量正常时输注速度不超过 2~4mL/min，当患者低蛋白血症时 5~10mL/min
  - 单纯纠正液体不足的首选方案
- 25% 白蛋白
  - 分布半衰期：16~24h
  - 渗透压：310mOsm/L
  - 患者血容量正常时输注速度不超过 1mL/min，当患者低蛋白血症时 2~3mL/min
  - 在需要扩容或渗透作用时首选
  - 与呋塞米（速尿）同时应用

剂量和途径

- 250mL，可重复使用
- 复苏时很少应用超过 500mL

监测

- 腹部超声
- 电解质
- 血流动力学参数
- 尿量 / 体液平衡
- 胸部 X 线片

不良反应

- 增加创伤性脑损伤的死亡率[6]
- 可能增高颅内压[7]
- 增加液体负荷和输液相关循环超负荷
- 所有胶体均增加过敏反应风险
- 传染病风险

右旋糖酐

药理学特征

- 右旋糖酐 70，10%
- 渗透压：280~235mOsm/L
- 生理条件下，扩容持续时间：4~6h

剂量和途径

- 500mL，但静脉应用首个 24h 不超过 20mL/kg

监测

- 腹部超声
- 电解质
- 胸部 X 线片
- 血压、心率
- 肾功能
- 尿量 / 体液平衡

不良反应

- 过敏反应
- 干扰交叉配血

NICU 的液体管理原则

- 重症患者由于神经内分泌的改变，易引起循环血量、电解质转移 / 平衡和渗透压的紊乱[8]。

- 应避免低渗状态。
- 除非需要纠正严重的高钠血症，糖溶液一般不用于急性神经系统紊乱的患者。大剂量含糖溶液可能加重高血糖（高血糖和大脑葡萄糖无氧代谢导致乳酸毒性堆积和细胞内酸中毒，进而引发脂质过氧化和自由基形成）。
- 应用高渗液体（如3% NaCl或更高浓度）需建立中心静脉通路，以避免严重的静脉炎（单次给药即可发生）。
- 蛛网膜下腔出血
  - 液体管理的主要目标是应用等渗液体阻止脑血管痉挛；避免给予低渗或高渗液体
  - 低血容量易引发症状性脑血管痉挛
  - 高血容量与更差的功能预后和更多心血管副作用有关[9]
  - 若出现持续的液体负平衡，应给予氟氢可的松[10]
- 缺血性卒中
  - 给予等渗液体，避免低血容量
  - 避免含糖液体
  - 每日液体控制在30mL/kg[11]
- 创伤性脑损伤
  - 给予等渗液体
  - 白蛋白应用存在争议；普遍共识为避免应用
  - 乳酸林格液作用确切，可改善ICP，稳定电解质，有益于代谢并减少液体应用[12]

容量不足和紧急复苏

容量不足时，皮肤弹性差、干冷等临床征象并不确切。常见的迹象包括进行性少尿（< 20mL/h）、中度快速心动过速和轻度低血压。

低血容量可伴有血清肌酐和尿素氮上升、高钠血症、高钾或低钾血症以及代谢性碱中毒。尿液相对浓缩，尿渗透压往往高于450mOsm/kg。

尿素氮与肌酐比约为 10∶1。低血容量时尿素排泄减少（肾前性氮质血症），尿素氮与肌酐比可升高到 20∶1 以上。低血容量降低肾小球滤过率，故血清肌酐浓度上升。

通常 500mL 生理盐水即可改善相关指标[16]。非平衡晶体液的过度水化可导致水钠潴留。过度液体负荷可导致多系统损伤（胃黏膜水肿，肝充血，肾实质水肿）。血管外肺水增加可导致急性呼吸窘迫综合征。最好的评估参数是 MAP。如存在脓毒症的指征，按照目前“拯救脓毒症运动”（surviving sepsis campaign，SSC）建议，前 3 小时应给予 30mL/kg 晶体液输注，但该推荐仍有争议[17-18]。推荐以下措施。

- 晶体液[13]；
- 500mL 生理盐水，或 5% 白蛋白 250mL 输注 30min 以上[14-15]；
- 下肢抬高 45°（头低位）；
- 限制性液体复苏（< 3000mL/d）；
- 年轻成人目标 MAP 为 55mmHg；
- 老年成人目标 MAP 为 65mmHg；
- 尿量目标：40mL/h；
- 纠正少尿和血清乳酸水平后不需要进一步液体治疗；
- 创伤复苏中出现“允许性低血压”的概念。许多创伤复苏流程接受 MAP 维持在 50~65mmHg；
- 创伤复苏的另一个新方法是所谓的均衡输血，即红细胞和新鲜冰冻血浆以 1 单位/1 单位的比例输注。

液体过负荷及预防

液体过负荷的计算公式为：（入量 – 出量 / 基础体重）× 100%。临床上，液体过负荷可使入院体重增加 10%，或导致新发的局部水肿、湿啰音和全身水肿。血管内容量增加 20% 即可导致肺水肿。推荐以下措施。

- 如输入晶体液 30mL/kg 后仍有低血压，启用血管收缩药物；
- 正常血清乳酸值是液体复苏的最终指标；
- 被动抬腿试验可用于预测非机械通气患者的容量反应性[14–15]；
- 超声可用于测量脉搏变异度、每搏输出量变异率和下腔静脉呼吸变异率；
- 血流动力学稳定的患者应限制液体入量，撤离血管收缩药物 12 小时以上的患者可启动利尿治疗；
- 必要时可考虑改变透析方案以达到液体负平衡。

关键点

1. 任何急性脑损伤患者急救需建立两条大口径（16–gauge）静脉通路。

2. 急性脑损伤患者应避免低血容量（影响脑灌注及氧合）。

3. 应用大量晶体液可导致高氯血症和代谢性酸中毒。

4. 液体平衡是绝大多数急性脑损伤患者的目标。

5. 胶体液对于创伤性脑损伤患者可能有害。

参考文献

[1] Meyfroidt G, Baguley I J, Menon D K. Paroxysmal sympathetic hyperactivity: the storm after acute brain injury. Lancet Neurol, 2017, 16: 721–729.

[2] Frazee E, Kashani K. Fluid management for critically ill patients: a review of the current state of fluid therapy in the intensive care unit. Kidney Dis (Basel), 2016, 2: 64–71.

[3] petitpas F, et al. Use of intra-osseous access in adults: a systematic review. Crit Care, 2016, 20: 102.

[4] White S J, Hamilton W A, Veronesi J F. A comparison of field techniques used to pressure-infuse intravenous fluids. prehosp Disaster Med, 1991, 6: 429– 434.

[5] Kumar G W E, Stephens R. Intravenous fluid therapy. Trends Anaesth Critical Care, 2014, 4: 55–59.

[6] Gantner D, Moore E M, Cooper D J. Intravenous fluids in traumatic brain injury: what's the solution? Curr Opin Crit Care, 2014, 20: 385–359.

[7] Cooper D J, et al. Albumin resuscitation for traumatic brain injury: is intracranial hypertension the cause of increased mortality? J Neurotrauma, 2013, 30: 512–518.

[8] van der Jagt M. Fluid management of the neurological patient: a concise review. Crit Care,

2016, 20: 126.

[9] Martini R P, et al. The association between fluid balance and outcomes after subarachnoid hemorrhage. Neurocrit Care, 2012, 17: 191–198.

[10] Diringer M N, et al. Critical care management of patients following aneurysmal subarachnoid hemorrhage: recommendations from the Neurocritical Care Society's Multidisciplinary Consensus Conference. Neurocrit Care, 2011, 15: 211–240.

[11] Jauch E C, et al. Guidelines for the early management of patients with acute ischemic stroke: a guideline for healthcare professionals from the American Heart Association/American Stroke Association. Stroke, 2013, 44: 870–947.

[12] Ichai C, et al. Half-molar sodium lactate infusion to prevent intracranial hypertensive episodes in severe traumatic brain injured patients: a randomized controlled trial. Intensive Care Med, 2013, 39: 1413–1422.

[13] Annane D, et al. Effects of fluid resuscitation with colloids vs crystalloids on mortality in critically ill patients presenting with hypovolemic shock: the CRISTAL randomized trial. JAMA, 2013, 310: 1809–1817.

[14] Monnet X, et al. Passive leg-raising and end-expiratory occlusion tests perform better than pulse pressure variation in patients with low respiratory system compliance. Crit Care Med, 2012, 40: 152–157.

[15] Monnet X, Teboul J L. Passive leg raising: five rules, not a drop of fluid! Crit Care, 2015, 19: 18.

[16] Hammond N E, Taylor C, Finfer S, et al. Patterns of intravenous fluid resuscitation use in adult intensive care patients between 2007 and 2014: An international cross-sectional study. pLoS One, 2017, 12: e0176292.

[17] Marik P E, Malbrain M L N G. The SEP-1 quality mandate may be harmful: How to drown a patient with 30mL per kg fluid! Anaesthesiol Intensive Ther, 2017, 49: 323–328.

[18] De Backer D, Dorman T. Surviving sepsis guidelines: a continuous move toward better care of patients with sepsis. JAMA, 2017, 317: 807–808.

第15章

纠正电解质紊乱的药物

危重症患者常出现轻微电解质失衡，因此重症科医生需要时刻调整医嘱[1-4]。血钠水平波动在急性神经危重症患者中非常常见，临床上需要重视，这不仅可导致患者意识水平出现隐匿性波动，当大幅变化时甚至可能引起癫痫发作。血钠水平的快速纠正也可能导致继发性损伤（如，快速渗透压变化导致的急性脑内脱髓鞘）[5]。低钠血症时，需要评估患者的容量状态[6-7]。在一些中枢神经系统疾病中，脑耗盐（低血容量低钠血症）比抗利尿激素分泌不当综合征（SIADH，等血容量低钠血症）更为常见。另一种极端情况是高钠血症，临床上较少发生，其最常见的原因是尿崩症和渗透性利尿剂的应用[5-7]。癫痫发作可能是电解质紊乱的一类临床表现，需考虑低钠血症、低钙血症和低镁血症[8]。

电解质紊乱的替代治疗

钾：钾消耗与利尿剂应用、呕吐和肠内营养相关腹泻有关。低钾血症也可能由大量出汗引起水分流失所致，如创伤性脑损伤后的阵发性交感神经超兴奋的患者。当血清钾降低（< 3mmol/L）时，全身钾贮量常显著减少，心电图也出现相应变化。严重低钾血症不仅会引起心电图异常（显著 U 波、ST 段改变、T 波低平），还会引发房性及室性心律失常。低钾血症引起的肌无力在 NICU 住院患者中很少引起关注，仅在血清钾水平低于 2mmol/L 时才容易考虑。

高钾血症（定义为血清钾水平> 5.5mmol/L）在综合 ICU 中很常见，这是由于部分患者合并肾或肾上腺功能障碍，同时大量患者接受的药物治疗可能影响血钾水平[12]。低肾上腺素血症是导致高钾血症最常见的肾上腺疾病。横纹肌溶解也可能导致高钾血症，若引发急性肾损伤等严重并发症需积极治疗（见第 19 章）[13]。

镁：NICU 中低镁血症也很普遍，但多数情况程度相对较轻，不会引起临床症状（如，肌阵挛、姿势性震颤、痉挛等）[9]。常见于慢性酗酒患者，也可由长期应用抗生素（如两性霉素等）、肠外营养及急性肾功能损害引起。正常情况下，缺镁可以导致肾脏排出镁明显减少，而利尿剂和氨基糖苷类药物的应用会增加肾脏失镁。低镁血症也常见于伴有管饲喂养、低钙血症或难治性低钾血症的腹泻患者。对于应用噻嗪类或袢利尿剂的低镁患者，应同时给予保钾利尿剂。

磷：严重呕吐、脓毒症及一些抗癫痫药物的应用可导致磷酸盐代谢紊乱，同时任何危重症疾病都可能消耗机体磷酸盐和钙的储备[10-11]。低磷血症是再喂养综合征的标志之一（如，晚期营养不良的肌萎缩性侧索硬化症患者进行经皮胃造瘘置管后，或外科或脑卒中患者长期不经口进食状态）。长期呕吐及营养不良的酒精或药物成瘾患者也是再喂养综合征的高危人群。事实上，一周没有正常进食的任何患者都存在再喂养综合征的风险。甘露醇的频繁使用可增加肾磷酸盐丢失，可能导致一些患者血磷降低。对于无症状者，当血清磷水平≤ 2.0mg/dL 时，需要进行治疗。常规给予口服磷酸盐补充剂（每片含 250mg 磷）即可。只有接受营养支持治疗的患者才需要进行积极的静脉补磷。

症状性电解质紊乱的替代疗法如表 15.1 所示。

表 15.1 除钠离子紊乱外其他严重电解质紊乱的替代治疗

电解质紊乱	原因	后果	治疗
低镁血症	酒精滥用、消化道丢失、肾脏丢失、两性霉素应用	心律失常、肌无力	1~2g 镁盐入 20mL 生理盐水，泵注＞ 1h[8-9]
高镁血症	肾衰竭、服用抑酸剂、应用灌肠剂、外源性补充	肌无力、低血压、心脏停搏(极端情况下)	1~2g 葡萄糖酸钙 ＞ 15min 静注
低钙血症	危重症、甲状旁腺功能减退、低脂饮食、高磷血症、急性胰腺炎	心律失常、手足搐搦、癫痫发作、喉痉挛	1~2g 葡萄糖酸钙 ＞ 15min 静注；后 6g 葡萄糖酸钙入 500mL 生理盐水，4~6h 缓慢静滴 [8,10]
高钙血症	尿崩症、恶性肿瘤、甲状旁腺能亢进、外源性补充	癫痫发作、昏迷、心律失常	水化，0.9% NaCl，500mL/h
低磷血症	肠外营养、酒精滥用、肾衰竭、再喂养综合征	充血性心肌病、呼吸衰竭、横纹肌溶解	磷酸钾，0.08mmol/kg，0.45% 氯化钠注射液 500mL，＞ 6h 缓慢静滴 [11]
高磷血症	肾衰竭、磷酸盐灌肠、外源性补充	同“低钙血症”	磷结合剂，1g 钙剂，tid，口服 [11]
低钾血症	呕吐、长期摄入不足、胃肠道流失、利尿剂应用	心室颤动、四肢软瘫、糖耐量异常	KCl 10mEq/h 静脉泵注（心电监护下可用 20mEq/h）
高钾血症	挤压伤、溶血、肾衰竭、检验误差	心脏骤停、心脏传导异常、肌无力	1g 葡萄糖酸钙，＞ 5min，静推 [12-13]，高糖胰岛素，利尿剂，β_2 受体激动剂

血钠异常及水平衡障碍

对患者血容量状态进行评估，并对高血容量、等血容量或低血容量进行分类是有必要的。

针对严重低钠血症和高钠血症的治疗相对复杂，需要了解液体成分、盐皮质激素和血管升压素等的作用[14]。如果血钠含量不变，而水明显增加，就会导致低钠血症；因此，过多游离水的摄入（不含电解质）会导致低钠血症加剧。急性肾上腺衰竭可导致低钠血症，常出现在长期皮质类固醇使用后突然撤药的情况。神经外科术后病人应用低渗液体可出现稀释性低钠血症。NICU 中低钠血症的潜在病因见表 15.2。

一般来说，低钠血症时血浆渗透压可能正常或者降低 。正常的血清渗透压伴低钠血症（假性低钠血症）可能提示存在严重的高脂血症[14]。脑耗盐在 NICU 住院患者中非常常见[18–20]。

表 15.2　NICU 中低钠血症的潜在病因

低容量	等容量或高容量
应用利尿剂（噻嗪类，袢类）	抗利尿激素分泌不当综合征
Addison’s 病（急性皮质类固醇撤退）	急性肾衰竭
消化道或皮肤丢失	充血性心力衰竭
低钠饮食（伴大量低渗液体摄入）	肝衰竭
脑耗盐综合征	药物应用（如 NSAIDs、吗啡、SSRIs、卡马西平）

低钠血症

- 仅当血钠水平迅速下降（< 125mmol/ L）时表现出临床症状。
- 严重低钠血症的典型表现为急性精神异常，随后出现意识障碍和全面强直阵挛发作。当血钠值低于 110mmol/ L 时可发生昏迷。
- 入院时血钠水平≤ 125mmol/L 患者死亡率约为 30%；若血钠水平≤ 115mmol/ L 时，死亡率更高。低钠提示疾病严重。
- 据报道，未绝经女性可见一种罕见的术后低钠综合征，可引起脑水肿、呼吸骤停，最终导致死亡。

- 接受经尿道前列腺切除术的患者，术后也可能发生严重的低钠血症，通常与膀胱冲洗有关。这种情况很少引起脑水肿。
- 对蛛网膜下腔出血（SAH）患者而言，容量状态比低钠血症本身更重要[20]。可使用 0.9% NaCl 溶液或 5% 白蛋白进行容量复苏。如果 SAH 的体液平衡仍为负值，可给予醋酸氟氢可的松片，有效剂量为 0.2mg，bid，口服。
- 对于严重症状性低钠血症，若纠正过度，可导致高钠血症；引起渗透性脱髓鞘综合征 [脑桥中央髓鞘溶解（central pontine myelonolysis，CPM）或脑桥外髓鞘溶解（extrapontine myelinolysis，EPM）]。
- CPM 的临床表现多样，以假性延髓麻痹、面瘫、吞咽困难、构音障碍、四肢瘫最为突出。由于病变主要累及脑桥横行纤维而非长束，脑桥基底部病灶可呈三叉戟形或蝙蝠形。
- 在 EPM 中，MRI 常见双侧丘脑外侧及中线核团受累。
- 对于无症状性低钠血症，治疗重点在于纠正容量紊乱。
- 脑耗盐的治疗应包括限制游离水和适量补液（可选等渗或高渗盐水），不应进行严格入量限制。
- SIADH 的治疗以限水为主，以缓慢纠正低钠血症。
- 纠正急性严重低钠血症的策略见表 15.3。
- 避免过度纠正低钠血症的策略见框表 15.1。

表 15.3 症状性低钠血症的治疗

容量不足	**容量稀释**
0.9% NaCl 注射液或 1.5% NaCl 注射液静滴	应用公式计算输注 1L 3% NaCl 注射液（513mmol/L），血钠提升的水平（mmol/L）：$\frac{513 - \text{实际血钠水平}}{0.5 \times \text{体重（kg）} + 1}$
醋酸氟氢可的松片 0.4mg/d，分次口服	补钠速度：每小时血钠升高 1mmol/L

框表 15.1 避免过度纠正低钠血症的策略[14]
· 6h 内提高血钠水平 6mmol/L · 血钠浓度升高 4~6mmol/L 可有效降低脑水肿发生的风险 · 开始时给予 3%NaCl 注射液输注，30mL/h · 避免任何高渗盐水团注 · 当发现严重低钠血症被过度纠正时，可给予 5% 葡萄糖注射液（D5W），6mL/kg，1~2h 缓慢静滴 · 给予去氨加压素 2~4μg/d，IV，分次给药 · 酒精性肝病或营养不良患者存在脱髓鞘综合征高风险，治疗应谨慎

高钠血症

- 高钠血症的常见病因见表 15.4。
- 不能表述口渴的患者风险最高。
- 尽管口渴感可以防止血钠水平快速升高，但高钠血症仍非常常见。
- 口渴感钝化或胃肠功能障碍的老年患者存在高钠血症风险。
- 临床常伴明显的低血压和低血容，患者出现嗜睡或昏睡。可在发生谵妄后进一步出现意识障碍，与大脑高渗脱水有关。
- 即便在严重高钠血症（> 160mmol/L）时，高钠血症相关的全面强直阵挛发作也很少见。
- 对于大多数患者，若补水不足，水丢失多于盐丢失，就会导致高钠血症。
- 高钠血症通常是医源性的，可由渗透性利尿剂应用、钠 - 水摄入不足或大量静脉钠盐输注所导致。
- 虽然罕见，但过度输液可能引发脑水肿。
- 严重高钠血症的治疗取决于血钠上升的速度（表 15.5）。
- 高钠血症伴尿崩症的特点是低渗尿（渗透压< 300mOsm/kg 或尿比重< 1.010）伴多尿 [尿量> 30mL/(kg·d)]。
- 治疗尿崩症时，需要计算游离水的缺乏。计算公式为：
  游离水缺乏 = 正常全身水 (total body water，TBW) – 实际 TBW
- 男性的正常 TBW 为去脂体重的 60%，女性为 50%。

实际 TBW = 正常 TBW ×（140 / 当前血清钠水平）。

· 计算所需补充液量：

补充液量（L）= 游离水不足量 × 1/(1–X)

其中 X = 补充液钠浓度 – 等渗液钠浓度

· 尿崩症相关高钠血症的治疗见框表 15.2 和框表 15.3。

表 15.4 NICU 内导致高钠血症的常见原因

低容量	正常容量或高容量
胃肠道丢失 脱水（如甘露醇） 尿崩症 体液丢失的增加	高渗钠盐输注 皮质类固醇分泌过多

表 15.5 症状性高钠血症的治疗[15]

单纯脱水或低渗性高钠血症	高渗性高钠血症
按公式计算输注 1L 5% 葡萄糖注射液，血钠水平的改变（mmol/L）： $\frac{0-\text{实际血钠值}}{0.5\times\text{体重}+1}$ 或输注 1L 0.45% NaCl： $\frac{77-\text{实际血钠值}}{0.5\times\text{体重}+1}$	呋塞米 40~80mg, IV 无电解质溶剂（如 5% 葡萄糖注射液）输注
速率：24h 内降低血钠 10mmol/L	
去氨加压素，2~4μg, IV，分 2 次给药	

框表 15.2 轻度尿崩症的治疗方案

· 适用于稳定型高钠血症（＜ 150mmol/L）
· 监测尿量，根据出量补充入量
· 经胃管分次喂游离水 250mL
· 监测体重，尿液比重
· 尽量减少过量的含钠溶剂输注

框表 15.3 尿崩症所致进展性或重度高钠血症的治疗
· 去氨加压素 0.5~1μg, IV，若反应不良则重复给药（最大剂量 4μg/d） · 同时给予 0.45% NaCl 注射液或 5% 葡萄糖注射液静滴，同时计算输注速度（见表 15.5） · 每 2~4 小时监测血钠水平 · 监测尿比重

治疗钠离子紊乱的药物

普坦类药物禁用于无尿（无获益）及低容量性低钠血症的患者。其多用于难以控制的等容量或高容量性低钠血症，特别是血钠水平 ≤ 125mmol/L 时（如晚期心力衰竭患者）。托伐普坦能迅速增加血清钠和尿量。由于其可能在给药 24h 内引起血钠迅速升高，因此应将其用于慢性低钠血症，而不应用于急性症状性低钠血症。该药在 NICU 应用的经验有限，风险尚不明确。

考尼伐坦 IV

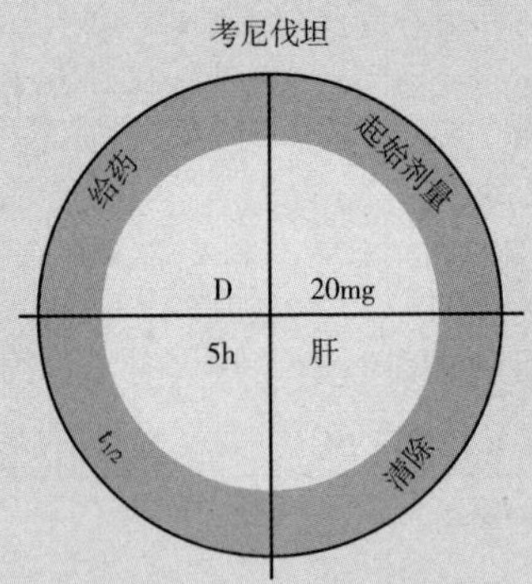

药理学特征

- 精氨酸抗利尿激素受体拮抗剂
- 促进游离水排泄，增加尿量，尿渗透压降低
- 用于治疗等容量或高容量性低钠血症
- 慎用于低容量性低钠血症

· 当 CrCl < 30mL/min 时，不建议使用
· 禁与强效 CYP3A4 抑制剂（如酮康唑、伊曲康唑、罗替那韦、克拉霉素）联合使用

剂量和给药

· 起始给药 20mg，30min 以上，IV，随后 24h 给予 20mg 泵注，维持 2~4d
· 轻度肝病患者无须调整剂量；中重度肝病患者，剂量减至 10mg

监测

· 肝功能
· 尿量
· 容量状态
· 电解质
· 血压

不良反应

· 直立性低血压
· 低钾血症
· 头痛
· 恶心、呕吐、便秘、腹泻
· 渗透性脱髓鞘综合征风险增加（24h 内血钠升高 > 12mmol/L）

托伐普坦 PO

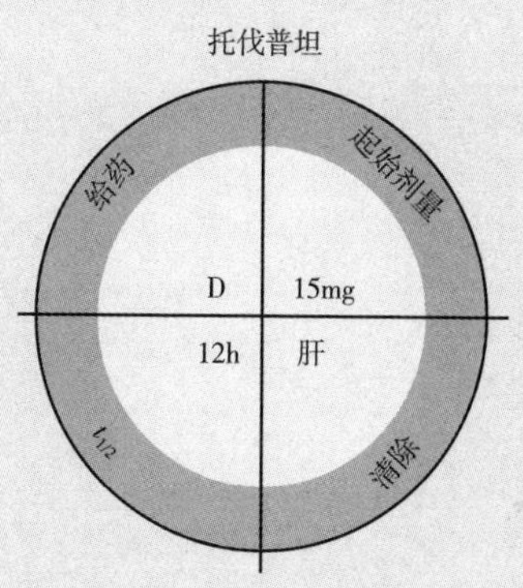

药理学特征

- 精氨酸加压素受体拮抗剂
- 促进游离水排泄，增加尿量，尿渗透压降低
- 用于治疗等容量或高容量性低钠血症

剂量和给药

- 15mg，口服，qd；24h 后可增量至 30mg/d
- 最大剂量 60mg，qd
- 在给药的首个 24h 内避免限水
- 由于其肝毒性风险，给药不能超过 30d
- 在肾功能不全患者中无须调整剂量；但尚无 CrCl < 10mL/min 患者应用的相关研究
- 若同时给予强效 CYP3A4 抑制剂，应减量

监测

- 肝功能
- 尿量
- 容量状态
- 电解质
- 血压
- 尿酸水平

不良反应

- 肝毒性
- 口渴感
- 恶心
- 多尿症
- 便秘、厌食
- 发热
- 痛风
- 高钾血症

氟氢可的松 PO

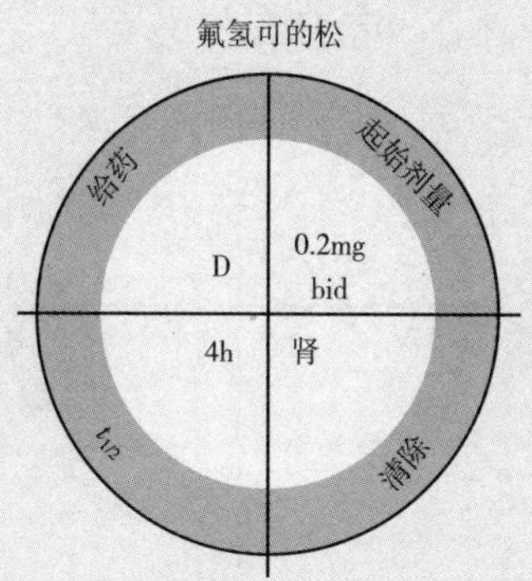

药理学特征

- 具有糖皮质激素特性的强效盐皮质激素
- 促进远曲小管钠的重吸收和钾排泄
- 经肝脏代谢

剂量和给药

- 0.1~0.4mg/d，分两次口服[16-17]
- 肝肾功能不全者无须调整剂量

监测

- 液体平衡
- 电解质
- 血糖
- 血压

不良反应

- 一过性低钾血症，可能需要补钾治疗
- 肠胃道不适
- 轻度肾上腺功能抑制

去氨加压素 PO

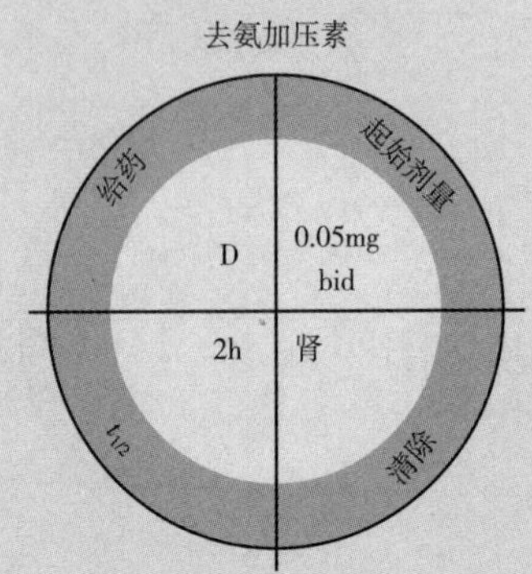

药理学特征

- 拟抗利尿激素作用
- 增加肾小管细胞 cAMP 水平，增加水的滤过
- 对肾源性尿崩症无效

剂量和给药

- 起始剂量 0.05mg，bid（剂量范围 0.1~1.2mg/d，分 2~3 次口服）
- 注射液：1~2μg，bid，静脉或皮下注射
- 滴剂：10~40μg/d 鼻内滴入，分 1~3 次给药（10μg 剂量 = 0.1mL）
- 肝功能不全者无须调整剂量
- 当 CrCl ＜ 50mL/min 时，不建议注射或口服给药

监测

- 容量状态，监测是否多饮
- 减少尿量，增加尿渗透压
- 一些药物间相互作用可能导致低钠血症

不良反应

- 低钠血症（药物过量时易出现）
- 癫痫发作（与低钠血症相关）
- 高血压

· 心力衰竭恶化
· 血栓事件（罕见）

氯化钠（盐）片

药理学特征

· 1g NaCl = 17.1mEq NaCl
· 仅对单纯钠缺乏效果好，而对 TBW 缺乏收效甚微

监测

· 电解质
· 容量状态

不良反应

· 口渴，游离水摄入增加

关键点

· 临床上，脑耗盐最为常见，最佳治疗用药为生理盐水输注和氟氢可的松。
· 需同时监测镁、钾和钙的缺乏，一般较容易纠正。
· 再喂养综合征（严重低磷血症）常发生于营养不良患者。
· 尿崩症应通过补液及去氨加压素治疗。
· 渗透性脱髓鞘综合征相对少见，血钠水平迅速升高是主要原因（$>$ 2mmol/h）。

参考文献

[1] Diringer M. Neurologic manifestations of major electrolyte abnormalities. Handb Clin Neurol, 2017, 141: 705–713.
[2] French S, Subauste J, Geraci S. Calcium abnormalities in hospitalized patients. South Med J, 2012, 105: 231–237.
[3] Piper G L, Kaplan L J. Fluid and electrolyte management for the surgical patient. Surg Clin North Am, 2012, 92: 189–205.
[4] Urso C, Brucculeri S, Caimi G. Acid-base and electrolyte abnormalities in heart failure:

pathophysiology and implications. Heart Fail rev, 2015, 20: 493–503.

[5] Narins R G. Therapy of hyponatremia: does haste make waste? N Engl J Med, 1986, 314: 1573–1575.

[6] Schrier R W. Pathogenesis of sodium and water retention in high-output and low-output cardiac failure, nephrotic syndrome, cirrhosis, and pregnancy (2). N Engl J Med, 1988, 319: 1127–1134.

[7] Schrier R W. Pathogenesis of sodium and water retention in high-output and low-output cardiac failure, nephrotic syndrome, cirrhosis, and pregnancy. N Engl J Med, 1988, 319: 1065–1072.

[8] Nardone R, Brigo F, Trinka E. Acute symptomatic seizures caused by electrolyte disturbances. J Clin Neurol, 2016, 12: 21–33.

[9] Rubeiz G J, et al. Association of hypomagnesemia and mortality in acutely ill medical patients. Crit Care Med, 1993, 21: 203–209.

[10] Cooper M S, Gittoes N J. Diagnosis and management of hypocalcaemia. BMJ, 2008, 336: 1298–1302.

[11] Shiber J R, Mattu A. Serum phosphate abnormalities in the emergency department. J Emerg Med, 2002, 23: 395–400.

[12] Crawford A H. Hyperkalemia: recognition and management of a critical electrolyte disturbance. J Infus Nurs, 2014, 37: 167–175.

[13] Packham D K, Kosiborod M. Potential new agents for the management of hyperkalemia. Am J Cardiovasc Drugs, 2016, 16: 19–31.

[14] Sterns R H. Disorders of plasma sodium—causes, consequences, and correction. N Engl J Med, 2015, 372: 55–65.

[15] Adrogué H J, Madias N E. Hypernatremia. N Engl J Med, 2000, 342:1493–1499.

[16] Hasan D, et al. Effect of fludrocortisone acetate in patients with subarachnoid hemorrhage. Stroke, 1989, 20: 1156–1161.

[17] Human T, et al. Treatment of hyponatremia in patients with acute neurological injury. Neurocrit Care, 2017, 27: 242–248.

[18] Yee A H, Burns J D, Wijdicks E F M. Cerebral salt wasting: pathophysiology, diagnosis, and treatment. Neurosurg Clin N Am, 2010, 21: 339–352.

[19] Rabinstein A A, Wijdicks E F M. Hyponatremia in critically ill neurological patients. Neurologist, 2003, 9: 290–300.

[20] Wijdicks E F M, Vermeulen M J A, ten Haaf, et al. Volume depletion and natriuresis in patients with a ruptured intracranial aneurysm. Ann Neurol, 1985, 18: 211–216.

第16章

药物过量的救治

过量服用违禁药物常与创伤性脑损伤和缺氧缺血性损伤同时发生，事实上，违禁药品往往是急性脑损伤的元凶。要明确患者所用违禁药品的作用，需详细询问病史。患者家属倾向于否认药物滥用，尿检也可能存在检测误差，应进行血液及尿液样本的毒理学分析（储存备用）。

每年有超过100万人因药物中毒至急诊科就诊；其中，1/4的患者被收住院[1-2]。在美国和其他一些地区，由于街头毒品容易获得，“芬太尼流行”正迅速升级。新型合成阿片类药物中毒也常出现[13]。芬太尼中毒的患者常由于呼吸骤停和重度缺氧性脑损伤被送至急诊。

酒精中毒患者常在夜间来诊，其中大多数为自限性。需要注意的是，当脑损伤程度不重时，其症状常被酒精引起的中枢神经系统抑制症状所掩盖。因此，过度关注酒精的作用而不重视脑损伤是一种常见的临床错误。在任何药物过量的救治中，对症支持治疗和预防继发性并发症至关重要，同时还需要针对不同药物进行特异性治疗[3-7]。必要时，应与区域性戒毒中心联系。

毒物和主要的实验室异常

对实验室异常指标的仔细评估有助于获得毒素的初步线索。但这些异常可能并不是药物特异性的，也可能是由内环境稳态变化所引发。一些药物和毒物所引起的电解质及酸碱异常见表16.1。

表 16.1　导致实验室检查指标异常的药物和毒素[8]

代谢性酸中毒	甲醇、乙二醇、丙二醇、副醛（三聚乙醛）、异烟肼或水杨酸盐中毒、氰化物和硫酸氢根中毒
呼吸性碱中毒	水杨酸盐
渗透压间隙改变	甲醇和乙二醇
低血糖	胰岛素、磺脲类药物、β 受体阻滞剂
高血糖	皮质类固醇、二代抗精神病药
低钠血症	摇头丸、卡马西平、奥卡西平、选择性血清素拮抗剂
高氨血症	丙戊酸

药物过量所致神经系统症状

表 16.2 和表 16.3 总结了神经系统症状和并发症。眼部查体的阳性发现及肌张力异常相对常见。锥体外系症状相对少见，但其与可卡因和神经安定剂（包括非典型抗精神病药）的应用有关。

表 16.2　不同药物的神经系统症状 / 并发症

种类	神经系统表现	远期影响
安非他命	瞳孔散大、偏执、幻觉、谵妄、局灶性神经功能障碍体征（脑出血）	脑梗死（血管病变）
可卡因	癫痫、肌张力障碍、舞蹈病、偏头痛、昏迷、蛛网膜下腔出血、横纹肌溶解	缺血缺氧性脑损伤、脑梗死、动脉瘤破裂
巴比妥类	昏迷、缺血缺氧性脑病	持续性植物状态，脑梗死
致幻剂	视幻觉（彩色几何图像）、僵直、瞳孔散大、失眠、昏迷	缺血性脑卒中，认知功能障碍
阿片类	意识状态改变（欣快到昏迷）、瞳孔缩小（眼科检查正常不能排除阿片类药物中毒）、癫痫发作	缺血缺氧性脑损伤引起的持续性植物状态

表 16.3 中毒导致的神经系统表现

眼部症状	
瞳孔缩小	阿片类药物（海洛因）、有机磷、可乐定
瞳孔散大	三环类抗抑郁药、摇头丸
水平眼震	乙醇、抗癫痫药、氯胺酮、苯环利定
垂直眼震	阿片类药物
运动症状	
无力	苯二氮䓬类药物、巴氯芬
强直	神经安定剂，一氧化碳，降糖药

初始治疗的考虑

解毒的首要原则是防止毒素被进一步吸收。胃肠道净化（洗胃、灌肠）、促进毒素清除以及将毒素排出体外是主要措施，但特异性不强。某些毒物中毒有解毒剂，但大部分患者无须应用或无可用药物。解毒剂是逆转毒性作用的药物（如纳洛酮），有时疗效显著（如从昏迷中苏醒），或可控制毒性作用挽救生命（如改善血流动力学）。然而，解毒剂的益处需谨慎评价，因为它们的作用具有时间依赖性且可能存在严重的副作用（如癫痫发作）[9]。此外，解毒剂是否优于支持治疗也不明确[10]。对于亲脂性毒物，可使用一种脂质乳剂静注的新方法，将其转移至血管内。解毒原理见表 16.4。

表 16.4 解毒原理

原理	作用	药物举例
胃肠道清洁	促进排出	巴比妥类、卡马西平
血液透析	主动移出体外	水杨酸类、锂剂
碱化尿液	促进排出	水杨酸类、巴比妥类
解毒剂	减低毒性作用，增加毒素代谢，或防止毒性代谢产物	氟马西尼、纳洛酮
乳化剂	移除亲脂性药物	三环类抗抑郁药、钙通道阻滞剂、β 受体阻滞剂

胃肠道净化最早指的是催吐。当患者在服用毒物后 1h 内就诊时，先给予吐根糖浆 30mL，再饮水 300mL，30min 内可诱发呕吐。但由于该方法存在误吸风险，已被弃用。洗胃对于插管患者更有效，可用温水（200mL）或活性炭（1g/kg）灌洗。常常同时给予导泻剂导泻，并给予吸收剂结合毒素。当患者摄入的毒素可能致命，可单次或多次给予活性炭，推荐在中毒后 1h 内使用。酒精和锂剂不能被活性炭吸收。

灌肠常使用聚乙二醇电解质溶液或氯化钾，1~2L/h，其主要用于人体运毒者，在运输过程中因包装层破裂而中毒。

强化利尿和碱化尿液也可以促进毒素排出，该方法主要用于水杨酸盐或苯巴比妥中毒患者。强化利尿指应用等渗液体或利尿剂将尿流率从 3mL/(kg·h) 增加到 6mL/(kg·h)。每 3~4 小时静脉注射 1~2mEq/kg 碳酸氢钠可使尿 pH 升高（≥ 7）；该干预可能导致低钾血症，因此应在碳酸氢盐溶液中加入氯化钾。

解毒常用药物

胃肠道净化

- 活性炭（25~100g），仅在中毒后 1h 内应用
  - 虽然大多数毒素已经被肠道吸收，但该方法仍可用于严重的药物中毒
  - 可作为 DOAC 相关脑出血的治疗选择（见第 7 章）
  - 常用于对乙酰氨基酚中毒
  - 可考虑用于氨氯地平、卡马西平、氨苯砜、苯巴比妥、茶碱、维拉帕米缓释剂或奎宁中毒
  - 风险低、便于使用；可使用混悬液制剂
  - 不建议与山梨糖醇或其他导泻剂联用
  - 静脉给予止吐药可以减少呕吐风险
  - 给药前应确保患者肠鸣音存在
- 洗胃（经大口径胃管灌入 300mL 温水）

- 全肠道灌洗（经鼻胃管灌入聚乙二醇）
- 导泻剂（70% 山梨醇溶液，1~2mL/kg；或 10% 柠檬酸镁溶液 250mL）

乳化剂

- 作用原理是通过静脉注射脂类乳化剂，将亲脂性药物转移到血管腔内
- 用于摄入亲脂药物导致严重中毒的患者，如止吐剂[11]、三环类抗抑郁药、钙通道阻滞剂
- 20% 脂质乳化剂以 1~1.5mL/kg 静脉注射 1min 以上，后按照 0.25mL/(kg · min) 持续输注 60min

重症中毒综合征

传统上，中毒被归类为中毒综合征（toxidromes）[由“毒素（toxins）”和“综合征（syndromes）”组成]。致病物质包括阿片类药物、镇静催眠药、抗胆碱能药物、胆碱能药物及拟交感神经剂。临床医生还需要排除同时摄入其他药理活性物质的可能性。很少有毒素会产生特定的神经系统表现：即“昏迷 – 抽搐 – 死亡”。

阿片类中毒综合征

多种毒品（如氢可酮、氢吗啡酮、羟考酮、美沙酮、芬太尼、海洛因）可引起阿片类中毒综合征。进行毒品尿检时应注意，服用喹诺酮类药物（如左氧氟沙星）可导致假阳性。一些黑市阿片类药物可能掺假。治疗时应注意寻找阿片类药物透皮贴剂并及时去除。

临床特征

- 瞳孔缩小或针尖样瞳孔为典型临床特征
- 瞳孔缩小很少见于曲马朵或哌替啶中毒
- 若同时应用了拟交感神经剂或抗胆碱能药物，瞳孔缩小可能消失
- 呼吸频率（< 10/min）及潮气量降低

- 意识障碍（从觉醒度下降到深度昏迷）
- 自主神经功能下降，伴心动过缓、低血压（组胺释放所致）和低体温
- 肠鸣减弱或消失
- 当曲马朵、哌替啶与选择性 5- 羟色胺再摄取抑制剂（SSRIs）或其他 5- 羟色胺能药物同时摄入时，可能引起癫痫发作或 5- 羟色胺综合症。

解毒治疗

- 纳洛酮静脉注射可竞争性拮抗中枢神经系统阿片受体位点发挥作用

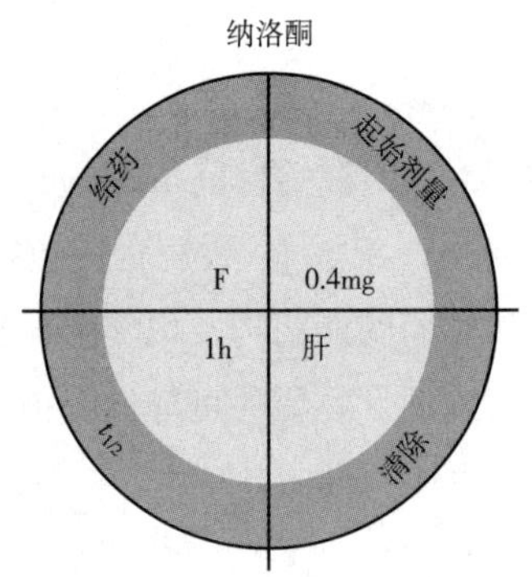

- 纳洛酮给药的目的是使患者恢复充分通气，而不是完全恢复意识
- 0.4mg 纳洛酮，IV（起始剂量）
- 对于呼吸暂停的患者，可重复给药达 10mg
- 若给予 10mg 后未见反应，应重新考虑疾病的诊断
- 若无静脉通道，纳洛酮可经鼻、皮下或肌内注射；但这些替代途径的药物吸收较慢，导致起效较慢、效用延迟
- 由于多种阿片类药物分布容积大，血液透析对此类中毒疗效有限

注意事项

- 急性呼吸窘迫综合征（吗啡、海洛因或美沙酮中毒的并发症）可能是医源性阿片类中毒逆转的结果
- 美沙酮过量持续时间长，导致 QT 间期延长和尖端扭转，需要多次注射纳洛酮
- 应监测电解质异常（低钙、低钾、低镁）
- 丁丙诺啡可能对常规剂量纳洛酮耐药，可考虑纳洛酮持续泵注
- 洛哌丁胺：心电图表现为 QRS 和 QT 延长，可能导致广泛复杂的心动过速

镇静催眠药中毒综合征

此类中毒综合征由苯二氮䓬类药物引起，如阿普唑仑、地西泮和劳拉西泮。症状严重程度与服用药片数量相关，患者可能同时服用超过一种药物。

临床特征

- 低体温、低血压、心动过缓、呼吸频率减慢
- 言语含糊、共济失调、意识障碍
- 可能出现严重的四肢无力
- 与酒精同服的可能性高

解毒治疗

- 氟马西尼是苯二氮䓬受体的非特异性竞争性拮抗剂

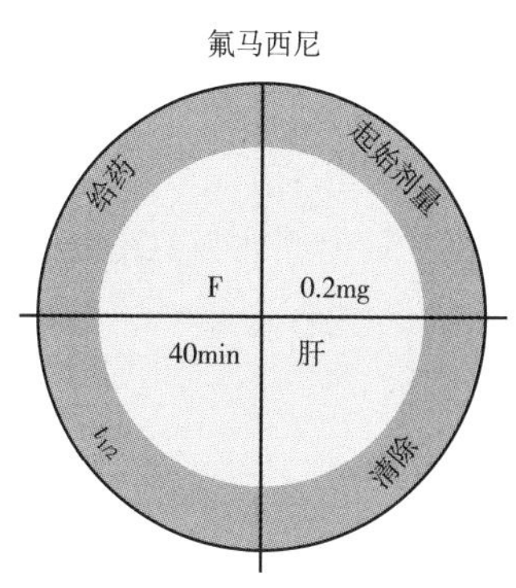

· 起始剂量为氟马西尼 0.2mg，IV
· 重复剂量：每隔 1min 给予 0.2mg，IV（最大剂量 1mg），直至临床显效。对于症状反复者，1h 内最大给药剂量为 3mg
· 达峰时间：6~10min；持续时间约 1h
· 不能持续逆转中毒所导致的呼吸暂停
· 毒性作用取决于苯二氮䓬类药物的药理学特征（半衰期、代谢物和亲脂性）
· 活性炭治疗通常无效

注意事项

· 类苯二氮䓬类药物如唑吡坦可产生类似症状。
· 巴氯芬中毒症状与苯二氮䓬类中毒相似。
· 由于氟马西尼可能导致撤药相关的癫痫发作,因此在界定“过量”界值上仍存在争议。苯二氮䓬类药物逆转可能导致单次癫痫发作，更常出现在苯二氮䓬和三环类抗抑郁药（或其他有诱发癫痫发作作用的药物）联合使用中。
· 对于过量注射地西泮、劳拉西泮者，需考虑丙二醇的毒性作用。其危险包括皮肤坏死或渗液、溶血、心律失常、低血压、乳酸酸中毒及癫痫发作。

拟交感神经剂中毒综合征

可卡因和甲基苯丙胺是诱发拟交感神经剂中毒综合征的物质。这些药物的中毒剂量差异很大，且由患者自行摄入。因此需要了解近期使用量增加的情况。治疗方面以对症治疗和支持性护理为主。

临床特征

· 瞳孔散大，可达虹膜边缘
· 心动过速（具有剂量依赖性）、高血压、高热（外周血管收缩所致）、呼吸急促、泌汗增加
· 心肌需氧量增加
· 室上性和室性心律失常
· 谵妄、精神症状

解毒治疗

· 每 5~15min 给予 5~10mg 酚妥拉明注射，以抵消 α- 肾上腺素作用（去甲肾上腺素释放所致）

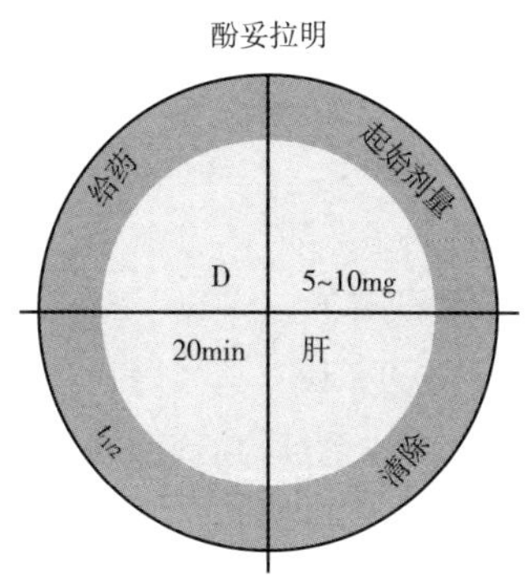

· 镇静：劳拉西泮 4mg，IV 或地西泮 10mg，IV
· 抗精神病：氟哌利多 2.5~5mg 或氟哌啶醇 10mg 静脉注射，以对抗由谷氨酰胺、去甲肾上腺素、5- 羟色胺和多巴胺释放引起的急性精神兴奋症状
· 癫痫发作：不常见且罕见反复发作，可给予劳拉西泮
· 体温管理：大多数退烧药是无效的。应使用降温设备、镇静剂和神经肌肉阻滞剂控制高热
· 纠正代谢性酸中毒：碳酸氢钠 50~150mEq，IV
· 很少使用活性炭

注意事项

· 左旋咪唑（可卡因掺加成分，免疫调节剂）：导致粒细胞增多、脑白质病变、皮肤血管炎
· 若可疑横纹肌溶解，应避免使用琥珀酰胆碱作为肌松治疗
· 避免使用 β_1 选择性阻滞剂治疗高血压（不能对抗 α- 肾上腺素能刺激作用）；非选择性受体阻滞剂如拉贝洛尔优先应用
· 有颅内出血的风险
· 有急性肠梗阻的风险
· 有急性 ST 段抬高心肌梗死的风险

抗胆碱能药物中毒综合征

由三环类抗抑郁药、抗组胺药和抗精神病药所致。血清药物浓度对明确急性毒性作用没有帮助，且不易迅速获得。

临床特征

- 抗胆碱能中毒综合征被描述为“像水萝卜一样红”（面部表皮剥脱），“像骨头一样干”（无汗症），“像野兔一样热”[高热（野兔正常体温39℃~39.5℃）]，“像蝙蝠一样瞎”（非反应性眼炎），“像疯帽子一样疯”[谵妄（疯帽子为《爱丽丝梦游仙境》中的角色）]和“满如烧瓶”（尿潴留）
- 视幻觉和摸空症（上肢无目的摸索样运动）
- 心动过速（早期出现，可靠的临床体征）
- 肠鸣音减弱或消失

解毒治疗

- 毒扁豆碱静脉注射可与周围及中枢神经系统乙酰胆碱酯酶可逆性结合，抑制其作用，以改善神经肌接头处乙酰胆碱阻滞作用

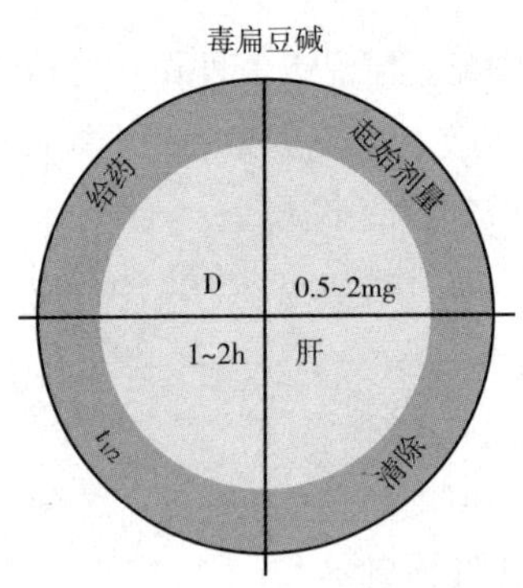

- 在这种情况下，毒扁豆碱在抗谵妄方面可能优于苯二氮䓬类药物
- 给药剂量：毒扁豆碱0.5~2mg缓慢静推（1mg /min），每30分钟重复给药一次，直至临床有效
- 毒扁豆碱仅用于单纯抗胆碱能药物中毒

注意事项

- 心电图可检出QRS波延长和心律失常（三环类抗抑郁药中毒）

· 使用苯二氮䓬类药物控制躁动和癫痫发作。
· 由于吩噻嗪类（如异丙嗪、丙氯拉嗪）及丁酰苯类（如氟哌啶醇）具有抗胆碱能作用，因此应避免给予上述药物

胆碱能药物中毒综合征

该综合征常由有机磷和氨甲酸酯所致。发病和持续时间取决于药物摄入途径；口腔和呼吸道接触的发病早于皮肤接触。接触高脂溶性有机磷溶液的危险性较高。应避免催吐，因为会增加误吸和癫痫发作的风险。

临床特征

· SLUDGE：流涎（salivation）、流泪（lacrimation）、尿失禁（urinary incontinence）、排便（defecation）、胃痉挛（gastric cramps）、呕吐（emesis）
· DUMBELS：排便（defecation）、尿失禁（urination）、瞳孔缩小（miosis）、气道高分泌 / 支气管痉挛 / 心动过缓（bronchorrhea/ bronchospasm/ bradycardia）、呕吐（emesis）、流泪（lacrimation）、流涎（salivation）
· 由烟碱样作用引起的肌无力（琥珀酰胆碱的去极化作用）：颈屈肌无力，近端肌肉无力，以及迅速出现的呼吸衰竭

解毒治疗

· 阿托品，1~2mg，IV；2~3min 后重复给药。严重中毒者给予 2~5mg

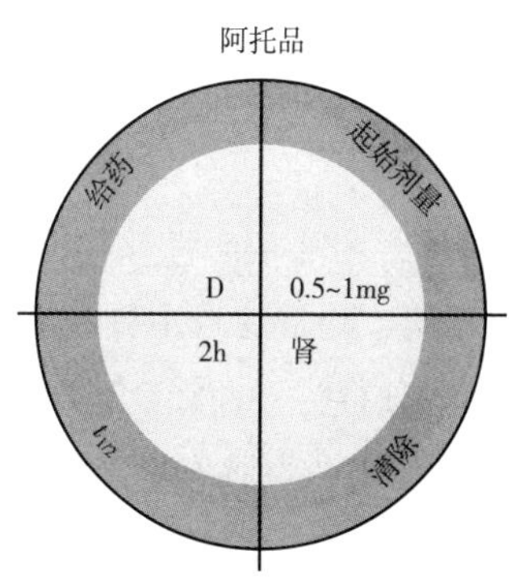

· 解磷定 1~2g，静滴或缓慢静推

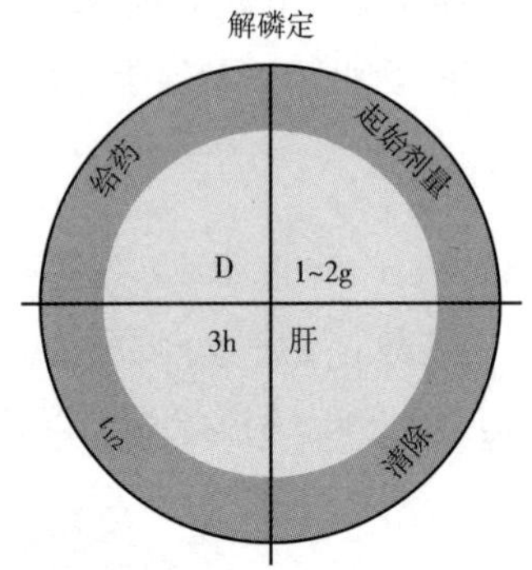

- 可与烟碱受体结合（阿托品不能）
- 有益于神经肌接头功能障碍
- 需要同时使用阿托品（瞬时肟类诱导的乙酰胆碱抑制作用）
- 中毒时半衰期延长：3~4h

· 地西泮 10 ~ 20mg, IV，用于控制癫痫发作。苯妥英不能控制有机磷引起的癫痫发作

注意事项

· 心脏传导阻滞，QT 间期延长；高龄或严重中毒者风险更高

· 中重度中毒常出现心动过缓和低血压

· 直接交感神经刺激可引起心动过速和高血压。有急性心肌梗死的危险

· 急性肾衰竭伴横纹肌溶解

毒性自主神经功能障碍

5- 羟色胺综合征与神经阻滞剂恶性综合征（neuroleptic malignant syndrome，NMS）表现相似，均存在自主神经功能障碍的典型症状。除了躁动、谵妄、幻觉和躁狂行为外，该综合征还包括高热、大量泌汗、腹泻、流泪、颤抖以及典型的严重肌阵挛。阵挛常为诱发性，而非自发性。同时，肢体僵硬持续存在，腿部最为明显。有报道，赛庚啶治

疗有效，但常在责任 SSRI（可能与阿片类药物同服）停药后数天症状才能缓解。NMS 危险性高，可能直接危及生命[12]。导致 NMS 的药物有：氟哌啶醇、氟非那嗪、氯丙嗪、氯氮平、利培酮、奥氮平、甲氧氯普胺、氟哌利多和异丙嗪（均对多巴胺 -2 受体具有不同程度的拮抗作用）。用于治疗双相情感障碍、分裂情感障碍和精神病性抑郁症的抗精神病药物具有很高的毒性倾向，它们有可能被滥用。神经安定剂可发生典型的过量反应，非典型抗精神病药物（如喹硫平）也可出现类似症状。这些症状的最典型解毒剂见表 16.5。

表 16.5　5- 羟色胺综合征与 NMS 的解毒剂

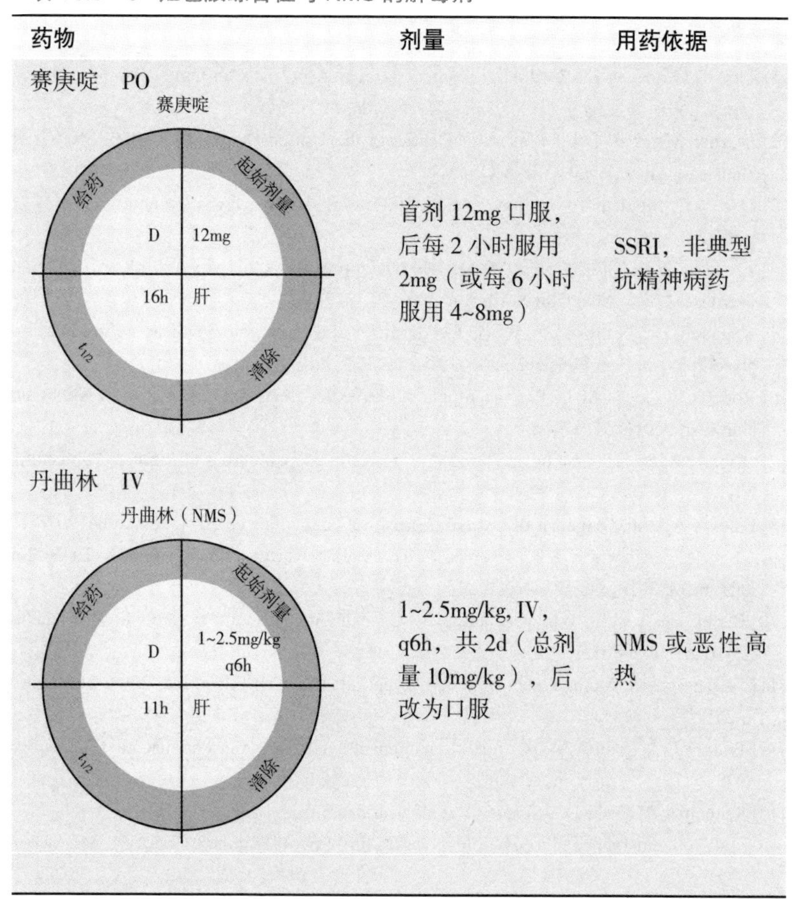

药物	剂量	用药依据
赛庚啶　PO	首剂 12mg 口服，后每 2 小时服用 2mg（或每 6 小时服用 4~8mg）	SSRI，非典型抗精神病药
丹曲林　IV	1~2.5mg/kg, IV，q6h，共 2d（总剂量 10mg/kg），后改为口服	NMS 或恶性高热

关键点

- 一般措施是对症支持治疗，仅在累及重要器官时才使用解毒剂。
- 结合神经系统查体及生命体征的变化可指向中毒综合征的原因。
- 急性胆碱能综合征需要紧急联合用药（解磷定和阿托品）；急性抗胆碱能综合征可用毒扁豆碱治疗。
- 阿片类中毒可用纳洛酮治疗。
- 拟交感神经剂和镇静催眠药中毒可以不使用解毒剂，对患者进行密切监护，并给予支持和对症治疗。

参考文献

[1] Albert M, McCaig L F, Uddin S. Emergency Department Visits for Drug Poisoning: United States, 2008–2011, N C f H Statistics. Hyattsville, MD, 2015.

[2] Warner M, et al. Drug Poisoning Deaths in the United States, 1980–2008, N C f H Statistics, Editor. Hyattsville, MD, 2011.

[3] Dart R C. Medical Toxicology. 3rd ed. 2003, Philadelphia, PA: Lippincott Williams & Wilkins.

[4] Erickson T B, Thompson T M, Lu J J. The approach to the patient with an unknown overdose. Emerg Med Clin North Am, 2007, 25: 249-281.

[5] Frithsen I L, Simpson Jr W M. Recognition and management of acute medication poisoning. Am Fam Physician, 2010, 81: 316–323.

[6] Roberts E, Gooch M D. Pharmacologic strategies for treatment of poisonings. Nurs Clin North Am, 2016, 51: 57–68.

[7] Olson K R, et al. Poisoning and Drug Overdose. 7th ed. Columbus OH: Lange Publishing, 2017.

[8] Edlow J A, et al. Diagnosis of reversible causes of coma. Lancet, 2014. 384: 2064–2076.

[9] Chen H Y, Albertson T E, Olson K R. Treatment of drug-induced seizures. Br J Clin Pharmacol, 2016, 81: 412–419.

[10] Buckley N A, et al. Who gets antidotes? Choosing the chosen few. Br J Clin Pharmacol, 2016, 81: 402–407.

[11] Weisberg L S. Management of severe hyperkalemia. Crit Care Med, 2008, 36: 3246–3251.

[12] Pileggi D J, Cook A M. Neuroleptic malignant syndrome. Ann Pharmacother, 2016, 50: 973–981.

[13] Schneir A, Metushi I G, Sloane C, et al. Near death from a novel synthetic opioid labeled U-47700: emergence of a new opioid class. Clin Toxicol (Phila), 2017, 55: 51–54.

第 17 章

用于并发症预防的药物

突发瘫痪致长期卧床及导管留置的患者均需要使用预防性药物。大部分措施是为了预防相关并发症，如肌无力（脊髓损伤）、呼吸衰竭（机械通气）及感染（静脉置管）。在 NICU 中有一项专科预防，预防脑血管痉挛，这是动脉瘤性蛛网膜下腔出血患者治疗的关键。遗憾的是，许多临床试验结果发现，口服尼莫地平是唯一被证明可以预防动脉瘤破裂后脑梗死的药物。

深静脉血栓的预防

皮下注射（subcutaneous, SC）肝素或低分子肝素（low-molecular-weight heparin，LMWH）常用于制动或卧床患者静脉血栓栓塞（venous thromboembolism，VTE）和肺栓塞的预防。给药剂量：肝素（5000 U，q8h）或依诺肝素（40mg, qd）。抗凝治疗的应用详见第 7 章。

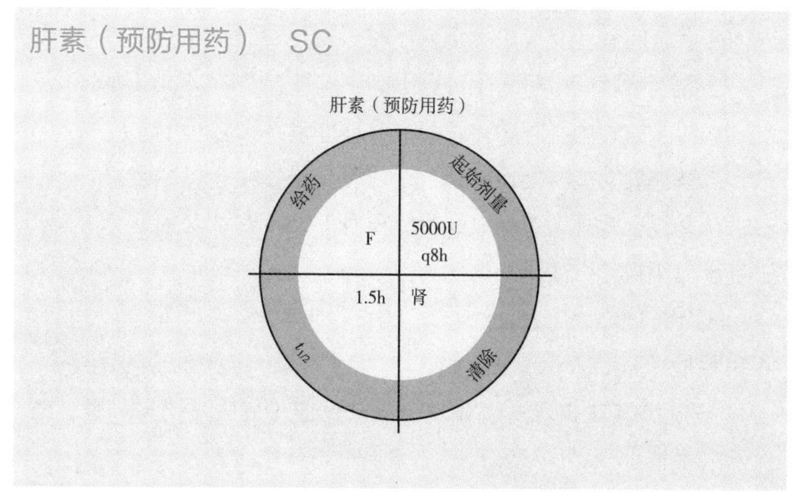

药理学特征

- 由牛或猪的肠黏膜合成
- 可间接结合抗凝血酶，导致构象变化，阻止纤维蛋白原激活成纤维蛋白
- 影响凝血级联反应的内源性途径
- 普通肝素（UFH）抑制因子Xa 的作用优于 LMWH
- 起效迅速

剂量和给药

- 5000U，SC，q8h
- 7500U，SC，q8h（对于 BMI > 40 或体重> 140kg 者）
- 启动治疗的时机
  - 脑出血后 48h
  - 开颅手术后 24h
  - 静脉阿替普酶溶栓后 24h
  - 创伤性脑损伤后 12h（如必须，在脑损伤稳定且有医疗文书记录后给药）
  - 非手术的神经重症患者在复苏稳定 3h 后

监测

- 联合间歇性充气压力泵治疗
- 腿部静脉超声检查（可选）
- 对于留置中心静脉导管的手臂进行超声检查（可选）
- 基线肝功能和凝血系列（评估潜在肝脏疾病）
- 基线血常规，包括血红蛋白和血小板计数
- 血小板计数变化
- 异常瘀斑或出血

不良反应

- 与 LMWH 相比，UFH 发生皮肤反应（皮肤坏死和过敏）概率较小

· 肝素诱导的血小板减少发生率为 0.5%~5%
· 高钾血症（罕见）
· 骨质疏松，长期应用（> 6 个月）可能发生

依诺肝素（预防用药） SC

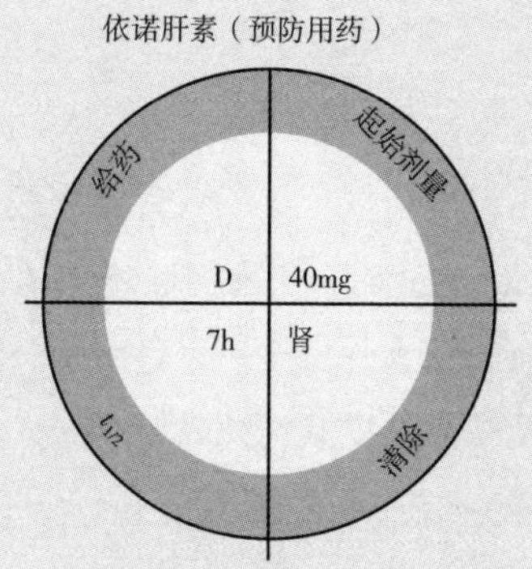

药理学特征

· 由 UFH 制备
· 分子量低：4000~5000 D（UFH 分子量约为 15 000 D）
· Xa 因子抑制剂，并对凝血酶Ⅲ具有一定抑制活性
· 在预防静脉血栓栓塞效果方面较 UFH 略优
· 生物利用度高于 UFH。可替代达肝素 5000 U/d（SC），但不能用于肾功能不全的患者

剂量和给药

· 40mg/d, SC
· 对于 BMI > 40 的患者，可增加 30% 的给药剂量，但最佳剂量尚不清楚
· 对于 CrCl < 30mL/min 的患者，应将依诺肝素剂量减少到 30mg/d

监测

· 当药物达稳态，在最后一次用药 4h 后检测抗 Xa 因子水平 (以

确定治疗剂量）
- 肾脏疾病或肥胖患者，需监测抗 Xa 因子水平
- 基线全血计数
- 基线凝血及肝功检查
- 肾功指标
- 血小板计数

不良反应
- 肝素诱导血小板减少症（< 1%; 发生率较 UFH 低）
- 当 CrCl < 30mL/min 时，出血风险增加
- 超敏反应（血管性水肿、瘙痒、荨麻疹、高钾血症）
- 水疱性皮疹及缺血性皮肤坏死
- 鱼精蛋白不能完全逆转的大出血
- 肝功指标短暂性升高

磺达肝癸钠 SC

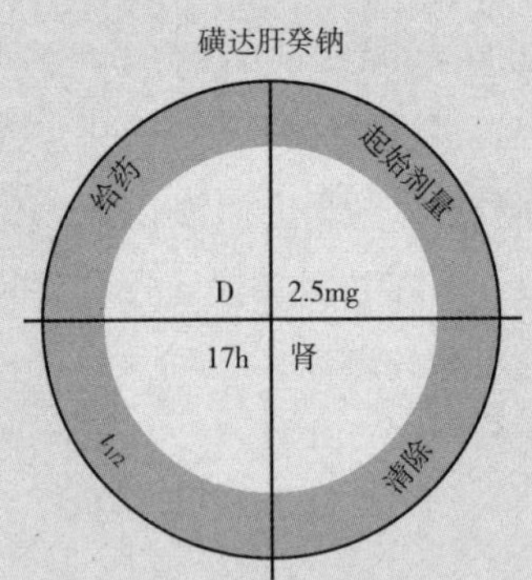

药理学特征
- 合成的戊多糖 Xa 因子抑制剂
- 抗凝血酶介导的 Xa 因子抑制作用；抑制凝血酶的形成和血凝块聚集
- 用于肝素诱导血小板减少症的抗凝

- 在预防静脉血栓栓塞方面，可能与 LWMH 有效性相当

剂量和给药

- 2.5mg，SC，
- CrCl < 30mL/min，应避免使用；CrCl 30~50mL/min，减量至 1.5mg，每天 1 次
- 轻中度肝功能障碍者无须调整剂量；尚无重度肝功能障碍者应用的研究证据

监测

- 肾功能
- 基线及定期检测全血细胞计数
- 血小板计数
- 出血迹象
- PT 和 aPTT 不用于估计抗凝程度
- 给药后 3h 抗 Xa 因子水平：0.39~0.5mg/L（预防用药浓度范围）

不良反应

- 血小板减少（罕见）
- 年龄> 75 岁、肾功不全及体重 < 50kg 时，出血风险增高

高血糖的预防

在危重症患者中，高血糖的主要危险因素是皮质醇水平升高，儿茶酚胺、胰高血糖素、生长激素、糖异生或糖原分解的增加。胰岛素抵抗可见于超过 80% 的危重症患者。高血糖与预后不良、死亡率增加、住院时间延长和 ICU 住院时间延长、院内感染和机械通气天数增加有关[1]。此外，对于创伤性脑损伤患者，高血糖还与较差的神经功能预后和较高的 ICP 压有关。在脑卒中急性期，更低的血糖水平可减轻缺血损伤；对于脑卒中后高血糖的患者，可挽救的缺血半暗带组织减少，

血管再通治疗的获益减小。高血糖已被证实可增加血脑屏障的通透性。因此，血糖的控制目标应为 140~180mg/dL，而不应控制在更宽松的范围（180~200mg/dL）。

强化胰岛素治疗（血糖目标 80~110mg/dL）会增加死亡率和低血糖发生率[1]。对于非糖尿病患者的高血糖，可能需要更积极的控制，但精确目标尚不清楚[2]。一些基本的建议如下。

- 胰岛素浮动计量（insulin sliding scale）：基于既往胰岛素使用情况的个体化给药；
- 若血糖超过 200mg/dL，短效常规胰岛素 250 U 以 250mL 0.45% NaCl 配置，1~5U/h；
- 可通过现有静脉通路将胰岛素与可兼容的静脉溶液共同输注；
- 在降糖治疗中，应避免输注含糖溶液；
- 胰岛素输注时，应每小时进行血糖检测；
- 若血糖< 180mg/dL，每下降 20mg/dL，将胰岛素泵速调低 1~2U/h；
- 若血糖> 200mg/dL，每增加 50mg/dL，将胰岛素泵速调高 2U/h；
- 重度高血糖（> 800mg/dL）时，需同时静脉补钾和碳酸氢盐（框表 17.1）；
- 在接受静脉胰岛素治疗的患者中，20% 可发生严重低血糖（< 40mg/dL），30% 可发生低血糖（< 60mg/dL）。

框表 17.1　急性重度高血糖的治疗
· 糖尿病酮症酸中毒（DKA）者补液量不超过 5L，高渗性高血糖状态（HHS）者补液量不超过 10L，通常补液速度：15~20mg/(kg · h)
· 伴有低钠血症（Na < 135mmol/ L）者，静脉输注 0.9% NaCl 注射液；伴有高钠血症者，静脉输注 0.45% NaCl 注射液，或在初始补液后以 250~500mL/h 的速率输注 0.9% NaCl 注射液
· DKA 患者血糖降至 200mg/dL 或 HHS 者血糖至 250~300mg/dL 时，可在静脉液体中加入葡萄糖
· 血钾在 3.3~5.3，每小时补钾 20~40mEq，持续静滴
· 当 pH < 6.9 时，碳酸氢钠 100mEq 入 400mL 液体，2h 静滴；使用存在争议
· 血钾> 3.2mmol/L，可给予 IV 胰岛素治疗

应激性溃疡的预防

应激性溃疡的最佳预防方法是早期肠内营养并给予胃肠促动力剂[3-4]。在预防应激性溃疡方面，肠内营养可能与药物一样有益。

药物选择

- 组胺－2 受体阻滞剂（histamine–2 receptor blockers，H_2RBs）可拮抗胃壁细胞上的组胺 –2 受体，减少胃酸分泌。如法莫替丁、雷尼替丁和西咪替丁。
- 质子泵抑制剂（Proton pump inhibitors，PPIs）通过不可逆地结合和抑制胃壁细胞上的 H^+–K^+–ATP 酶泵来阻止酸的分泌。如兰索拉唑、泮托拉唑、埃索美拉唑和奥美拉唑。
- 硫糖铝可覆盖并保护胃黏膜，耐受性良好，但存在铝中毒的低风险（肾病患者慎用）。
- PPIs 和 H_2RBs 会增加呼吸机相关性肺炎、艰难梭菌感染的风险（升高胃内 pH，增加胃内细菌生长概率）；且 PPIs 比 H_2RBs 风险更高。

应激性溃疡预防指征

- 凝血功能障碍，血小板计数＜ 50 000/m^3，INR 值＞ 1.5，PT ＞ 2 倍正常高限
- 机械通气＞ 48h
- 有近期（1 年内）胃肠道溃疡史或出血病史
- 创伤性脑或脊髓损伤
- 存在两项及以上下列情况：
  - 脓毒症 ＞ 1 周
  - 隐匿性胃肠道出血 1 周
  - 应用皮质类固醇

法莫替丁　PO/IV

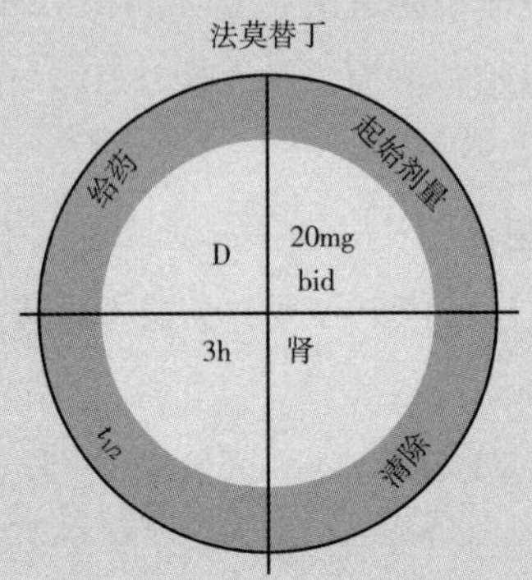

药理学特征

- H_2RB
- 作用时间：10~12h

剂量和给药

- 20mg，口服或静脉注射，bid
- 缓慢静推＞2min
- CrCl＜50mL/min 时，20mg，qd

监测

- 肾功能
- 出血征象
- 血细胞比容，血小板
- 肝功能

不良反应

- 急性精神症状
  - 可逆性
  - 年龄＞50 岁时风险增加
  - 肝肾功能损害风险增加
- 心电图改变（伴肾功能不全）

· 血小板减少

雷尼替丁　PO

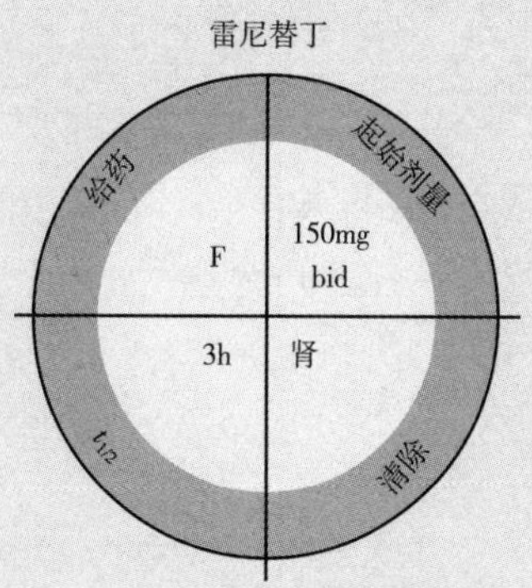

药理学特征

· H_2RB

· 作用时间：6~8h

剂量和给药

· 150mg 口服，bid；50mg，IV，每 6~8 小时一次

· 缓慢静推 > 2min

· 若 CrCl < 50mL/min 时，减量至 150mg，qd，PO 或 50mg，qd，IV

监测

· 肾功能

· 出血征象

· 肝功能

不良反应

· 精神症状

· 粒细胞缺乏

· 肝酶短暂升高

· 心动过缓（快速静脉给药时）

· 血小板减少

西米替丁　PO

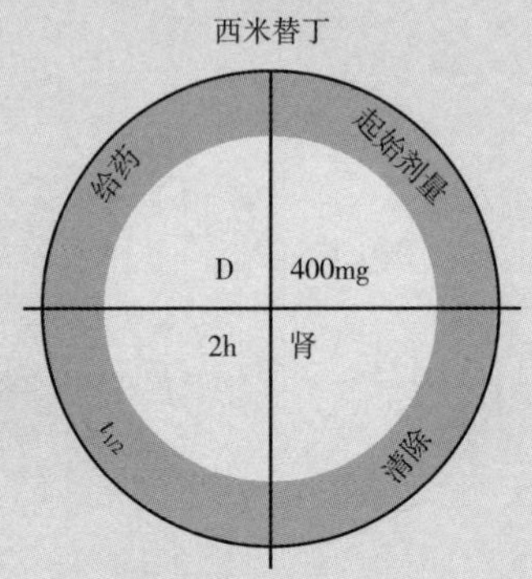

药理学特征

- H_2RB
- 由于不良事件明显（与法莫替丁、雷尼替丁相比）临床应用受到限制
- 作用持续时间：24h

剂量和给药

- 400mg，PO，qd
- CrCl＜50mL/min 时，减量至 200mg，qd

监测

- 肾功能
- 消化道出血征象
- 肝功能

不良反应

- 精神紊乱
- 粒细胞缺乏
- 肝酶升高

泮托拉唑　PO 或 IV

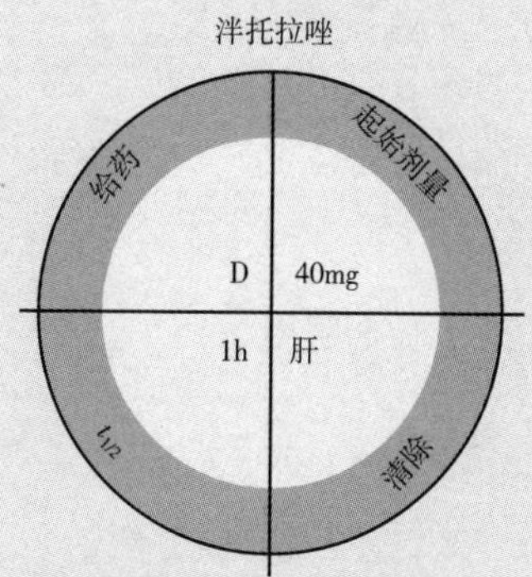

药理学特征

- PPI
- 不可逆性抑制胃壁细胞上的 H^+-K^+-ATP 酶泵，增高胃液 pH 值
- 起效时间：2.5h（PO），15~30min（IV）
- 持续时间：7d（PO），24h（IV）

剂量和给药

- 40mg, qd，PO 或 IV
- 静脉给药前后冲洗管路；缓慢静推＞ 2min 或静脉输液＞ 15min
- 药片应整片吞服；混悬液可经肠内喂养管给药
- 肝肾疾病患者无须调整剂量

监测

- 出血征象
- 消化道不适
- 离子
- 血细胞比容，血小板

不良反应

- 头痛
- 头晕

· 恶心、呕吐、腹泻
· 白细胞减少、血小板减少
· 间质性肾炎
· 艰难梭菌相关腹泻
· 低镁血症（罕见）
· 维生素 B_{12} 缺乏（长期服用）

奥美拉唑 PO

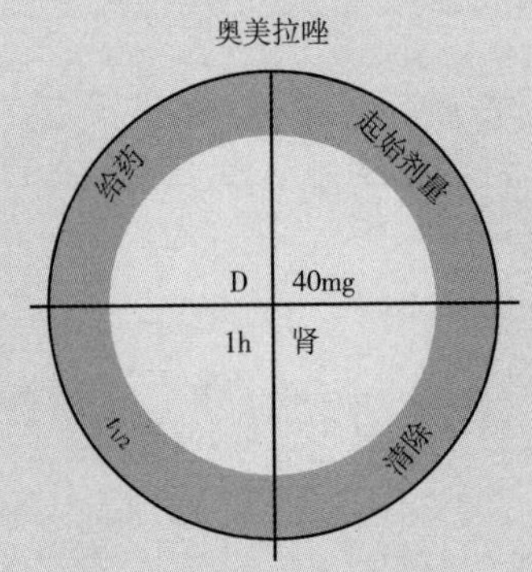

药理学特征

· PPI
· 不可逆性抑制胃壁细胞上的 H^{+}–K^{+}–ATP 酶泵，升高胃液 pH
· 起效时间 : < 2h
· 持续时间 : 可达 72h

剂量和给药

· 20~40mg，qd，PO
· 对于肝功能不全患者，溃疡治疗可减少剂量至 10mg, 1qd。轻度至重度肝功能不全患者的药物半衰期增加 2~3 倍
· 胶囊和片剂均应整个吞服，混悬液可经胃管给药

· 肾功能不全者无须调整剂量
· 可降低氯吡格雷的抗血小板活性

监测

· 消化道刺激症状
· 血清镁

不良反应

· 头痛
· 腹痛
· 恶心、呕吐、腹泻
· 系统性红斑狼疮（新发或加重）
· 间质性肾炎
· 艰难梭菌相关腹泻
· 低镁血症（罕见）
· 维生素 B_{12} 缺乏（长期服用）

兰索拉唑 PO

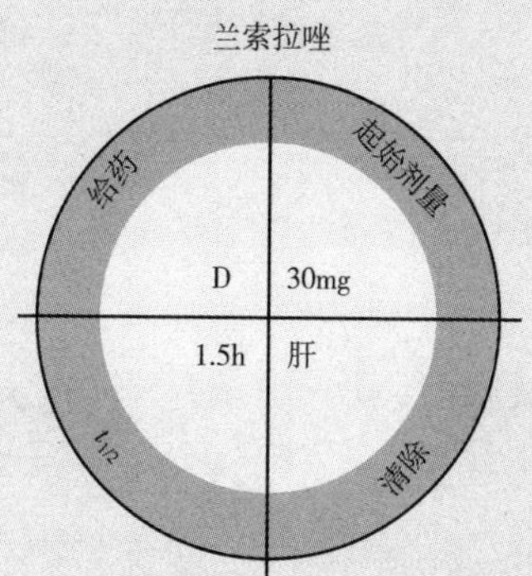

药理学特征

· PPI
· 不可逆性抑制胃壁细胞上的 H^+-K^+-ATP 酶泵，升高胃液 pH

- 起效时间：2h
- 持续时间：24h

剂量和给药

- 30mg，qd
- 胶囊可以打开，内容物与半固体食物同服。混悬液可用于胃管给药
- 口腔崩解片可整片吞服，亦可口腔内溶解
- 早晨服药更有利于抑制胃酸分泌
- 肾功能不全者无须调整剂量
- 轻、中度肝损害患者无需调整剂量；其生物利用度增加，但不建议调整剂量

监测

- 全血细胞计数
- 肝功能
- 肾功能

不良反应

- 头痛
- 腹痛
- 腹泻
- 系统性红斑狼疮（新发或加重）
- 间质性肾炎
- 艰难梭菌相关腹泻
- 低镁血症（罕见）
- 维生素 B_{12} 缺乏（长期服用）

硫糖铝 PO

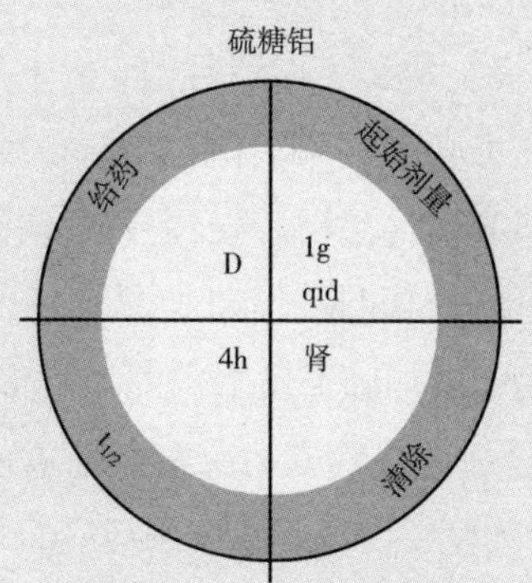

药理学特征

- 含铝盐（注意肾功能不全患者的体内蓄积风险）
- 在胃表面形成黏性涂层，保护胃黏膜
- 持续时间 : 可达 6h
- 仅少量被吸收

剂量和给药

- 1g，口服，q6h，空腹服用
- 与其他药物间隔 2h

监测

- 肾功能

不良反应

- 便秘
- 肺炎风险较 H_2RB 更低 [25]

感染的预防

NICU 中并发感染风险较高，但预防性使用抗生素并不能改善患者预后，故不应预防性应用。一旦有肺部浸润性改变、白细胞升高或发热等临床表现时，应启动经验性抗生素治疗。几项卒中患者预防性使用抗生素的临床试验并未得到阳性结果[5–6]。

呼吸机相关性肺炎的预防

呼吸机相关性肺炎被定义为插管后48h以上发生的肺炎；发生在10%~20%的机械通气患者中[7]。将床头抬高30°~45°，同时结合声门下吸引可以降低误吸风险。此外，氯己定口腔清洁可减少细菌定植的风险[8]。若预计机械通气时间超过48h，早期行气管切开可降低肺炎风险。PPI或H_2RB治疗增加肺炎发生概率（较高的胃液pH使得胃内细菌生长）[9–10]。经验性抗生素方案应覆盖金黄色葡萄球菌和其他革兰氏阴性杆菌，若怀疑存在误吸，临床用药应覆盖厌氧菌。院内获得性真菌性肺炎相对罕见。针对耐甲氧西林金黄色葡萄球菌（MRSA）和假单胞菌的抗生素选择应基于患者的危险因素来确定。

对于过去90d内使用过静脉抗生素、存在脓毒性休克、急性呼吸窘迫综合征、住院超过4d以及接受CRRT治疗的患者，需考虑多重耐药菌感染的风险。若怀疑肺炎由MRSA引起，应启动万古霉素或利奈唑胺治疗。应结合当地细菌监测情况，针对可能的病原体经验性选择合适的抗生素（表17.1）。同时要考虑当地细菌培养的药敏结果。一旦得到具体的培养结果，应更换为窄谱抗生素[11]。

表17.1　肺炎的经验性抗生素治疗

病原体未知	哌拉西林－他唑巴坦4.5g, IV, q6h；或者头孢吡肟或头孢他啶2g，IV，q8h
G^+菌	万古霉素，第三代头孢菌素，氟喹诺酮，利奈唑胺
G^-菌	第三代或第四代头孢菌素，氟喹诺酮类

尿路感染的预防

3%~10%接受尿管置入的患者会出现细菌尿。最好的预防方法是无菌置管[11]。一般来说，抗菌涂层导管或预防性抗生素并不能预防导管相关性尿路感染（CAUTI）。危险因素包括女性、高龄、糖尿病史、导管袋定植、导管护理差错和积极的肛周护理[12]。

留置导尿会增加尿路感染的风险。CAUTI诊断标准包括导管留置

≥ 48h，尿培养阳性，发热，耻骨上或侧腹部疼痛。需要注意，脊髓损伤患者可能不会主诉疼痛。其他非特异性症状包括发热、腹痛和新发谵妄。为进行化验，应留取中段尿标本，而非导管内尿液或不规范采样标本。

临床医生应区分患者为细菌定植、无症状感染或活动性感染。除孕妇、肾移植患者外，无症状性细菌尿无须治疗。在需要治疗的情况下(如复杂性尿路感染),应根据当地细菌耐药情况选药,治疗持续2周。由于磺胺甲噁唑 – 甲氧苄啶和氟喹诺酮类抗生素的耐药性日益增加，第三代头孢菌素类常被用作一线用药[13]（框表 17.2）。

框表 17.2 导管相关性尿路感染（CAUTI）
头孢曲松， 1g, IV, qd 或 头孢噻肟，1g, IV, q8h 或 环丙沙星 400mg, IV, q12h（500mg, PO, bid） 或 左氧氟沙星 500mg, PO 或 IV, qd

血流感染的预防

应按常规流程预防中央导管相关血流感染（central line-associated blood-stream infections, CLABSI）和导管相关血流感染（catheter-related bloodstream infections, CRBSI）[14–15]。导管内感染与导管护理操作或输注受污染液体有关[16–17]。使用全肠外营养输注可能增加 CRBSI 发生的风险[18–21]。凝血酶阴性葡萄球菌是导管相关感染最常见的病原体，多数对甲氧西林耐药。应每天评估导管留置的必要性，若可能应尽早拔除导管，以减少血流感染风险[22–23]。一般来说，进行氯己定清洁及使用氯己定辅料可降低感染风险。抗生素选择如框表 17.3 所示。

框表 17.3 中央导管相关性血流感染（CLABSI）
万古霉素，目标血药浓度 10~15μg/L 联合头孢吡肟，2g, IV, q12h

脑室炎的预防

脑室引流术后 5~7d 继发感染的风险增加。尽管许多神经外科医生使用抗生素涂层导管，但预防性抗生素尚未被证明可以预防脑室炎[24]。

预防

- 应覆盖革兰氏阳性菌（表皮微生物）。
- 尽管疗效尚不确切，但许多神经外科医生仍倾向于预防性治疗：头孢唑啉 1g，q8h（若患者体重 ＞ 80kg，2g，q8h）；肾功能不全者需减量。
- 一代头孢菌素对大多数革兰氏阳性菌有效，但不能覆盖 MRSA 或肠球菌。

治疗

抗感染治疗包括移除置入物并经验性给予万古霉素联合四代头孢菌素或有抗假单胞菌活性的碳青霉烯类抗生素（表 17.2）。一些指南提及万古霉素、氨基糖苷和多黏菌素的脑室内给药方案，但未被证明可以根除难治性感染[4]。

表 17.2　分流管感染 / 院内感染所致脑膜炎

万古霉素，目标血药浓度 10~15μg/L	联合下述一种抗生素： · 头孢吡肟，2g, IV, q8h · 头孢他啶，2g, IV, q8h · 美罗培南，2g, IV, q8h

便秘的预防

25%~50% 的老年人会发生便秘，通常与多种因素相关，危险因素包括女性、活动减少、药物、营养不良和摄入水分不足。脊髓损伤、帕金森病、瘫痪、多发性硬化和自主神经病变的患者风险最高。多种药物可能影响排便，包括抗癫痫药、抗胆碱能药物和阿片类镇痛药。治疗方案包括导泻剂（容积性泻剂、刺激性泻剂或渗透性泻剂）和大便软化剂。番泻叶和多库酯钠经常一起使用。

番泻叶 PO

药理学特征

- 刺激性导泻剂，蒽醌类
- 加速肠内容物在结肠中的推进，抑制水和电解质吸收，刺激肠道蠕动

剂量和给药

- 每片 8.8mg，每日 2 片，通常睡前服用
- 每日最大剂量 4 片

监测

- 便秘缓解情况
- 若持续性腹泻需监测电解质

不良反应

- 胃痛
- 腹泻
- 腹部绞痛

多库酯钠 PO

药理学特征

- 大便软化剂，配合导泻剂使用可有效缓解便秘
- 阴离子表面活性剂，刺激肠液分泌并促进液体渗透入粪便

剂量和给药

- 50~200mg/d，qd 或 bid，口服

监测

- 腹痛
- 便秘缓解情况

不良反应

- 腹痛
- 恶心

· 腹泻

比沙可啶　PO/ 给药 PR

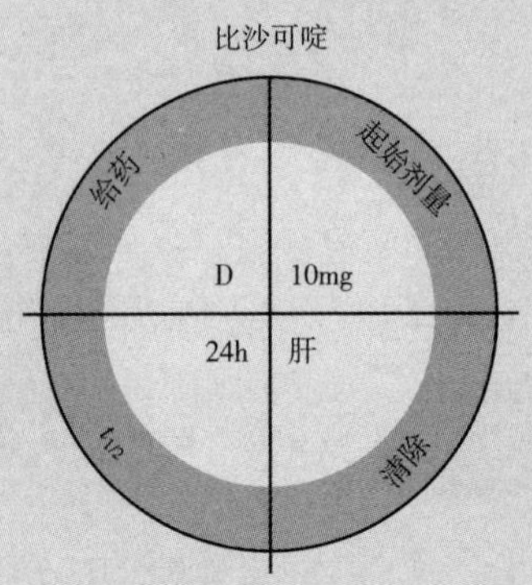

药理学特征

· 刺激性导泻剂；促进肠蠕动作用强，但持续时间短

· 通过刺激副交感神经，增强肠蠕动

· 可能对脊髓损伤患者效果更佳

剂量和给药

· 10~15mg，qn，口服最大剂量 30mg；灌肠给药剂量 10mg

· 片剂需整片吞服

· 灌肠后 15~60min 起效，口服后 6~12h 起效

· 不能用于肠梗阻患者

· 服药后 1h 内避免进食奶制品；牛奶会降解药片膜衣，增加对胃黏膜的刺激

监测

· 腹痛

· 排便模式改变

不良反应

· 腹痛

· 恶心、呕吐

· 腹泻
· 肠绞痛

脑血管痉挛的预防

多项临床研究证实，尼莫地平是预防动脉瘤性蛛网膜下腔出血后症状性脑血管痉挛的唯一有效药物。该药用于外伤性蛛网膜下腔出血的证据尚不明确。尼莫地平可能引起低血压，一旦发生应及时停用。临床上，尼莫地平可能使用不足（在症状性脑血管痉挛的动脉内治疗中，许多介入医师会使用维拉帕米或尼卡地平）。

尼莫地平 PO

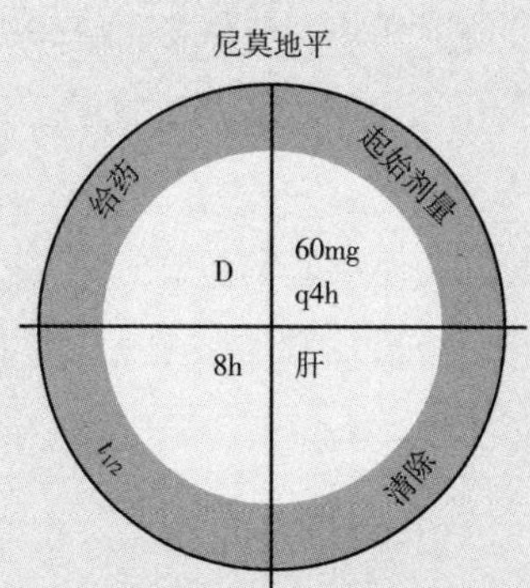

药理学特征

· 二氢吡啶 L 型钙通道拮抗剂
· 对脑动脉管径无明显影响
· 与 CYP3A4 抑制剂联用增加低血压风险

剂量和给药

· 60mg，PO，q4h
· 如发生短暂且明显的低血压，可给 30mg，PO，q2h
· 持续治疗 21d，如未发现动脉瘤则停止治疗

监测

- 血压
- 转氨酶

不良反应

- 低血压（比想象中发生更普遍）
- 腹泻
- 恶心

关键点

1. 所有无禁忌证的急性脑损伤患者都需要预防性应用 UFH 或 LMWH。

2. 应激性溃疡的预防适用于高危患者，而非所有 ICU 患者。

3. 启动尿路感染抗生素治疗前，需要准确的诊断，仅有细菌尿不是治疗指征。

4. 促排便治疗对于预防便秘非常重要。

5. 尼莫地平对预防症状性脑血管痉挛有效。低血压是中断用药的常见原因。

参考文献

[1] Finfer S, et al. NICE-Sugar Study Investigators: Intensive versus conventional glucose control in critically ill patients. N Engl J Med, 2009, 360: 1283–1297.

[2] Krinsley J S, et al. Glucose control, diabetes status, and mortality in critically ill patients: the continuum from intensive care unit admission to hospital discharge. Mayo Clin Proc, 2017, 92: 1019–1029.

[3] ASHP Therapeutic Guidelines on Stress Ulcer Prophylaxis. ASHP Commission on Therapeutics and approved by the ASHP Board of Directors on November 14, 1998, Am J Health Syst Pharm, 1999, 56: 347–379.

[4] Tunkel A R, et al. 2017 Infectious Diseases Society of America's Clinical Practice Guidelines for Healthcare- Associated Ventriculitis and Meningitis. Clin Infect Dis, 2017 [E-pub before print].

[5] Ulm L, et al. The Randomized Controlled STRAWINSKI Trial: Procalcitonin-guided

antibiotic therapy after stroke. Front Neurol, 2017, 8: 153.
[6] Westendorp W F, et al. The Preventive Antibiotics in Stroke Study (PASS): a pragmatic randomised open-label masked endpoint clinical trial. Lancet, 2015, 385: 1519–1526.
[7] Dettenkofer M, et al. Surveillance of nosocomial infections in a neurology intensive care unit. J Neurol, 2001, 248: 959–964.
[8] Klompas M, et al. Strategies to prevent ventilator-associated pneumonia in acute care hospitals: 2014 update. Infect Control Hosp Epidemiol, 2014, 35: 915–936.
[9] Kalil A C, et al. Management of adults with hospital-acquired and ventilator-associated pneumonia: 2016 Clinical Practice Guidelines by the Infectious Diseases Society of America and the American Thoracic Society. Clin Infect Dis, 2016, 63: e61–e111.
[10] Safdar N, Crnich C J, Maki D G, The pathogenesis of ventilator-associated pneumonia: its relevance to developing effective strategies for prevention. Respir Care, 2005, 50: 725–739; discussion 739–741.
[11] Wilson J W, Estes L L. Mayo Clinic Antimicrobial Therapy Quick Guide. New York: Oxford University Press, 2011.
[12] Hooton T M, et al. Diagnosis, prevention, and treatment of catheter-associated urinary tract infection in adults: 2009 International Clinical Practice Guidelines from the Infectious Diseases Society of America. Clin Infect Dis, 2010, 50: 625–663.
[13] Nicolle L E. Catheter-related urinary tract infection. Drugs Aging, 2005, 22: 627–639.
[14] Safdar N, et al. Chlorhexidine-impregnated dressing for prevention of catheter- related bloodstream infection: a meta-analysis. Crit Care Med, 2014, 42: 1703–1713.
[15] Simmons S, Bryson C, Porter S. "Scrub the hub": cleaning duration and reduction in bacterial load on central venous catheters. Crit Care Nurs Q, 2011, 34: 31–35.
[16] Chopra V, et al. The risk of bloodstream infection associated with peripherally inserted central catheters compared with central venous catheters in adults: a systematic review and meta-analysis. Infect Control Hosp Epidemiol, 2013, 34: 908–918.
[17] Crnich C J, Maki D G. The promise of novel technology for the prevention of intravascular device-related bloodstream infection. I. Pathogenesis and short-term devices. Clin Infect Dis, 2002, 34: 1232–1242.
[18] Dissanaike S, et al. The risk for bloodstream infections is associated with increased parenteral caloric intake in patients receiving parenteral nutrition. Crit Care, 2007, 11: R114.
[19] Mermel L A, et al. Clinical practice guidelines for the diagnosis and management of intravascular catheter-related infection: 2009 update by the Infectious Diseases Society of America. Clin Infect Dis, 2009, 49: 1–45.
[20] O'Grady N P, et al. Guidelines for the prevention of intravascular catheter-related infections. Am J Infect Control, 2011, 39: S1–34.
[21] O'Horo J C, et al. Arterial catheters as a source of bloodstream infection: a systematic review and meta-analysis. Crit Care Med, 2014, 42: 1334–1339.
[22] O'Horo J C, et al. The efficacy of daily bathing with chlorhexidine for reducing healthcare-associated bloodstream infections: a meta-analysis. Infect Control Hosp

Epidemiol, 2012, 33: 257–267.

[23] Pronovost P, et al. An intervention to decrease catheter-related bloodstream infections in the ICU. N Engl J Med, 2006, 355: 2725–2732.

[24] Lozier A P, et al. Ventriculostomy-related infections: a critical review of the literature. Neurosurgery, 2002, 51: 170–181.

[25] Alquraini M, Alshamsi F M H, Møller, et al. Sucralfate versus histamine 2 receptor antagonists for stress ulcer prophylaxis in adult critically ill patients: A meta- analysis and trial sequential analysis of randomized trials. Crit Care, 2017, 40: 21–30.

第18章

戒断综合征的药物治疗

戒断综合征的严重性毋庸置疑，需要充分的药物治疗。治疗中必须权衡患者的安全和药物不良反应的风险。

酗酒占戒断综合征患者的绝大多数。近年来，包括青年在内的饮酒者，饮酒量显著增加，近半数会出现戒断症状。其中，需多种药物控制症状的重症患者约占10%[1]。用于治疗酒精戒断综合征（alcohol withdrawal syndrome, AWS）的药物包括苯二氮䓬类、右美托咪啶和丙泊酚；其他的药物还包括卡马西平、丙戊酸、苯巴比妥和巴氯芬。加巴喷丁对轻型AWS有效。抗精神病药物（如氟哌啶醇、喹硫平）已用于治疗严重的幻觉和谵妄，但由于存在QT间期延长及潜在的尖端扭转型室性心动过速（torsades de pointes）风险，临床上并不作为优先选择。

其他严重的戒断综合征是神经科特有的，如巴氯芬戒断综合征，常由于巴氯芬泵故障所引发。尼古丁戒断综合征相关的症状，看似轻微，但可以导致激越和心动过速[2–3]。

酒精戒断综合征

AWS的症状取决于最后一次饮酒的时间，最早可在24h内出现。许多案例中，患者在戒酒前的几周，饮酒量显著增加。美国精神病学协会《精神障碍诊断和统计手册（第五版）》描述了AWS的特征（DSM–5，框表18.1）。AWS被定义为进展性震颤、易怒、焦虑或激越，最终表现为严重的自主神经功能亢进[高血压、心动过速、发热（至39℃）和大量泌汗][4]。部分患者有极端表现，但一般来说，患者症状轻微难以识别。80%的患者出现幻听，通常为亲人或酒友的声音。在20%的更严重的病例中，单次全面性强直阵挛发作可为首发症状，随后可能出现多次发作。许多患者在典型酒精戒断性谵妄发生前可有失眠、夜间恐惧和梦魇等前驱症状。有报道，ICU 中 15%~30% 的患者有酒精成瘾，并发展为 AWS 的风险[5]。

酒精戒断症状在最后一次饮酒后 3d 达到高峰，常在 7d 内消退。其机制为激活 GABA 受体和抑制 n－甲基－d－天冬氨酸 (NMDA) 活性。

临床机构戒断状态评估（clinical institute withdrawal assessment，CIWA）量表已被广泛应用，有助于护理评估。当谵妄性震颤合并躁动及自主神经功能异常时，提示病情快速进展[2,6-7]。用 CIWA 量表评估时 (框表 18.1，表 18.2)，每个项目都应根据严重程度进行分级。可靠的评分节点值尚不可知；当出现两种及以上症状时，应考虑使用多种药物。但由于部分症状可能是由急性脑损伤所致，故增加了 NICU 临床治疗的难度。

框表 18.1　精神障碍诊断与统计手册 (DSM–5) 酒精戒断的诊断标准[2]
A. 长期大量饮酒者突然停止饮酒（或饮酒量减少）
B. 符合标准 A，且数小时至数天内出现以下两种（或以上）症状
· 自主神经功能亢进
· 手抖加剧
· 失眠
· 恶心或呕吐
· 短暂的幻视、幻嗅、幻听或错觉
· 精神运动性激越
· 焦虑
· 全面性强直阵挛发作

框表 18.2　临床机构酒精戒断状态评定表，修订版 (CIWA-Ar)
· 恶心或呕吐
· 震颤
· 头痛
· 阵发性泌汗
· 焦虑
· 激越、失眠
· 触觉障碍
· 听觉障碍
· 视幻觉
· 定向力障碍

酒精戒断的初始药物治疗

对于存在酒精戒断的患者，硫胺素是 CIWA 治疗必需的组成部分。常用的“100mg”剂量并不合理，应结合患者营养状况，给予硫胺素 200~500mg（q8h），静脉注射，连续 3~5d。镇静首选地西泮或劳拉西泮，后可升级到右美托咪啶[8]。苯二氮䓬类可降低戒断相关癫痫发作的发生率[9]。而但在更严重的病例中，卡马西平、左乙拉西坦及丙戊酸并不能预防癫痫发作。如果患者因癫痫发作入院，卡马西平在控制此类发作方面有潜在益处，但对谵妄性震颤无明显疗效。可乐定可用于减轻戒断症状，但临床上并不推荐。还有一种替代治疗（仅作为最后手段）是经鼻胃管给予少量乙醇溶液，每 4~6 小时一次，但医院临床实践委员会极少允许这种干预办法。一般应避免使用氟哌啶醇，其可能引起低血压和 QT 间期延长，并降低癫痫发作阈值，仅用于严重幻觉的控制[2]。

劳拉西泮　IV

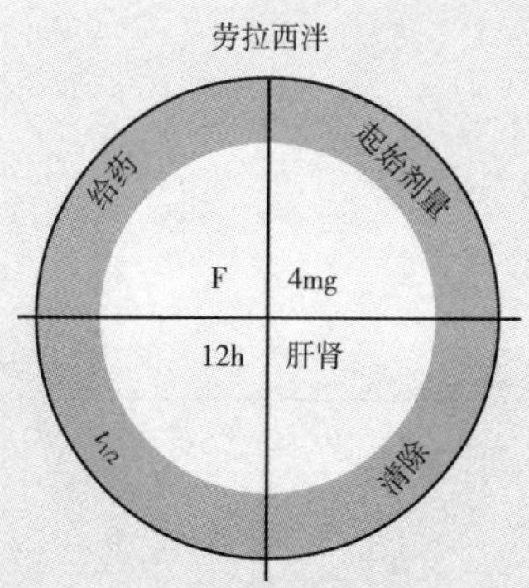

- 根据需要 2~4mg，IV；无活性代谢物；在许多医疗机构中被用作酒精戒断状态评估修订量表（CIWA-Ar）治疗方案的一部分。

地西泮　IV

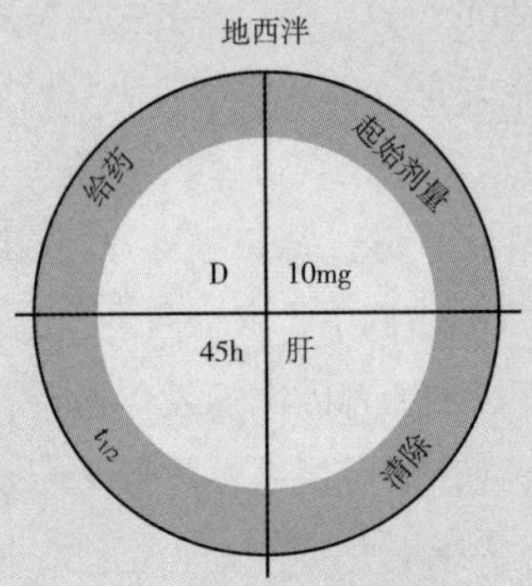

- 由 10mg 起始，逐渐增量，最大可至 120mg/d
- 临床首选地西泮。与短效且无活性代谢产物的药物相比，其能产生活性代谢产物，致戒断或癫痫发作的风险较低，能够更平稳地发挥作用
- 半衰期较短且无活性代谢产物的苯二氮䓬类药物（如阿普唑仑、劳拉西泮、羟西泮）可作为高龄以及肝病患者的首选药物

卡马西平　PO

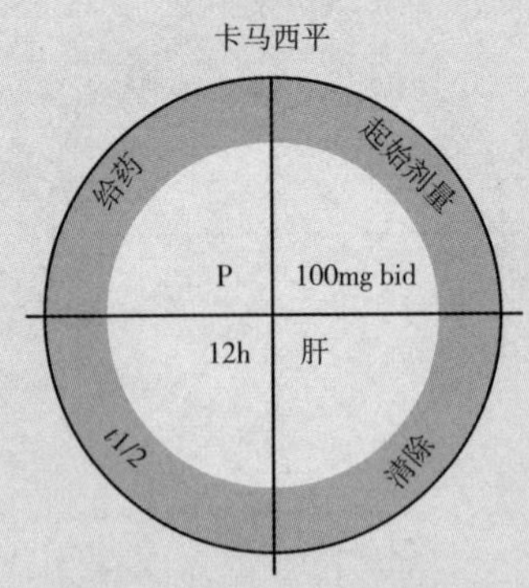

- 200mg, bid, PO
- 癫痫发作的首选药物[10-11]

难治性戒断谵妄的治疗

右美托咪啶 IV

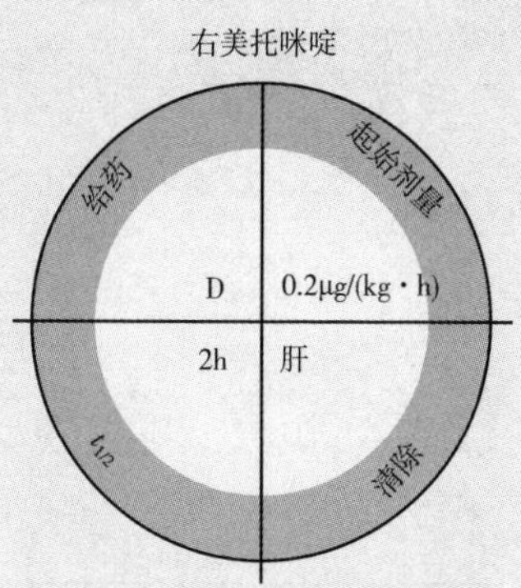

药理学特征

- 一种选择性 α_2 激动剂，用于镇静、镇痛和抗焦虑
- 优于苯二氮䓬类药物，可减少劳拉西泮的应用[12]
- 对呼吸抑制的影响小，可优先用于自主呼吸（无机械通气）患者[13]
- 起效（镇静）时间：5~10min

剂量和给药

- 起始剂量 0.2μg/(kg · h)[14]
- 较高的剂量和较长的用药时间 [高达 1.5μg/(kg · h)]，可能存在心动过缓的风险
- 肝肾疾病患者无须调整剂量，对于严重肝功能异常的患者，药物清除时间明显延长
- 推荐最长使用时间为 24h，但临床常见更长时间的应用

监测

- 给予负荷剂量如出现心动过缓，应立即停止输注
- 负荷剂量输注可导致低血压，输注速度应减半

- 躁动－镇静量表（RASS）评分
- 呼吸频率

不良反应

- 缓慢型心律失常
- 低血压

丙泊酚　IV

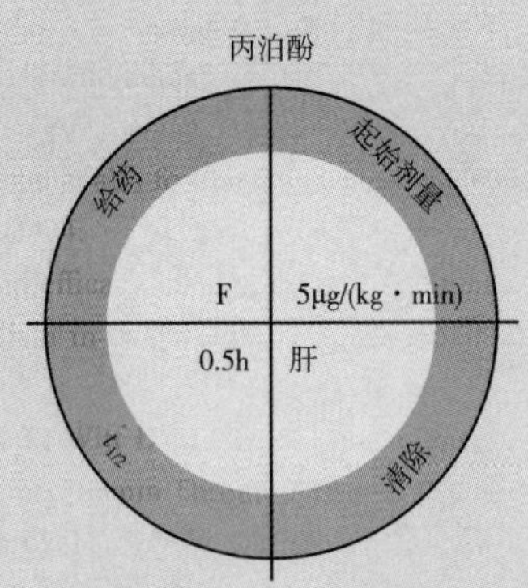

药理学特征

- 具有诱导遗忘、抗焦虑、抗惊厥和肌松作用
- 高亲脂性，快速透过血脑屏障，起效迅速
- 含卵磷脂，对鸡蛋过敏的患者应避免使用
- 与苯二氮䓬类或右美托咪啶相比，无明显优势[15]
- 以下情况下使用丙泊酚：已气管插管，存在癫痫发作风险，对苯二氮䓬类药物无反应，存在难治性谵妄性震颤，或不适合其他辅助药物治疗
- 用于苯二氮䓬类耐药的戒断（由于 GABA 受体下调、敏感性降低，导致苯二氮䓬类无效）

剂量和给药

- 5~100μg/(kg・min)，慢性酒精中毒可给予较快输注速度
- 肝、肾功能不全者无须调整剂量

监测

- 苯二氮䓬类和抗精神病药物用量减少
- 血压
- 甘油三酯

不良反应

- 长期及高剂量使用存在丙泊酚相关输注综合征风险（在年轻人群中更常见）
- 低血压
- 高甘油三酯血症

巴比妥类　IV

药理学特征

- 与苯二氮䓬类疗效类似[16-19]
- 适用于ICU病房，用于需要大剂量或增加剂量的苯二氮䓬类药物缓解谵妄性震颤者
- 具有镇静和抗惊厥特性
- 起效时间：3~5min，持续时间：15~45min

剂量和给药

- 苯巴比妥，10mg/kg，IV，负荷剂量
- 苯巴比妥，60mg, q6h，PO，5d内逐渐减量至30mg，bid
- 肝、肾功能不全者减量

监测

- 与苯二氮䓬类联用，抑制呼吸
- 肝功能
- 心脏功能
- 持续输注含丙二醇物质，应监测渗透压间隙以避免毒性反应

不良反应

- 过度镇静

- 呼吸抑制

氯胺酮　IV

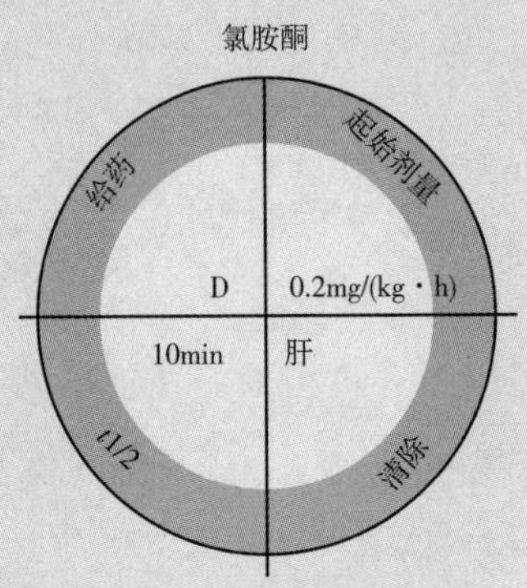

药理学特征

- 由于其 NMDA 受体拮抗作用，有利于酒精戒断[20]
- 酒精可上调 NMDA 受体，下调 GABA 受体
- 非竞争性 NMDA 受体拮抗剂
- 低剂量产生镇痛作用
- 起效时间：＜ 1min。持续时间：团注给药后 5~10min
- 经肝脏代谢为活性代谢产物
- 不一定会减少苯二氮䓬类的剂量

剂量和给药

- 主要用于插管患者
- 团注给药：0.3mg/kg, IV
- 持续输注：0.2mg/(kg · h)

监测

- 过度镇静
- 血压和心率

不良反应

- 幻觉和谵妄发生率约 10%

- 急性期反应
- 高血压
- 心动过速
- 潜在的颅内压升高风险

阿片类药物戒断

美国东海岸和加拿大的“芬太尼流行”可能增加 ICU 内严重阿片类药物戒断。其临床症状为非特异性，类似急性脑损伤表现。临床阿片类药物戒断量表（clinical opiate withdrawl scale，COWS）有助于管理戒断症状（框表 18.3）[21]。阿片类药物戒断最开始表现为躁动不安、肌痛、腹泻、瞳孔散大、立毛和心动过速（“突然完全戒断”）。症状的严重程度取决于停药的速度和先前服用剂量（导致耐药性）。

框表 18.3　临床阿片类药物戒断量表 (COWS) – 主要症状
· 脉率增快 · 泌汗增加 · 烦躁不安 · 瞳孔散大 · 骨或关节疼痛 · 流涕或淌泪 · 胃部不适 · 震颤 · 打呵欠 · 易怒 · 立毛反应

多种药物可用于治疗阿片类药物戒断[23]。在大多数情况下，美沙酮 10mg（IM）或 20mg（PO）可迅速改善主观和客观症状。症状较重者需进行液体复苏，并纠正恶心、呕吐。

治疗阿片类药物戒断的药物选择如下。

· 丁丙诺啡：0.3~0.9mg，IV/IM（高剂量用于遗漏一剂丁丙诺啡的患者；不推荐用于急性阿片类药物戒断）[22-24]。

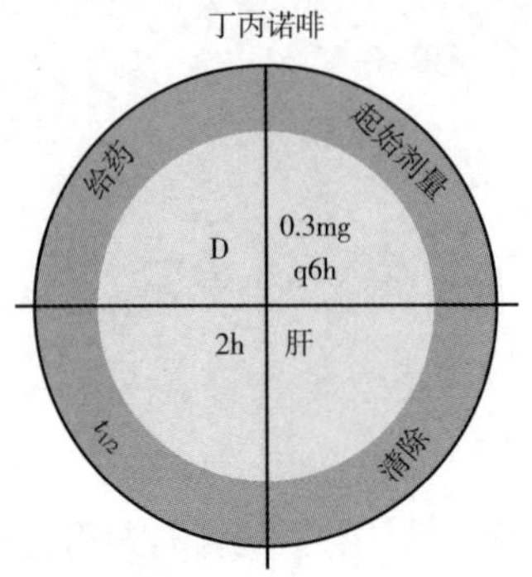

· 可乐定：每小时口服 0.1~0.3mg

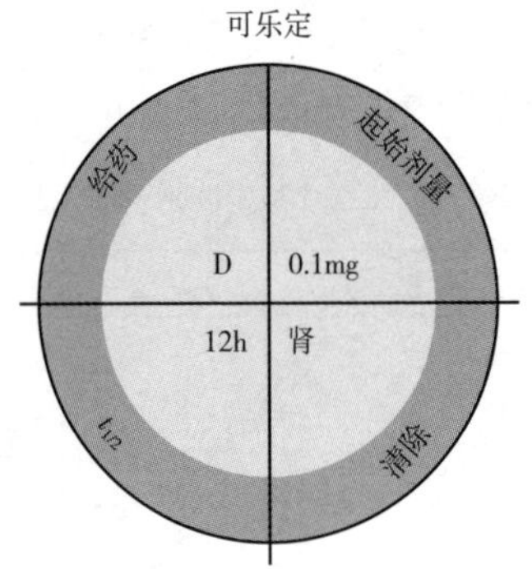

· 美沙酮：10mg, IV 或 IM

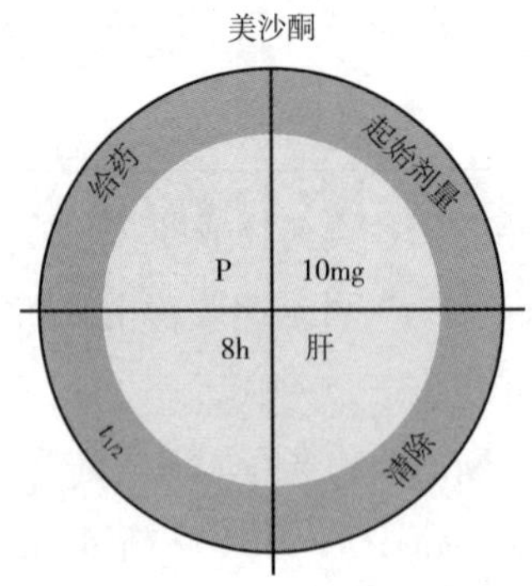

- 昂丹司琼：4mg，PO 或 IV（治疗恶心）
- 盐酸羟嗪：50~100mg，PO 或 IV（治疗恶心或焦虑）
- 地西泮：10~20mg，PO 或 IV（治疗焦虑）
- 异丙嗪：25mg，IV 或 IM（治疗恶心）
- 洛哌丁胺：4mg，PO（治疗腹泻）
- 对乙酰氨基酚：650mg（治疗疼痛）

兴奋剂戒断

可卡因或安非他命戒断的患者可能会出现焦躁不安、抑郁和失眠。治疗以控制症状为主。若出现妄想和幻觉，可考虑短期应用氯氮䓬或氟哌啶醇。多巴胺能激动剂（如溴隐亭、培高利特）基本无效[25]。

巴氯芬戒断

急性巴氯芬戒断常见于巴氯芬泵故障，一旦出现症状急性加重。患者表现为心率快、血压不稳定、体温变化或发热、幻觉、躁动，最终出现意识水平下降[26–32]。严重的肌强直可导致横纹肌溶解，最终多系统衰竭，并可能出现癫痫发作。戒断症状常在泵故障 12~24h 后变得明显。

主要治疗目标为减少肌肉痉挛、降低血压变异性以及预防中枢神经系统并发症。同时需要鉴别自主神经反射障碍、脓毒血症、5- 羟色胺综合征、非法药物滥用、抗精神病药物恶性综合征和恶性高热。

治疗巴氯芬戒断症状的药物如下。

- 口服大剂量巴氯芬替代治疗（> 120mg /d），分 6~8 次服用；但由于起效缓慢（数天），在戒断的早期管理中效果不明显。
- 苯二氮䓬类药物作为辅助治疗（如劳拉西泮、地西泮、咪达唑仑）。
  - 有助于肌肉松弛，维持体温正常、血压稳定，控制癫痫发作。
  - 其他备选药物包括赛庚啶、丹曲林和替扎尼定。

赛庚啶 PO

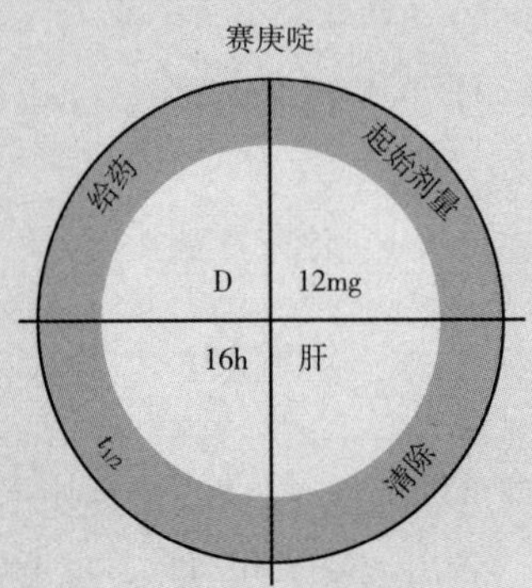

· 组胺 -1 拮抗剂

· 治疗肌肉痉挛

· 起始剂量 12mg, PO，随后 4~8mg，3~4 次 / 日，直到症状改善

丹曲林 PO

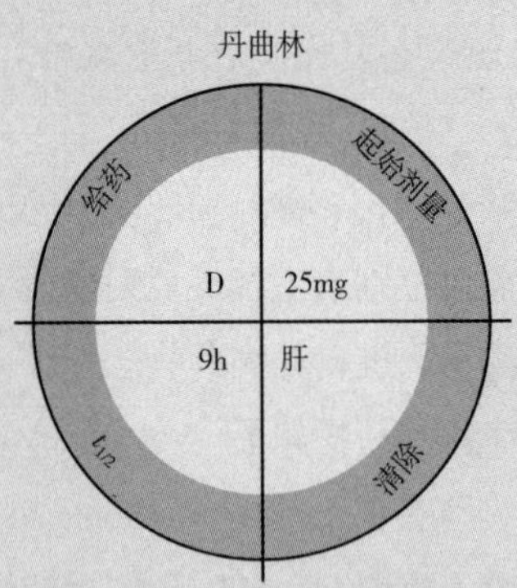

· 阻断兴奋性钙通道活性，阻止钙从内质网释放，减少钙诱导的肌肉收缩

· 10mg/(kg · d)，分 3 次口服

替扎尼定　PO

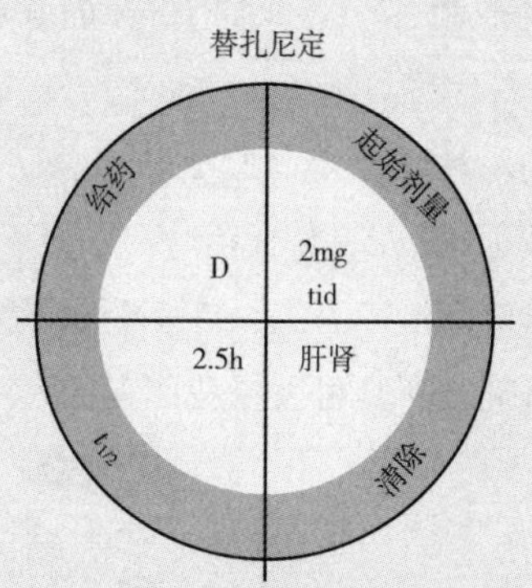

- α_2 激动剂，抑制突触前脊髓神经元起到中枢性肌松作用
- 8~12mg/d，分 3~4 次口服
- 对心率和血压的影响小于可乐定（同为 α_2 受体激动剂）

尼古丁戒断综合征

- 据估计，ICU 患者中 25%~50% 是主动吸烟者
- 症状在戒烟后 1~2d 开始出现，1 周内达到高峰
- 存在激越增加及相关不良事件的风险
- 主要表现为愤怒、易怒、沮丧、焦虑、注意力不集中，失眠
- 尼古丁戒断并不会增加 ICU 患者的住院死亡率
- 评估 ICU 患者尼古丁替代治疗的研究很少，包括口服替代药物（如安非他酮和伐尼克兰）
- 尼古丁贴剂可能导致头痛、失眠和心动过速
- 不建议常规使用尼古丁贴剂，可能有害，仅用于部分有症状的患者[33-34]
- 药物贴片通常含有金属，磁共振检查前应取下

关键点

- 在酒精戒断综合征治疗中，首选地西泮或劳拉西泮，随后可升

级为右美托咪啶或丙泊酚。

- 在阿片类药物戒断中，美沙酮 10mg 静脉滴注可快速改善主观及客观症状。
- 巴氯芬戒断是一种危及生命的戒断综合征，需要紧急口服大剂量巴氯芬（ > 120mg/d ）替代治疗。
- 兴奋剂戒断以对症治疗为主，许多药物效果欠佳。
- 尼古丁和兴奋剂戒断是可以自我纠正的，一般无需对症干预。

参考文献

[1] Adams B, Ferguson K. Pharmacologic Management of Alcohol Withdrawal Syndrome in Intensive Care Units. AACN Adv Crit Care, 2017, 28: 233–238.

[2] Schmidt K J, et al. Treatment of severe alcohol withdrawal. Ann Pharmacother, 2016, 50: 389–401.

[3] Schuckit M A. Recognition and management of withdrawal delirium (delirium tremens). N Engl J Med, 2014, 371: 2109–2113.

[4] Jesse S, et al. Alcohol withdrawal syndrome: mechanisms, manifestations, and management. Acta Neurol Scand, 2016, 135: 4–16.

[5] Perry E C. Inpatient management of acute alcohol withdrawal syndrome. CNS Drugs, 2014, 28: 401–410.

[6] Awissi D K, et al. Alcohol, nicotine, and iatrogenic withdrawals in the ICU. Crit Care Med, 2013, 41: S57–68.

[7] Sutton L J, Jutel A. Alcohol withdrawal syndrome in critically ill patients: identification, assessment, and management. Crit Care Nurse, 2016, 36: 28–38.

[8] Kosten T R, O'Connor P G . Management of drug and alcohol withdrawal. N Engl J Med, 2003, 348: 1786–1795.

[9] Mayo-Smith M F. Pharmacological management of alcohol withdrawal. A meta-analysis and evidence-based practice guideline. American Society of Addiction Medicine Working Group on Pharmacological Management of Alcohol Withdrawal. JAMA, 1997, 278: 144–151.

[10] Bjorkqvist S E, et al. Ambulant treatment of alcohol withdrawal symptoms with carbamazepine: a formal multicentre double-blind comparison with placebo. Acta Psychiatr Scand, 1976, 53: 333–342.

[11] Malcolm R, et al. Double-blind controlled trial comparing carbamazepine to oxazepam treatment of alcohol withdrawal. Am J Psychiatry, 1989, 146: 617–621.

[12] Turunen H, et al. Dexmedetomidine versus standard care sedation with propofol or midazolam in intensive care: an economic evaluation. Crit Care, 2015, 19: 67.

[13] Wong A, Smithburger P L S, Kane-Gill S L. Review of adjunctive dexmedetomidine

in the management of severe acute alcohol withdrawal syndrome. Am J Drug Alcohol Abuse, 2015, 41: 382–391.

[14] Linn D D, Loeser K C. Dexmedetomidine for alcohol withdrawal syndrome. Ann Pharmacother, 2015, 49: 1336–1342.

[15] Brotherton A L, et al. Propofol for treatment of refractory alcohol withdrawal syndrome: a review of the literature. Pharmacotherapy, 2016, 36: 433–442.

[16] Hammond C J, et al. Anticonvulsants for the treatment of alcohol withdrawal syndrome and alcohol use disorders. CNS Drugs, 2015, 29: 293–311.

[17] Martin K, Katz A. The role of barbiturates for alcohol withdrawal syndrome. Psychosomatics, 2016, 57: 341–347.

[18] Mo Y, Thomas M C, Karras Jr G E. Barbiturates for the treatment of alcohol withdrawal syndrome: a systematic review of clinical trials. J Crit Care, 2016, 32: 101–107.

[19] Rosenson J, et al. Phenobarbital for acute alcohol withdrawal: a prospective randomized double-blind placebo-controlled study. J Emerg Med, 2013, 44: 592–598 e592.

[20] Wong A, et al. Evaluation of adjunctive ketamine to benzodiazepines for management of alcohol withdrawal syndrome. Ann Pharmacother, 2015, 49: 14–19.

[21] Wesson D R, Ling W. The Clinical Opiate Withdrawal Scale (COWS). J Psychoactive Drugs, 2003, 35: 253–259.

[22] Gowing L, et al. Buprenorphine for managing opioid withdrawal. Cochrane Database Syst Rev, 2017, 2: CD002025.

[23] Gowing L, et al. Alpha(2)-adrenergic agonists for the management of opioid withdrawal. Cochrane Database Syst Rev, 2016, CD002024.

[24] Royall M, Garner K K, Hill S R, et al. Alpha-adrenergic agonists for the management of opioid withdrawal. Am Fam Physician, 2017, 95: Epub ahead of print.

[25] Moscovitz H, Brookoff D, Nelson L. A randomized trial of bromocriptine for cocaine users presenting to the emergency department. J Gen Intern Med, 1993, 8: 1–4.

[26] Coffey R J, Ridgely P M. Abrupt intrathecal baclofen withdrawal: management of potentially life- threatening sequelae. Neuromodulation, 2001, 4: 142–146.

[27] Ross J C, et al. Acute intrathecal baclofen withdrawal: a brief review of treatment options. Neurocrit Care, 2011, 14: 103–108.

[28] Alden T D, et al. Intrathecal baclofen withdrawal: a case report and review of the literature. Childs Nerv Syst, 2002, 18: 522–525.

[29] Alvis B D, Sobey C M. Oral baclofen withdrawal resulting in progressive weakness and sedation requiring intensive care admission. Neurohospitalist, 2017, 7: 39–40.

[30] Green L B, Nelson, V S. Death after acute withdrawal of intrathecal baclofen: case report and literature review. Arch Phys Med Rehabil, 1999, 80: 1600–1604.

[31] Greenberg M I, Hendrickson R G. Baclofen withdrawal following removal of an intrathecal baclofen pump despite oral baclofen replacement. J Toxicol Clin Toxicol, 2003, 41: 83–85.

[32] Leo R J, Baer D. Delirium associated with baclofen withdrawal: a review of common presentations and management strategies. Psychosomatics, 2005, 46: 503–507.

[33] Pathak V, et al. Outcome of nicotine replacement therapy in patients admitted to ICU: a randomized controlled double-blind prospective pilot study. Respir Care, 2013, 58: 1625–1629.

[34] Wilby K J, Harder C K. Nicotine replacement therapy in the intensive care unit: a systematic review. J Intensive Care Med, 2014, 29: 22–30.

第 19 章

脑损伤相关症状的治疗

急性神经系统疾病会引发各种或轻微或严重的症状，部分具有疾病特异性。对于非昏迷患者，我们可以预期急性脑损伤可能引起头痛、恶心、呕吐、吞咽困难以及分泌物管理障碍（头痛的治疗药物详见第4章）。急性脑损伤后常伴有发热，需要密切关注并积极控制。发热的管理目标日益明确并相对复杂，在本章有详细论述。

还有一些症状需要注意。患者常未诉恶心而突然呕吐，喷射样的大量呕吐物易引起误吸、黏液堵塞大支气管、呼吸急促甚至急性低氧血症，需紧急处理。

分泌物管理是另一个重要的临床问题。典型案例见于新发的急性脑干缺血性或出血性卒中以及后颅窝开颅术后的患者，也常见于吉兰-巴雷综合征进展、重症肌无力加重或晚期肌萎缩性侧索硬化症（ALS）的患者。

对于后颅窝占位性病变或急性卒中的患者而言，呃逆是一类突出的临床症状。持续性呃逆的治疗常不充分，而使患者精疲力竭。

有多种药物可用于治疗这些常见的症状。但需要注意，其中一些药物具有镇静作用，因此建议规范给药。

恶心和呕吐的控制

任何急性脑损伤患者都可能因 ICP 升高致迷走神经兴奋，而出现呕吐和头痛加剧[1]。上述症状常见于动脉瘤破裂的蛛网膜下腔出血或随着急性脑积水的进展而出现。然而，在 NICU 中，使用阿片类药物进行疼痛管理也是导致对这些药物敏感的患者产生呕吐的常见原因。神经外科手术后的患者中恶心、呕吐非常常见，最常见于后颅窝手术患者。甚至术后早期活动也会引起眩晕伴呕吐。呕吐的常见原因见框表 19.1[2–7]。几种药物可用于控制呕吐，讨论如下。

框表 19.1　呕吐的原因
· 急性颅内压增高 · 疼痛未经治疗 · 麻痹性肠梗阻 · 眩晕和早期活动（后颅窝手术后）

昂丹司琼　IV

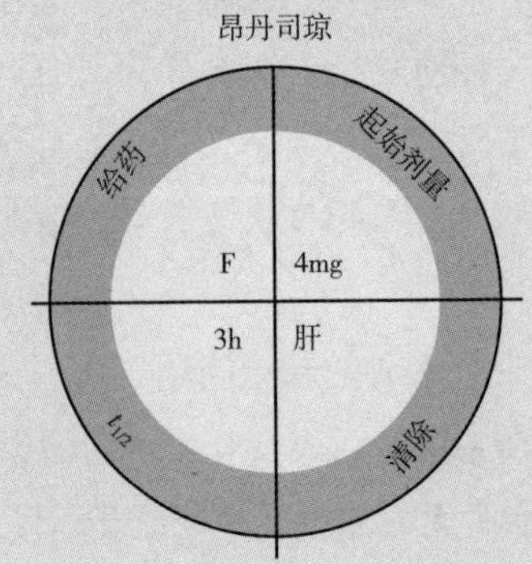

药理学特征

- 选择性 5- 羟色胺 3（5-HT_3）受体拮抗剂
- 在迷走神经末梢周围和中央化学感受器触发区阻断 5-HT_3
- 达峰效应 :10min（IV）

剂量和给药

- 单次静脉给药剂量 4mg
- 肝脏代谢；肝功能不全患者的半衰期延长

监测

- 其他羟色胺类及引起 QT 间期延长药物的应用
- 呕吐频次
- 肝功能

· 电解质

不良反应

· QT间期延长
· 嗜睡、镇静
· 高剂量所致的急性、可逆性运动障碍和脑病[8]
· 罕见肝功能异常

胃复安 IV

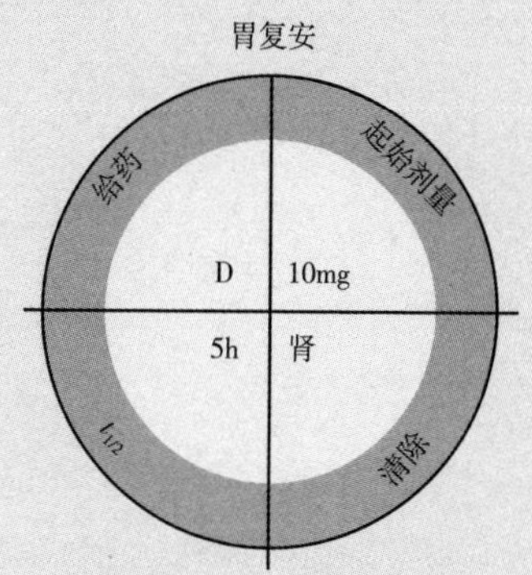

药理学特征

· 促胃动力剂
· 多巴胺拮抗剂（较高剂量）
· 增加食管下端括约肌张力
· 通过增加胃肠道对乙酰胆碱的敏感性而促进运动
· 阻断中枢神经系统化学感受器触发区的5-HT受体
· 起效时间：口服30min，静脉注射1~2min
· 持续时间：1~2h（口服和静脉）

剂量和给药

· 10mg，IV，qid
· 肝病患者无须调整剂量
· 肾损害患者，给予正常剂量的一半

· 不可透析

监测

· 锥体外系表现

· 心电图

不良反应

· 动眼危象、运动障碍、静坐不能

· 情绪障碍

· 心动过速和高血压

· 嗜睡

· 心律失常（与快速静脉给药相关）

· 抗精神病药恶性综合征

· 迟发性运动障碍

氟哌利多 IV

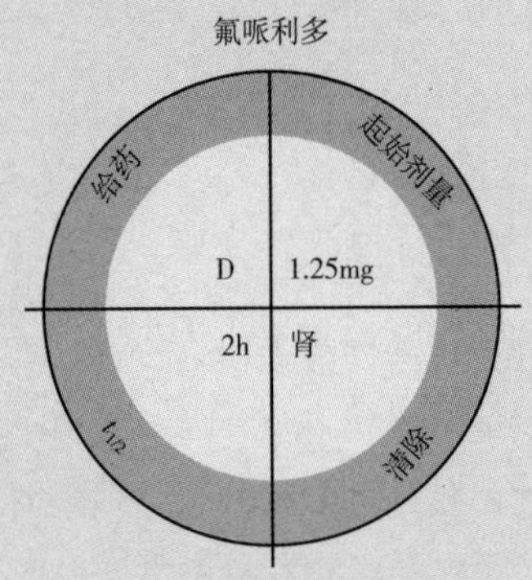

药理学特征

· 丁苯酮类多巴胺拮抗剂

· 阻断化学感受器触发区的多巴胺受体

· 通常用于术后呕吐

· 避免用于帕金森病

· 起效时间：3~10min

- 达峰时间：30min
- 持续时间：2~4h

剂量和给药

- 剂量：0.625~1.25mg，IV（最大剂量 2.5mg）

监测

- 镇静程度
- 心电图
- 锥体外系症状

不良反应

- 大剂量时导致低血压
- 心律失常和 QT 间期延长（大剂量，超过 2.5mg/d）
- 抗精神病药恶性综合征（罕见）

东莨菪碱贴片

药理学特征

- 抗胆碱能药 : 拮抗副交感神经乙酰胆碱能支配的平滑肌
- 拮抗组胺和 5-HT
- 阻断窦房结的毒蕈碱受体（导致心率减慢）
- 起效时间：6h
- 达峰时间：24h
- 青光眼禁忌

剂量和给药

- 剂量 :1.5mg 透皮贴片，每 3 天更换一次

监测

- 患者触摸贴片后揉眼睛可致瞳孔散大
- 可能需要在磁共振检查前取掉
- 抗胆碱药物过量的表现
- 持续呕吐的迹象

不良反应

- 头晕
- 口干
- 心动过缓
- 低血压
- 抗胆碱能作用引起的视觉障碍（常见于老年人）
- 意识模糊（常见于老年人）

地塞米松

药理学特征

- 止吐的作用机制尚不清楚
- 长效糖皮质激素，具有少许盐皮质激素特性
- 起效迅速且持续时间短

剂量和给药

- 剂量：4~8mg，IV

监测

- 密切监测高血糖
- 高血压加剧
- 电解质
- 可能加重心力衰竭
- 持续恶心

不良反应

- 高血糖
- 体液潴留
- 胃肠道症状
- 失眠

呃逆的控制

NICU中，后颅窝病变常引起持续性呃逆，其定义为近乎持续或持续时间超过2d的呃逆。呃逆的原因见框表19.2[9]。

有几种药物已进行相关临床试验，但结论不一。一线治疗是口服巴氯芬。加巴喷丁也可用于急性神经系统疾病患者[10-11]。对于难治性（耗竭性）呃逆，一些非药物治疗方案可能有效，可以尝试（框表19.3）。

框表19.2　呃逆的原因
· 脑干损伤 · 小脑卒中 · 胃胀 · 肠梗阻 · 低钠血症 · 低钙血症 · 糖尿病 · 肾衰竭 · 药物（如麻醉剂、地西泮、巴比妥类、地塞米松、化疗、甲基多巴）

框表19.3　呃逆的非药物治疗
· 吸入嗅盐 · 用冰水刺激口咽部 · 面部冷敷 · 屏气 · 重复呼吸致高碳酸血症 · 瓦氏（Valsalva）动作 · 持续气道正压通气试验（CPAP）

用于呃逆的药物

- 巴氯芬：5~10mg，PO，tid（最大剂量75mg/d）

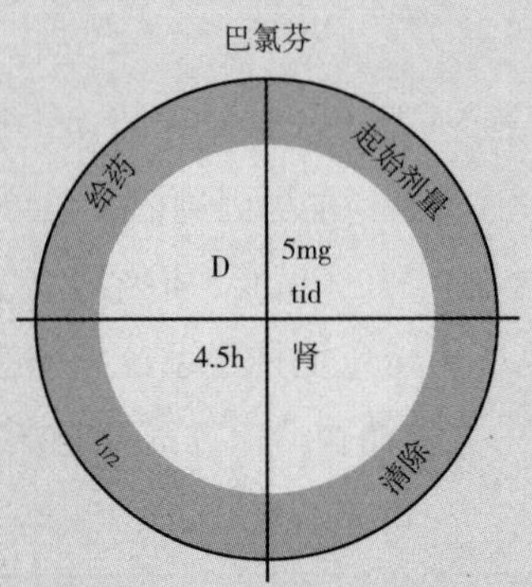

· 加巴喷丁：300~600mg/d，PO（最大剂量 1200mg/d，分次服用）

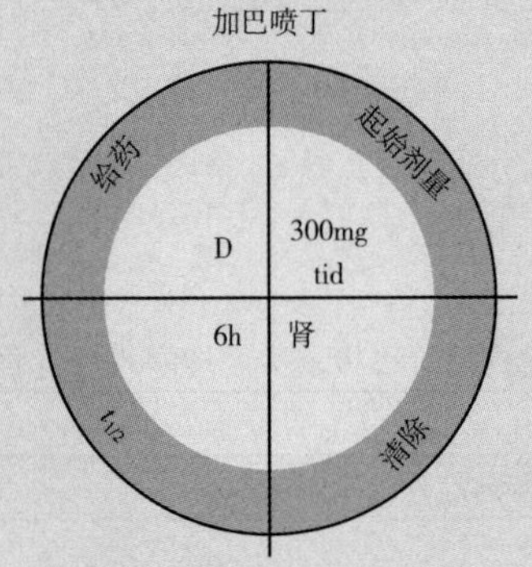

· 普瑞巴林：75~150mg，PO，bid
· 甲氧氯普胺：10mg，PO，tid
· 氯丙嗪：25~50mg，PO，tid
· 氟哌啶醇：5~10mg，PO，qn
· 卡马西平：100~300mg，PO，qid
· 丙戊酸钠：15mg/(kg · d)，PO，分 3~4 次服用
· 苯妥英钠：100mg，PO，tid
· 硝苯地平：60~180mg/d，分次口服
· 哌醋甲酯：10mg，PO，qd
· 阿米替林：10~25mg/d，PO，qn

分泌物的控制

分泌物管理非常必要，管理失败可能导致黏液堵塞和阵发性低氧血症。该问题在气管插管患者中尤为突出，量多时需要反复吸痰。分泌物控制不佳可能引起肺不张，对于一些难治性病例，可能需要支气管镜治疗。细菌性气管支气管炎症可能是产生分泌物的原因，若培养阳性，需抗生素治疗。重症肌无力患者出现大量分泌物常是高剂量嗅吡斯的明的副作用。许多需要姑息性治疗的患者也存在分泌物过多的问题，需要进行管理[12–13]。

对于可以自行持管吸痰的患者，可选择杨克（Yankauer）吸痰管吸引分泌物。若患者需要机械通气、无法自行吸痰，则可应用生理盐水（“生理盐水炸弹”“saline bomb”）进行预吸灌洗，并在操作过程中给予纯氧。

用于减少分泌物的药物如下。

- 阿米替林：100mg，qn（服药后 4h 起效）

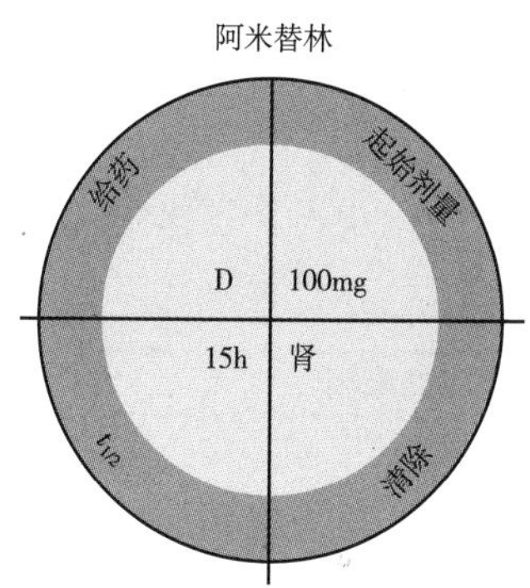

- 格隆溴铵：0.1mg，IV，q6h；1mg，PO，tid

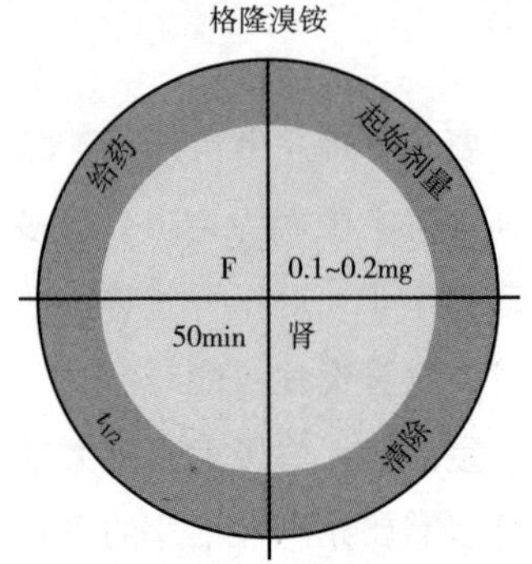

- 阿托品：0.5mg，皮下注射，按需 q4h；舌下给予 1~2 滴 1% 阿托品滴眼液，按需 q2h~q4h
- 氢溴酸盐：0.25~0.5mg，IV，可以每 4 小时给药 1 次，每日最多 4 次
- 东莨菪碱贴剂：1.5mg，每 3 天 1 贴。
- A 型肉毒毒素：100U（主要用于 ALS 或帕金森病患者）[14]
- 腮腺外照射（ALS）

便秘和胃肠动力障碍的控制

胃肠动力障碍和便秘在 NICU 中常见，在启动治疗之前需查明确其直接原因（框表 19.4）。

框表 19.4　导致假性肠梗阻的原因
· 药物 　◆ 三环类抗抑郁药 　◆ 抗胆碱能药物 　◆ 抗帕金森药物 　◆ 吩噻嗪 　◆ 巴比妥类药物 · 卧床 · 甲状腺功能减退 · 自主神经功能障碍（吉兰 – 巴雷综合征） · 糖尿病 · 脊髓损伤

肠蠕动完全消失并不常见。腹部压痛和腹胀是主要体征，肠袢增宽提示盲肠、升结肠或横结肠受累。腹部 X 线平片显示肠管直径明显增大的同时存在气液平面可以确诊。当腹平片显示盲肠扩张达 10cm 时，提示即将发生穿孔。对于麻痹性肠梗阻[15-16]，在无外科干预指征时，应考虑下述措施（框表 19.5）和药物治疗。

框表 19.5　麻痹性肠梗阻的一般措施
· 鼻胃管间歇喂养 · 液体水化 · 纠正代谢性碱中毒 · 疼痛管理 · 留置肛管 · 禁食 24~48h · 消化科结肠镜减压探查 · 手术探查以排除梗阻

用于麻痹性肠梗阻的药物如下。

- 甲基纳曲酮治疗阿片类药物相关性肠梗阻
  - 0.15mg/kg 皮下注射，qd，通常为 12mg
  - 注射后 15min 内肠功能恢复
  - 伴有肾功能损害 [CrCl < 60mL/min]，减量为 6mg
  - 半衰期 15h，达峰时间 30min
  - 给药前停止所有导泻剂；若治疗无效，3d 后可再次启动导泻剂
- 番泻叶：10mL，qd（含番泻叶苷 17.6mg）；
- 乳果糖：10~20g（15~30mL），qd；40g/d，按需给药
- 红霉素：3mg/kg（或 200mg），IV，q8h
- 甲氧氯普胺：10mg，IV，qid
- 新斯的明：0.5mg，IV（禁忌证包括心动过缓、低血压、近期心肌梗死、β 受体阻滞剂使用、支气管痉挛或肾衰竭）
- 奥曲肽：初始 50~100μg 皮下注射（范围 200~900μg/d，分 2~3 次给药）

发热和寒战的控制

许多患者在急性脑损伤后会出现发热，且通常由非感染性原因引起。发热是急性脑损伤及ICP增高患者的一个预后标志，癫痫发作可能随着发热而加重[17-20]。发热导致心排血量增加，进而增加氧耗、二氧化碳生成和能量消耗。体温每升高1℃，机体耗氧量增加约10%，大脑耗氧量也会小幅增加。

机械装置物理降温是控制发热最好的方法，药物难以有效且安全地控制发热。发热的严重程度可通过热负荷来表示，热负荷的定义为数天内最高体温超过38℃的时间总和。发热不能也不应仅归因于“中枢热”，需要积极寻找感染性或非感染性病因。例如，若患者持续发热，应拔除所有中心导管并进行培养。对于腹泻患者，可考虑粪便培养和经验性抗生素治疗，必要时行艰难梭菌和耐万古霉素肠球菌毒素的PCR检查。应考虑行腹部超声寻找潜在的感染源，并行血管超声明确深静脉血栓形成的情况。

发热的管理

用药物控制发热非常困难，且控温作用难以持续。现今临床上常用冷却装置控制体温。临床常用药为对乙酰氨基酚口服（1000mg，q6h，按需给药；最大剂量4000mg/24h）。通过输液泵静脉输注1g对乙酰氨基酚，输注时间超过15min，其退热效果优于口服给药，但可见明显的血压降低[21]。其退热效果并不持久，很少能持续数小时。在ICU患者（HEAT试验，纳入的神经系统疾病患者数量非常少[22]）中，对乙酰氨基酚静脉给药未能改善临床结局或缩短ICU住院时间。使用静脉制剂的另一个问题是静脉制剂的价格昂贵，是口服制剂的50倍。

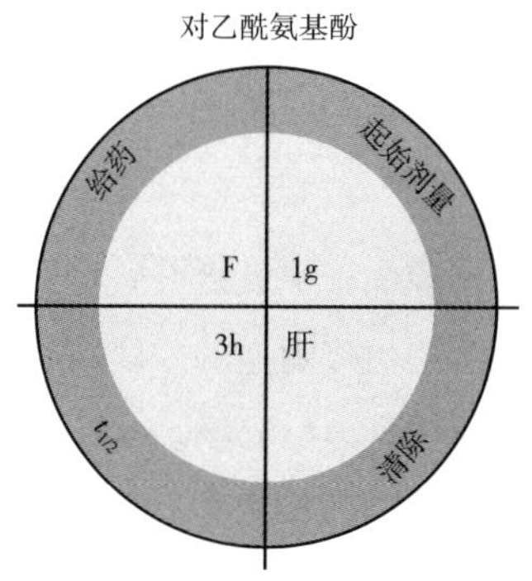

寒战的管理

· 轻度寒战的最佳治疗方法是静脉注射右美托咪啶，起始剂量为 0.2μg/(kg · h)，逐渐加量 1.5μg/(kg · h)。
· 丙泊酚（50~80μg/min）和芬太尼（25μg/h）或哌替啶（100mg IM 或 IV）同样有效。
· 丁螺环酮或镁输注有效性低，仅用于轻症者。丁螺环酮 30mg，q8h，IV；硫酸镁 1g/h，IV。目标是血清镁水平在 4mg/dL。
· 如果上述方法均无效，可以尝试使用神经肌肉阻滞剂。神经肌肉阻滞剂应用的缺点是给药数天后可能发生严重的神经肌肉病。此外，使用神经肌肉阻滞剂时，需要对有癫痫发作史或有癫痫发作风险的患者进行长程脑电图监测。

横纹肌溶解的控制

癫痫发作可能导致急性重度横纹肌溶解。早期可见红（可口可乐）色尿液和血肌酐水平上升（通常＞ 2mg/dL）。肌酸激酶水平可急剧升高，超过 100 000 U/L。急性肾衰竭引起非阴离子间隙代谢性酸中毒和血钾升高。治疗为积极的液体复苏，1000mL/h 输注时间不少于 2h，后减慢到 200~250mL/h；液体选择 0.45% NaCl+75mEq/L 碳酸氢盐。每 6 小时查电解质，包括钙、钾和磷。若患者血肌酐和血钾升高，且尿量＜ 75mL/h，则可能需要透析（电解质紊乱的纠正详见第 15 章）。

大多数横纹肌溶解的患者只需要水化治疗。

关键点

· 治疗恶心，昂丹司琼优于甲氧氯普胺，其安全性较好。
· 巴氯芬和加巴喷丁是治疗呃逆的一线药物。
· 阿米替林可迅速减少气道分泌物。
· 甲基纳曲酮治疗阿片类药物相关肠梗阻可迅速起效。
· 发热管理最好通过降温装置实现。

参考文献

[1] Hasler W L. Pathology of emesis: its autonomic basis. Handb Clin Neurol, 2013, 117: 337–352.
[2] Becker D E. Nausea, vomiting, and hiccups: a review of mechanisms and treatment. Anesth Prog, 2010, 57: 150–157.
[3] Lee Y, et al. Midazolam vs ondansetron for preventing postoperative nausea and vomiting: a randomised controlled trial. Anaesthesia, 2007, 62: 18–22.
[4] Paech M J, et al. A randomized, placebo-controlled trial of preoperative oral pregabalin for postoperative pain relief after minor gynecological surgery. Anesth Analg, 2007, 105: 1449–1453.
[5] Shaikh S I, et al. Postoperative nausea and vomiting: a simple yet complex problem. Anesth Essays Res, 2016, 10: 388–396.
[6] Singh P, Yoon S S, Kuo B. Nausea: a review of pathophysiology and therapeutics. Therap Adv Gastroenterol, 2016, 9: 98–112.
[7] Tramer M R. Strategies for postoperative nausea and vomiting. Best Pract Res Clin Anaesthesiol, 2004, 18: 693–701.
[8] Ritter M J, et al. Ondansetron-induced multifocal encephalopathy. Mayo Clin Proc, 2003, 78: 1150–1152.
[9] Steger M, Schneemann M, Fox M. Systemic review: the pathogenesis and pharmacological treatment of hiccups. Aliment Pharmacol Ther, 2015, 42: 1037–1050.
[10] Friedman N L. Hiccups: a treatment review. Pharmacotherapy, 1996, 16: 986–995.
[11] Thompson D F, Brooks K G. Gabapentin therapy of hiccups. Ann Pharmacother, 2013, 47: 897–903.
[12] Newall A R, Orser R, Hunt M. The control of oral secretions in bulbar ALS/ MND. J Neurol Sci, 1996, 139(Suppl): 43–44.
[13] McGeachan A J, McDermott C J. Management of oral secretions in neurological disease. Pract Neurol, 2017, 17: 96–103.
[14] Bhatia K P, Munchau A, Brown P. Botulinum toxin is a useful treatment in excessive drooling in saliva. J Neurol Neurosurg Psychiatry, 1999, 67: 697.

[15] Elsner J L, Smith J M, Ensor C R. Intravenous neostigmine for postoperative acute colonic pseudo-obstruction. Ann Pharmacother, 2012, 46: 430–435.

[16] Lauro A R, De Giorgio, Pinna A D. Advancement in the clinical management of intestinal pseudo-obstruction. Expert Rev Gastroenterol Hepatol, 2015, 9: 197–208.

[17] Badjatia N. Hyperthermia and fever control in brain injury. Crit Care Med, 2009, 37(7 Suppl): S250–257.

[18] Diringer M N, et al. Elevated body temperature independently contributes to increased length of stay in neurologic intensive care unit patients. Crit Care Med, 2004, 32: 1489–1495.

[19] Marik E. Fever in the ICU. Chest, 2000, 117: 855– 869.

[20] Naidech A M, et al. Fever burden and functional recovery after subarachnoid hemorrhage. Neurosurgery, 2008, 63: 212–218.

[21] Schell-Chaple H M, et al. Effects of IV acetaminophen on core body temperature and hemodynamic responses in febrile critically ill adults: a randomized controlled trial. Crit Care Med, 2017, 45: 1199–1207.

[22] Young P, et al. Acetaminophen for fever in critically ill patients with suspected infection. N Engl J Med, 2015, 373: 2215–2224.

第 20 章

用于神经康复的药物

神经康复治疗主要靠非药物途径，但对于脑卒中后持续的意识障碍、痉挛状态以及早期情绪障碍的患者，一些药物疗效明确。临床医生应尽量避免使用对中枢神经系统有抑制作用的药物，包括多种神经治疗的常规药物（如抗癫痫发作药、抗痉挛药、抗抑郁药和阿片类镇痛药）。

意识障碍是神经康复治疗面临的主要挑战之一，因为传统康复项目无法实施。临床上可使用神经兴奋剂来改善意识状态，提升注意力维持时间，使患者有能力参与治疗[1-3]。给药前需要区分患者意识状态是最低意识状态（minimally conscious state，MCS）还是持续性植物状态；对于后者，药物治疗可能无效。与植物状态不同，MCS 患者对重复的口头和运动指令有反应。一般认为，保有部分语言理解能力（尽管明显异常）的 MCS 患者应该接受试验性神经兴奋剂治疗，尽管不能产生持久的效果。目前没有任何一项研究能够解决主要的临床困境——神经兴奋剂是否能让患者获得有效的、积极的沟通，并做出合乎逻辑的决定；而不是使患者陷入一种情境，更清醒地意识到自己的缺陷，故而被迫忍受更强烈的痛苦[4]。

神经兴奋药物

多巴胺能神经元可能在保持清醒中发挥作用，关于安非他明的研究发现给药后患者的警觉性有明显提升（安非他明能促进多巴胺释放，并抑制多巴胺的再摄取）。创伤性脑损伤（traumatic brain injury，TBI）患者多巴胺传导通路虽然被破坏但可能保留部分功能，因此对金刚烷胺或其他药物有反应。如果患者没有意识内容，仅仅提升觉醒度对患者的意识水平是没有意义的。由于缺乏足够的神经元功能连接，真正处于持续性植物状态的患者是无法被唤醒的。因此，这些药物仅对 MCS 患者有效。一项大型国际随机临床试验发现[5-7]，创伤后意识障碍患者接受金刚烷胺治疗 4 周可以显著改善功能结局，表现为交流能力以及对指令的反应有改善；但停药后患者的病情恶化。关于缺血缺氧性脑病患者使用神经兴奋剂的研究，尚未得到令人信服的数据；大多数建议仅适用于 TBI 患者。大多数其他研究的结果并不能有效区分患者的临床改善（如言语增多、物体定位、正确遵循指令）是药物相关性的还是自发的。数种多巴胺能药物已被用于康复的临床实践。康复科医师可以对 TBI 患者尝试单独使用多巴胺或抗抑郁药，或与金刚烷胺联用，进行为期 4 周的试验性治疗。唑吡坦和拉莫三嗪也逐一在临床研究中被使用。治疗意识障碍的多巴胺能药物见表 20.1。

表 20.1　治疗意识障碍的多巴胺能药物

药物	机制	剂量(mg/d)	推荐
左旋多巴 / 卡比多巴	直接转化为多巴胺 (通过多巴脱羧酶)	250~2000	25/ 100mg, tid; 逐渐增加至 25/ 250mg
金刚烷胺	刺激突触前多巴胺释放 ; 可能的直接激动作用	100~400	起始剂量 50mg, bid; 每周增加 100mg 到 200mg, bid
溴隐亭	受体的直接激动剂	7.5~100	起始 2.5mg, tid; 第 2 周 5mg, tid; 第 3 周 10mg, tid; 第 4 周 15mg, tid
司来吉兰	单胺氧化酶 B 型抑制剂	5~10	起始 5mg 早晨服用，可增加到 5mg, bid

唑吡坦 PO

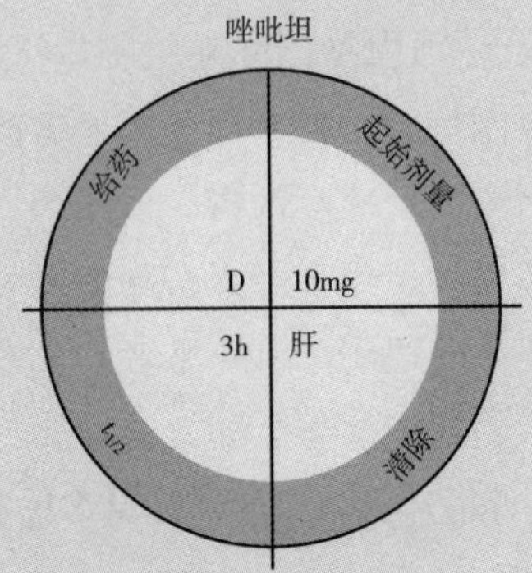

药理学特征

- 镇静，催眠
- 通过 I 型苯二氮䓬受体作用于 GABA-A 受体，可能具有谷氨酰胺增强作用而产生唤醒
- 已发表的研究证据不足[8]
- MCS 患者用药后 1h 起效；作用持续约 4h，之后峰值水平下降[9-10]
- TBI 患者偶见治疗成功
- 缺血缺氧性脑损伤患者持续改善不明显
- 起效快，作用时间短

剂量和给药

- 每天 5~10mg，PO；可增量至 20mg

监测

- 日间警觉度
- 认知改善

不良反应

- 严重嗜睡（使大多数患者入睡）
- 思维异常

· 自杀行为
· 行为改变
· 过敏反应

哌甲酯 PO

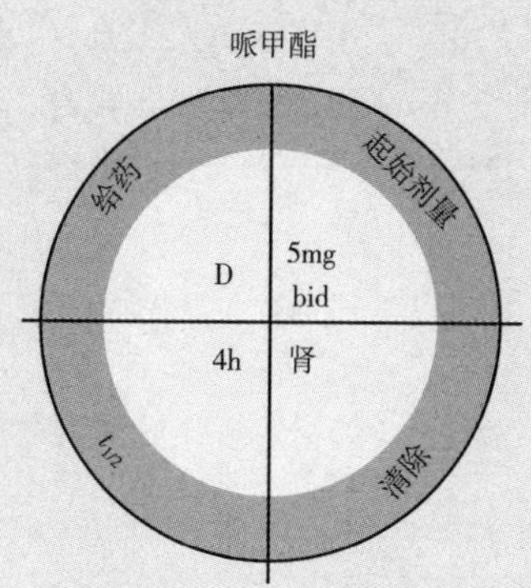

药理学特征

· 增加突触多巴胺和去甲肾上腺素水平，阻断再摄取
· 促进唤醒和提高注意力
· 对运动恢复作用小
· 仅在 TBI 患者中进行前瞻性试验[11–13]

剂量和给药

· 0.3mg/kg, PO, bid
· 脑卒中后 5~30mg/d（分 1~3 次服用），共 4 周
· 在晚餐前 / 晚餐时服用最后 1 剂，以减少失眠风险

监测

· 血压
· 抑郁症状

不良反应

· 较高剂量时出现头痛、厌食、体重减轻、失眠
· 可能引起明显的血压升高

· 无脑出血复发的证据

金刚烷胺　PO

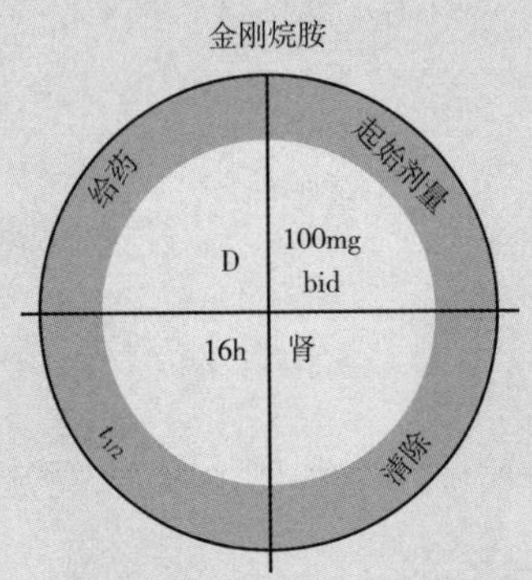

药理学特征

· 增强突触前多巴胺释放[5-6,14]

· 抑制多巴胺再摄取

· NMDA 受体拮抗剂

· 改善觉醒和认知能力

· 可与哌甲酯和舍曲林联合使用[12]

剂量和给药

· 100mg，PO，bid；共 2 周

· 150mg，PO，bid；第 3 周

· 200mg，PO，bid；第 4 周

· 避免突然撤药

· 肾功损害者需要调整剂量

监测

· 白天警觉性

· 脑电图（癫痫发作）

· 心电图

· 血压

不良反应

- 抗胆碱能作用
- 癫痫发作增加（当有癫痫发作的证据时）
- 可能增加 QT 间期
- 低血压（罕见）

溴隐亭　PO

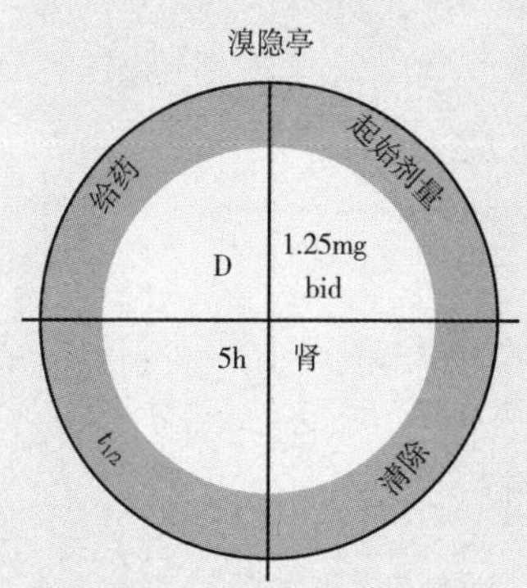

药理学特征

- 多巴胺激动剂和半合成麦角生物碱[15-17]
- 改善运动功能
- 作用不持续[15-16]

剂量和给药

- 起始 1.25mg，bid，PO；增量至 2.5~5mg，bid，持续 4 周；最大剂量 100mg/d（分次服用）
- 与食物同服

监测

- 对治疗的反应
- 糖尿病患者的血糖水平
- 血压

不良反应

· 直立性低血压
· 胃肠道不适（便秘、腹泻、消化不良）
· 低血糖

莫达非尼 PO

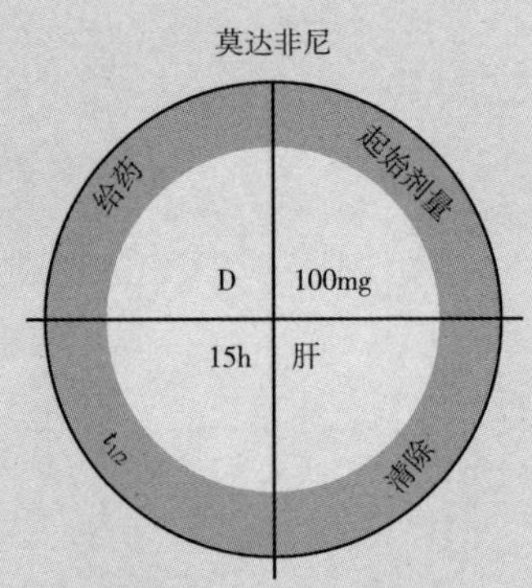

药理学特征

· 中枢神经系统兴奋剂，但不改变去甲肾上腺素或多巴胺浓度；作用可能通过 GABA 介导
· 对白天嗜睡有效

剂量和给药

· 100~200mg/d，PO（每日 1~2 次）
· 第 2 剂与午餐同服（避免失眠）

监测

· 觉醒程度
· 血压、心率
· 皮肤过敏
· 精神症状进展

不良反应

· 高血压、心动过速

- 头痛
- 食欲下降
- 过敏反应，部分严重病例，如史 – 约（Stevens– Johnson）综合征、伴有嗜酸性粒细胞增多的药疹和全身症状（DRESS）

其他神经兴奋剂

拉莫三嗪

- 钠通道阻滞剂，抗癫痫药物
- 抗谷氨酸能作用可能与其抗精神病及和神经保护作用有关
- 重症 TBI 患者在伤后立即启动治疗可改善其功能状态[18]，但对残疾的改善作用甚微

三环类抗抑郁药或选择性 5-HT 再摄取抑制剂

- 改善 MCS 的觉醒或启动
- 稳定昼夜节律
- 舍曲林对 TBI 患者无效[19-20]

左旋多巴

- 多巴胺前体
- TBI 后脑脊液中多巴胺水平低
- 更适用于有勃起障碍、运动迟缓及锥体外系症状的患者
- 促进意识水平的改善
- 改善运动功能
- 治疗开始后疗效维持 3 周

卒中后抗抑郁的药物

在美国，每年有近 80 万人罹患脑卒中。绝大多数脑卒中患者有后续康复需求，重症卒中患者更需要全面的康复计划。康复治疗包括运动康复和认知康复。康复医师们大都认为药物治疗有助于脑卒中后

的恢复。

卒中后抑郁非常常见（累及约 1/3 的患者），且很可能始于卒中发病后早期[21-23]。除了既往的抑郁症或精神障碍病史外，危险因素还包括既往心绞痛和（Barthel 指数中）需要辅助穿衣。脑出血后抑郁与 1 年后预后较差密切相关，但两者之间的关系尚不完全清楚[24]。有研究发现抗抑郁药（包括选择性 5 –HT 再摄取抑制剂）可以明显改善功能量表评分[25-26]。多个研究发现，右苯丙胺，而非哌甲酯，可以提高语言理解和命名能力[27]。胆碱能药物，如多奈哌齐，可以改善失语和构音障碍[28-29]。在临床实践中，这些药物可根据需要应用，但对于有抑郁症临床体征或功能改善停滞的患者，应强烈考虑使用。

多奈哌齐　PO

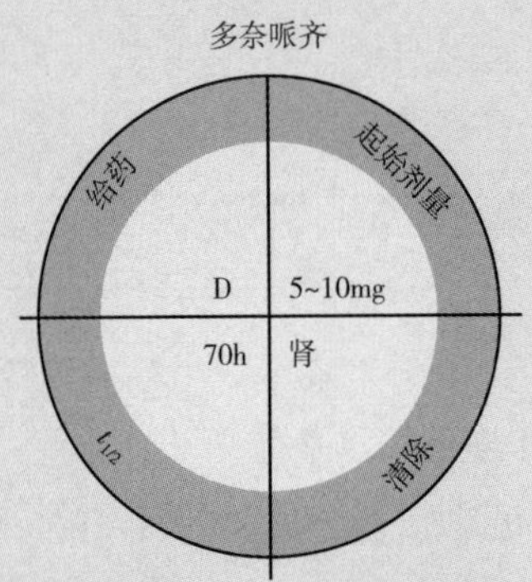

药理学特征

- 可逆性乙酰胆碱酯酶抑制剂
- 可能改善表达和语言能力

剂量和给药

- 起始 5mg，qd，连续 30d；后 10mg，qd
- 通常处方为 3 个月

监测

- 与非甾体抗炎药联用增加消化道出血风险
- 临床改善
- 过度的胆碱能反应

不良反应

- 腹泻
- 食欲不振
- 心动过缓（大剂量）
- 锥体外系体征（大剂量，毒性反应）
- 梦境异常、失眠（早晨服药可减少发生）

氟西汀　PO

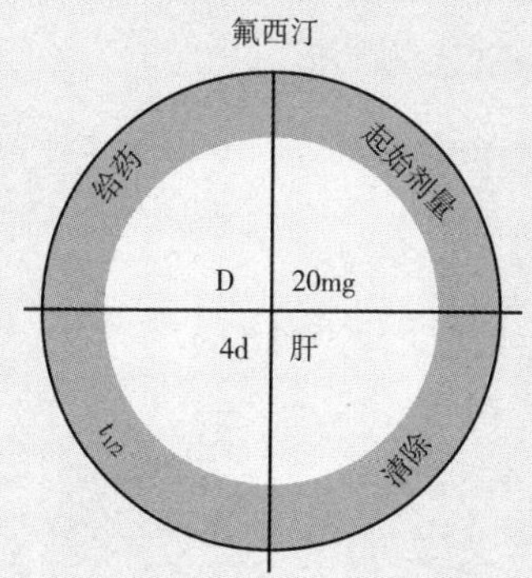

药理学特征

- 选择性 5-HT 再摄取抑制剂
- 起效：服药后数周

剂量和给药

- 20mg/d，PO
- 治疗至少 3 个月
- 虽然长半衰期可以降低戒断反应风险，但仍应逐渐减量以避免相关反应

监测

- 体重增加
- 电解质
- 自杀行为
- 服药 48h 内行心电图检查
- 异常瘀斑或出血

不良反应

- QT 间期延长和尖端扭转型室性心动过速
- 同时使用其他 5-HT 能药物引起 5-HT 综合征风险（详见第 16 章）
- 多形性红斑
- 低钠血症
- 癫痫发作（通常过量剂量）
- 出血事件

西酞普兰　PO

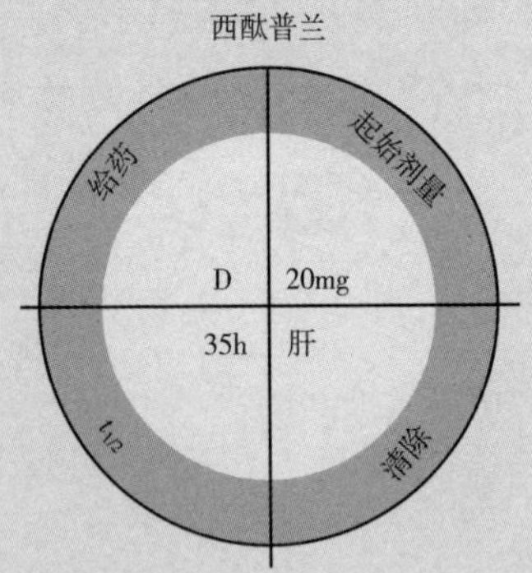

药理学特征

- 选择性 5-HT 再摄取抑制剂
- 对去甲肾上腺素和多巴胺的摄取无影响

剂量和给药

- 20~40mg，口服[30]
- 最大剂量 :40mg/d。高剂量增加 QT 间期延长和心律失常的风险
- 应逐渐减少剂量以避免戒断症状 (由于半衰期较短，风险高于氟西汀)

监测

- 心电图
- 肾功能
- 自杀行为
- 临床反应
- 电解质（钾、镁和钠）

不良反应

- 5－羟色胺综合征（第 16 章）
- 癫痫发作（癫痫患者的风险增加）
- QT 间期延长，尖端扭转型室性心动过速
- 低钠血症

痉挛的治疗

肢体痉挛会影响活动能力，导致步态异常和痛性痉挛（通常是肌张力障碍），还会引起膀胱及性功能障碍。药物治疗主要针对 GABA 能或肾上腺素能受体（图 20.1）[31]。

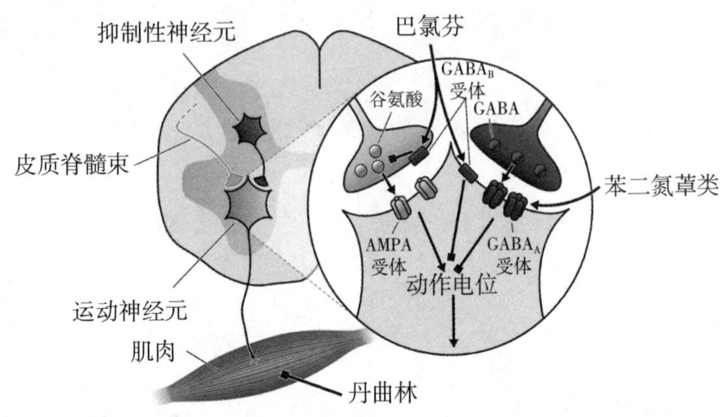

图 20.1 **治疗痉挛的药物的作用机制**

巴氯芬 PO

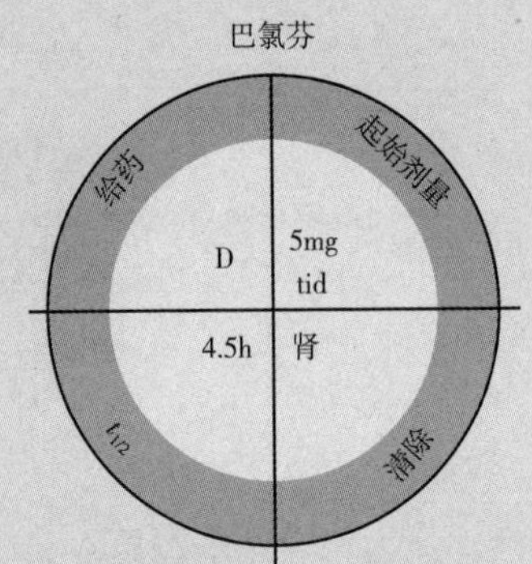

药理学特征

- GABA-B 受体激动剂、骨骼肌松弛剂；减少钙离子内流，降低兴奋性神经递质水平
- 调节脊髓到皮层的冲动传递
- 抑制单突触和多突触反射
- 主要用于脊髓源性肌张力增高的患者
- 达峰时间 :1h

剂量和给药

- 口服给药：5mg，tid；最大剂量80mg/d
- 根据肾功能损害情况降低起始给药剂量；避免在透析患者中使用
- 鞘内泵：筛查剂量50~100μg；一般两倍筛查剂量维持超过24h，后每日剂量增或减5%~10%

监测

- 肌张力
- 痉挛性疼痛

不良反应

- 镇静
- 肌张力低下
- 头痛
- 意识模糊
- 低血压
- 呕吐

替扎尼定　PO

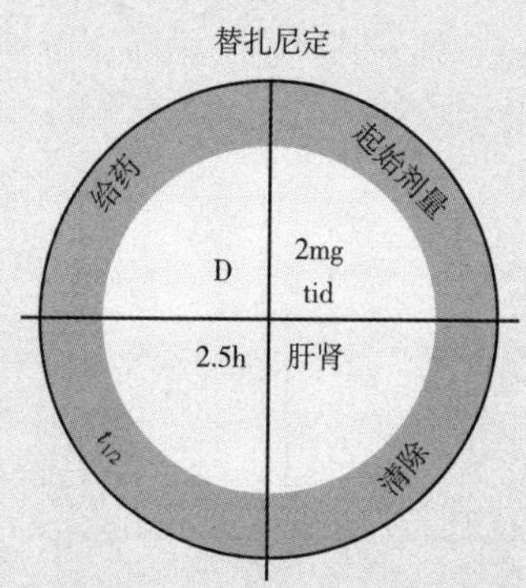

药理学特征

- 中枢作用的 α_2 肾上腺素能激动剂
- 作用于多突触和单突触反射

- 抗伤害性作用
- 主要用于卒中相关的痉挛

剂量和给药

- 起始剂量：2mg，PO，tid
- 逐渐滴定至最佳疗效剂量。最大剂量为 36mg/d，分次服用
- 停药前应逐渐减量（每次减量 2~4mg/d）
- 突然停药可能导致伴随焦虑、震颤、心动过速的肾上腺素能亢进症状
- 避免用于肝功能障碍患者；必要时减量

监测

- 肌张力
- 疼痛性痉挛
- 肾功能
- 肝功能

不良反应

- 可能引起低血压并迅速加重
- 口干（常见）
- 大剂量可能引起嗜睡
- 肝毒性

丹曲林　PO

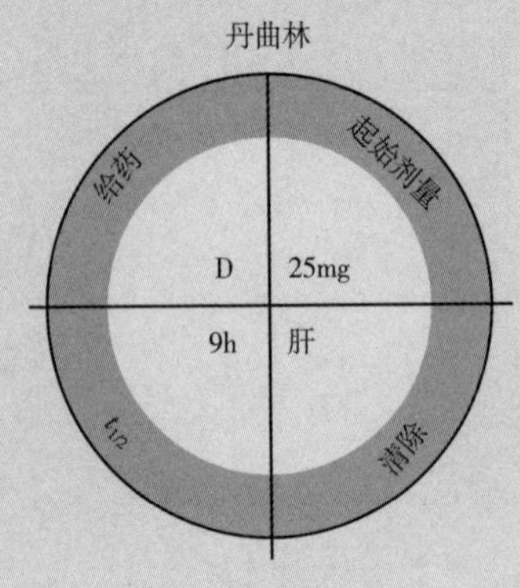

药理学特征

- 骨骼肌松弛剂，对脊髓的作用较少（与巴氯芬相比）
- 阻断细胞中的兴奋－收缩耦合；抑制 Ca^{2+} 通道，阻断钙释放
- 用于由上运动神经元疾病所致的痉挛状态，但不适用于运动时需要保持直立姿势的痉挛状态

剂量和给药

- 起始剂量 25mg，qd，连续 7d；增量至 25mg，tid，连续 7d；增量至 50mg，tid，连续 7d；后增至 100mg，qid。

监测

- 肌肉张力
- 疼痛性痉挛
- 肝功能监测（潜在的不可逆性肝损伤；剂量＞ 800mg/d 时风险更高）

不良反应

- 嗜睡
- 头晕
- 吞咽困难
- 恶心

地西泮　PO

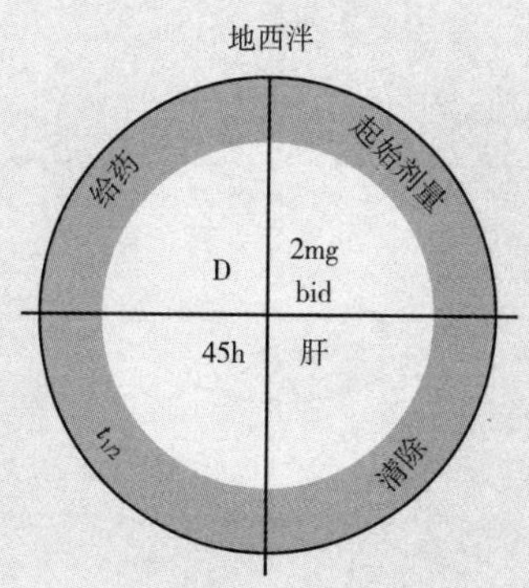

药理学特征

· 具有中枢作用的 GABA-A 激动剂
· 与巴氯芬或替扎尼定联用（作为辅助治疗）
· 用于与上运动神经元功能障碍相关的痉挛
· 可有效控制夜间痉挛

剂量和给药

· 白天 2mg，2 次，夜间 5mg，1 次
· 可增量至 40~60mg/d，分次服用

监测

· 心率和血压
· 肌张力
· 疼痛性痉挛

不良反应

· 意识模糊、镇静
· 低血压
· 存在依赖和戒断的风险

可乐定　PO

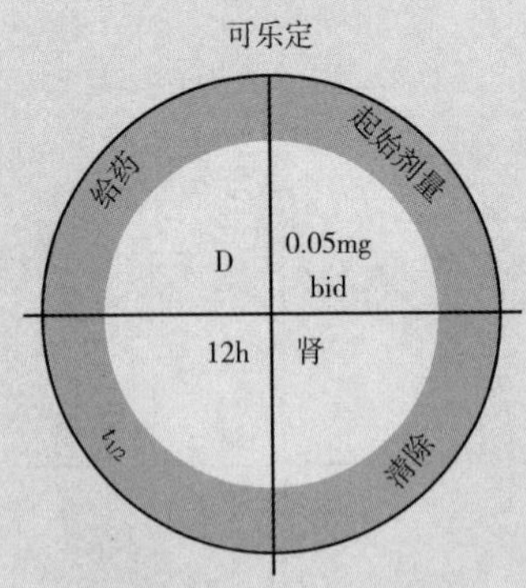

药理学特征

· 中枢作用的 α_2 激动剂

· 通过脊髓内肾上腺素能受体发挥镇痛作用；阻断疼痛传入大脑

剂量和给药

· 0.05mg，PO，bid；最高可达 0.1mg，qid

监测

· 血压、心率
· 肾功能（肾病患者的血流动力学不良反应增加）

不良反应

· 低血压、心动过缓
· 便秘
· 嗜睡
· 口干
· 腹痛

肉毒毒素

药理学特征

· 通过阻断神经肌肉接头处乙酰胆碱产生可逆性肌肉麻痹作用
· 可用于上肢致残性痉挛、TBI 后磨牙症、吞咽困难 (如局灶性痉挛)
· 推荐作为局灶性痉挛的一线治疗
· 降低肌张力方面比替扎尼定更有效，副作用更少

剂量和给药

· 治疗下肢痉挛，从 50U/ 部位起始。
· ＞ 500U 剂量的安全性尚未常规研究

监测

· 治疗效果持续数月；需要重复注射

不良反应

· 过敏反应
· 严重呼吸衰竭（非常罕见）

关键点

- 神经兴奋药物可能改善 MCS 患者的反应性，但限于意识水平较高的患者。
- TBI 后金刚烷胺治疗对患者反应性有一定作用。
- 唑吡坦在 MCS 中的应用有待商榷。
- 氟西汀适用于卒中后抑郁的患者。
- 巴氯芬可改善痉挛，而不是改善步态。

参考文献

[1] Ciurleo R, Bramanti P, Calabro R S. Pharmacotherapy for disorders of consciousness: are "awakening" drugs really a possibility? Drugs, 2013, 73: 1849–1862.

[2] Clauss R P. Neurotransmitters in coma, vegetative and minimally conscious states, pharmacological interventions. Med Hypotheses, 2010, 75: 287–290.

[3] Pistoia F, et al. Awakenings and awareness recovery in disorders of consciousness: is there a role for drugs? CNS Drugs, 2010, 24: 625–638.

[4] Cabrera L Y, Illes J. Balancing ethics and care in disorders of consciousness. Lancet Neurol, 2017. pii: S1474–4422.

[5] Giacino J T, Katz D I, Whyte J. Neurorehabilitation in disorders of consciousness. Semin Neurol, 2013, 33: 142–156.

[6] Giacino J T, et al. Placebo-controlled trial of amantadine for severe traumatic brain injury. N Engl J Med, 2012, 366: 819–826.

[7] Meythaler J M, et al. Amantadine to improve neurorecovery in traumatic brain injury-associated diffuse axonal injury: a pilot double-blind randomized trial. J Head Trauma Rehabil, 2002, 17: 300–313.

[8] Bomalaski M N, et al. Zolpidem for the treatment of neurologic disorders: a systematic review. JAMA Neurol, 2017, 74: 1130–1139.

[9] Brefel-Courbon C, et al. Clinical and imaging evidence of zolpidem effect in hypoxic encephalopathy. Ann Neurol, 2007, 62: 102–105.

[10] Cohen L, Chaaban B, Habert M O. Transient improvement of aphasia with zolpidem. N Engl J Med, 2004, 350: 949–950.

[11] Moein H, Khalili H A, Keramatian K. Effect of methylphenidate on ICU and hospital length of stay in patients with severe and moderate traumatic brain injury. Clin Neurol Neurosurg, 2006, 108: 539–542.

[12] Reynolds J C, Rittenberger J C, Callaway C W. Methylphenidate and amantadine to stimulate reawakening in comatose patients resuscitated from cardiac arrest. Resuscitation, 2013, 84: 818–824.

[13] Whyte J, et al. Effects of methylphenidate on attention deficits after traumatic brain injury: a multidimensional, randomized, controlled trial. Am J Phys Med Rehabil, 2004, 83: 401–420.

[14] Sawyer E, Mauro L S, Ohlinger M J, Amantadine enhancement of arousal and cognition after traumatic brain injury. Ann Pharmacother, 2008, 42: 247–252.

[15] Passler M A, Riggs R V. Positive outcomes in traumatic brain injury-vegetative state: patients treated with bromocriptine. Arch Phys Med Rehabil, 2001, 82: 311–315.

[16] Patrick P D, et al. Dopamine agonist therapy in low-response children following traumatic brain injury. J Child Neurol, 2006, 21: 879–885.

[17] Whyte J, et al. The effects of bromocriptine on attention deficits after traumatic brain injury: a placebo-controlled pilot study. Am J Phys Med Rehabil, 2008, 87: 85–99.

[18] Showalter P E, Kimmel D N. Stimulating consciousness and cognition following severe brain injury: a new potential clinical use for lamotrigine. Brain Inj, 2000, 14: 997–1001.

[19] Meythaler J M, et al. Sertraline to improve arousal and alertness in severe traumatic brain injury secondary to motor vehicle crashes. Brain Inj, 2001, 15: 321–331.

[20] Reinhard D L, Whyte J, Sandel M E. Improved arousal and initiation following tricyclic antidepressant use in severe brain injury. Arch Phys Med Rehabil, 1996, 77: 80–83.

[21] de Man-van Ginkel J M, et al. In-hospital risk prediction for post-stroke depression: development and validation of the Post- stroke Depression Prediction Scale. Stroke, 2013, 44: 2441–2445.

[22] Hackett M L, et al. Frequency of depression after stroke: a systematic review of observational studies. Stroke, 2005, 36: 1330–1340.

[23] Robinson R G, Spalletta G. Poststroke depression: a review. Can J Psychiatry, 2010, 55: 341–349.

[24] Stern-Nezer S, et al. Depression one year after hemorrhagic stroke is associated with late worsening of outcomes. NeuroRehabilitation, 2017, 41: 179–187.

[25] Chollet F, et al. Pharmacological therapies in post-stroke recovery: recommendations for future clinical trials. J Neurol, 2014, 261: 1461–1468.

[26] Chollet F, et al. Fluoxetine for motor recovery after acute ischemic stroke (FLAME): a randomized placebo-controlled trial. Lancet Neurol, 2011, 10: 123–130.

[27] Walker-Batson D, et al. Amphetamine and other pharmacological agents in human and animal studies of recovery from stroke. Prog Neuropsychopharmacol Biol Psychiatry, 2016, 64: 225–230.

[28] Barrett K M, et al. Enhancing recovery after acute ischemic stroke with donepezil as an adjuvant therapy to standard medical care: results of a phase ⅡA clinical trial. J Stroke Cerebrovasc Dis, 2011, 20: 177–182.

[29] Berthier M L, et al. A randomized, placebo-controlled study of donepezil in poststroke aphasia. Neurology, 2006, 67: 1687–1689.

[30] Zittel S, Weiller C, Liepert J. Citalopram improves dexterity in chronic stroke patients. Neurorehabil Neural Repair, 2008, 22: 311–314.

[31] Hesse S, Werner C. Poststroke motor dysfunction and spasticity: novel pharmacological and physical treatment strategies. CNS Drugs, 2003, 17: 1093–1107.